全国中医药行业高等教育"十三五"规划教材

全国高等中医药院校规划教材（第十版）

护理教育学

（新世纪第二版）

（供护理学专业用）

主　编

聂　宏（黑龙江中医药大学）

副主编（以姓氏笔画为序）

丁亚媛（南京中医药大学）　　　陈　燕（湖南中医药大学）

袁　娟（安徽中医药大学）　　　康　华（成都中医药大学）

蔡恩丽（云南中医学院）

编　委（以姓氏笔画为序）

孙　颖（北京中医药大学）　　　孙秀杰（长春中医药大学）

李云芳（湖北中医药大学）　　　李明霞（山东中医药大学）

李建学（辽宁中医药大学）　　　杨支兰（山西中医药大学）

吴燕妮（哈尔滨医科大学）　　　胡　燕（天津中医药大学）

姜雨微（佳木斯大学护理学院）　姜晓光（黑龙江中医药大学）

学术秘书

姜晓光（黑龙江中医药大学）

中国中医药出版社

·北　京·

图书在版编目（CIP）数据

护理教育学/聂宏主编 . —2 版 . —北京：中国中医药出版社，2017. 7（2021. 5重印）

全国中医药行业高等教育"十三五"规划教材

ISBN 978 - 7 - 5132 - 4157 - 1

Ⅰ . ①护⋯　Ⅱ . ①聂⋯　Ⅲ . ①护理学 - 教育学 - 中医学院 - 教材　Ⅳ . ①R47 - 4

中国版本图书馆 CIP 数据核字（2017）第 080294 号

请到"医开讲 & 医教在线"（网址：www.e-lesson.cn）注册登录后，刮开封底"序列号"激活本教材数字化内容。

中国中医药出版社出版

北京经济技术开发区科创十三街 31 号院二区 8 号楼

邮政编码　100176

传真　010 64405721

山东百润本色印刷有限公司印刷

各地新华书店经销

开本 850 ×1168　1/16　印张 13.5　字数 337 千字

2017 年 7 月第 2 版　2021 年 5 月第 3 次印刷

书　号　ISBN 978 - 7 - 5132 - 4157 - 1

定价　40.00 元

网址　www. cptcm. com

社 长 热 线　010 - 64405720

购 书 热 线　010 - 89535836

侵 权 打 假　010 - 64405753

微信服务号　zgzyycbs

微商城网址　https://kdt. im/LIdUGr

官 方 微 博　http://e. weibo. com/cptcm

天猫旗舰店网址　https://zgzyycbs. tmall. com

如有印装质量问题请与本社出版部联系（010 64405510）

全国中医药行业高等教育"十三五"规划教材

全国高等中医药院校规划教材（第十版）

专家指导委员会

名誉主任委员

王国强（国家卫生计生委副主任　国家中医药管理局局长）

主 任 委 员

王志勇（国家中医药管理局副局长）

副主任委员

王永炎（中国中医科学院名誉院长　中国工程院院士）

张伯礼（教育部高等学校中医学类专业教学指导委员会主任委员
　　　　天津中医药大学校长）

卢国慧（国家中医药管理局人事教育司司长）

委　　　　员（以姓氏笔画为序）

王省良（广州中医药大学校长）

王振宇（国家中医药管理局中医师资格认证中心主任）

方剑乔（浙江中医药大学校长）

左铮云（江西中医药大学校长）

石　岩（辽宁中医药大学校长）

石学敏（天津中医药大学教授　中国工程院院士）

卢国慧（全国中医药高等教育学会理事长）

匡海学（教育部高等学校中药学类专业教学指导委员会主任委员
　　　　黑龙江中医药大学教授）

吕文亮（湖北中医药大学校长）

刘　星（山西中医药大学校长）

刘兴德（贵州中医药大学校长）

刘振民（全国中医药高等教育学会顾问　北京中医药大学教授）

安冬青（新疆医科大学副校长）

许二平（河南中医药大学校长）

孙忠人（黑龙江中医药大学校长）

孙振霖（陕西中医药大学校长）

严世芸（上海中医药大学教授）

李灿东（福建中医药大学校长）

李金田（甘肃中医药大学校长）

余曙光（成都中医药大学校长）

宋柏林（长春中医药大学校长）

张欣霞（国家中医药管理局人事教育司师承继教处处长）

陈可冀（中国中医科学院研究员　中国科学院院士　国医大师）

范吉平（中国中医药出版社社长）

周仲瑛（南京中医药大学教授　国医大师）

周景玉（国家中医药管理局人事教育司综合协调处处长）

胡　刚（南京中医药大学校长）

徐安龙（北京中医药大学校长）

徐建光（上海中医药大学校长）

高树中（山东中医药大学校长）

高维娟（河北中医学院院长）

唐　农（广西中医药大学校长）

彭代银（安徽中医药大学校长）

路志正（中国中医科学院研究员　国医大师）

熊　磊（云南中医药大学校长）

戴爱国（湖南中医药大学校长）

秘 书 长

卢国慧（国家中医药管理局人事教育司司长）

范吉平（中国中医药出版社社长）

办公室主任

周景玉（国家中医药管理局人事教育司综合协调处处长）

李秀明（中国中医药出版社副社长）

李占永（中国中医药出版社副总编辑）

全国中医药行业高等教育"十三五"规划教材

编审专家组

前　言

为落实《国家中长期教育改革和发展规划纲要（2010-2020年）》《关于医教协同深化临床医学人才培养改革的意见》，适应新形势下我国中医药行业高等教育教学改革和中医药人才培养的需要，国家中医药管理局教材建设工作委员会办公室（以下简称"教材办"）、中国中医药出版社在国家中医药管理局领导下，在全国中医药行业高等教育规划教材专家指导委员会指导下，总结全国中医药行业历版教材特别是新世纪以来全国高等中医药院校规划教材建设的经验，制定了"'十三五'中医药教材改革工作方案"和"'十三五'中医药行业本科规划教材建设工作总体方案"，全面组织和规划了全国中医药行业高等教育"十三五"规划教材。鉴于由全国中医药行业主管部门主持编写的全国高等中医药院校规划教材目前已出版九版，为体现其系统性和传承性，本套教材在中国中医药教育史上称为第十版。

本套教材规划过程中，教材办认真听取了教育部中医学、中药学等专业教学指导委员会相关专家的意见，结合中医药教育教学一线教师的反馈意见，加强顶层设计和组织管理，在新世纪以来三版优秀教材的基础上，进一步明确了"正本清源，突出中医药特色，弘扬中医药优势，优化知识结构，做好基础课程和专业核心课程衔接"的建设目标，旨在适应新时期中医药教育事业发展和教学手段变革的需要，彰显现代中医药教育理念，在继承中创新，在发展中提高，打造符合中医药教育教学规律的经典教材。

本套教材建设过程中，教材办还聘请中医学、中药学、针灸推拿学三个专业德高望重的专家组成编审专家组，请他们参与主编确定，列席编写会议和定稿会议，对编写过程中遇到的问题提出指导性意见，参加教材间内容统筹、审读稿件等。

本套教材具有以下特点：

1. 加强顶层设计，强化中医经典地位

针对中医药人才成长的规律，正本清源，突出中医思维方式，体现中医药学科的人文特色和"读经典，做临床"的实践特点，突出中医理论在中医药教育教学和实践工作中的核心地位，与执业中医（药）师资格考试、中医住院医师规范化培训等工作对接，更具有针对性和实践性。

2. 精选编写队伍，汇集权威专家智慧

主编遴选严格按照程序进行，经过院校推荐、国家中医药管理局教材建设专家指导委员会专家评审、编审专家组认可后确定，确保公开、公平、公正。编委优先吸纳教学名师、学科带头人和一线优秀教师，集中了全国范围内各高等中医药院校的权威专家，确保了编写队伍的水平，体现了中医药行业规划教材的整体优势。

3. 突出精品意识，完善学科知识体系

结合教学实践环节的反馈意见，精心组织编写队伍进行编写大纲和样稿的讨论，要求每门教材立足专业需求，在保持内容稳定性、先进性、适用性的基础上，根据其在整个中医知识体系中的地位、学生知识结构和课程开设时间，突出本学科的教学重点，努力处理好继承与创新、理论与实践、基础与临床的关系。

4. 尝试形式创新，注重实践技能培养

为提升对学生实践技能的培养，配合高等中医药院校数字化教学的发展，更好地服务于中医药教学改革，本套教材在传承历版教材基本知识、基本理论、基本技能主体框架的基础上，将数字化作为重点建设目标，在中医药行业教育云平台的总体构架下，借助网络信息技术，为广大师生提供了丰富的教学资源和广阔的互动空间。

本套教材的建设，得到国家中医药管理局领导的指导与大力支持，凝聚了全国中医药行业高等教育工作者的集体智慧，体现了全国中医药行业齐心协力、求真务实的工作作风，代表了全国中医药行业为"十三五"期间中医药事业发展和人才培养所做的共同努力，谨向有关单位和个人致以衷心的感谢！希望本套教材的出版，能够对全国中医药行业高等教育教学的发展和中医药人才的培养产生积极的推动作用。

需要说明的是，尽管所有组织者与编写者竭尽心智，精益求精，本套教材仍有一定的提升空间，敬请各高等中医药院校广大师生提出宝贵意见和建议，以便今后修订和提高。

国家中医药管理局教材建设工作委员会办公室

中国中医药出版社

2016 年 6 月

编写说明

　　本教材是根据国务院《中医药发展战略规划纲要（2016—2030年）》和教育部《关于全面提高高等教育质量的若干意见》等文件精神，在国家中医药管理局教材建设工作委员会的宏观指导下，以培养护理学专业学生的教学能力及技巧为目的，依据护理学人才培养的规律和实际需求，由国家中医药管理局教材建设工作委员会办公室组织建设编写的。

　　护理教育学是护理学与教育学交叉结合形成的一门边缘学科，是护理学专业本科学生的一门专业课程。本教材在内容选择上，突出实用性，强调选择与护理教学实践联系密切的内容，力争在传授护理教育理论的同时，努力与临床护理教学过程有机结合，使学生能学以致用。希望搭建教学理论和护理教学实践之间的桥梁，帮助学生用所学的知识审视护理教育现象，指导护理教学实践，并不断完善护理专业教学过程，为将来从事护理教育，包括临床护理教学以及开展临床健康教育活动奠定基础。主要内容包括概述、教育学理论及在护理教育中的应用、护理专业教师与学生、护理教育的目标体系、护理专业课程设置、护理教学方法与教学媒体、临床护理教学、护理教育管理、护理教育评价和护理专业学生素质教育。

　　本教材是在全国中医药行业高等教育"十一五"规划教材《护理教育学》基础上修订编写。在编写过程中，严格遵循继承性与创新性相结合的原则，吸取了大量国内外相关教材的精华，由全国15所高等医学院校专门从事护理教育教学及科研有关专家编写。全书共十章，第一章的第一、二节由孙秀杰编写，第三节由胡燕编写；第二章的第一、二节由吴燕妮编写，第三、四节由袁娟编写；第三章由蔡恩丽编写；第四章的第一、二节由聂宏编写，第三节由李明霞编写；第五章的第一、二节由康华编写，第三节由孙颖编写；第六章的第一节由李云芳编写，第二节由李云芳、姜雨微编写，第三节由李建学编写；第七章由姜晓光编写；第八章由杨支兰编写；第九章的第一、三节由丁亚媛编写，第二节由孙颖编写；第十章由陈燕编写。部分插图绘画由学生孙维伯和徐佳明协助完成。

　　本教材数字化工作是在国家中医药管理局教育教学改革项目的支持下，由中国中医药出版社资助开展的。该项目（编号：GJYJS108）由聂宏负责，编委会全体成员共同参与完成。

　　护理教育学是一门新兴学科，尚处在发展阶段，本教材中难免存在缺憾之处，敬请各院校师生在使用过程中提出宝贵意见，以便再版时修订提高。

《护理教育学》编委会

2017年5月

目　录

第一章 概 述

护理教育学是护理学与教育学交叉结合形成的一门边缘学科，是一门研究护理教育过程基本规律、基本理论和基本方法的一门学科，是培养护理人才、促进护理学发展的重要手段。护理教育学是将教育学、教育心理学理论和方法技术应用于护理教育领域，以研究护理教育现象与规律的学科。护理教育学学科的建设和发展对培养护理人才、提高护理教育质量、办好护理院校、推动护理教育事业发展均具有极其重要的现实意义。

第一节 教育概述

研究教育，揭示教育规律，首先必须明确教育是什么，这是建构教育学理论大厦的基石。教育学是通过对教育现象和教育问题的研究，揭示教育规律的一门科学。研究它是在什么条件下产生的，它为什么是目前的样貌，它的发展经历了一个怎样的过程，它的未来发展前景如何等，都属于教育学学科本体性问题，必须给出正确的解释。

一、教育及教育学的概念

（一）教育的词源

"教育"一词始见于《孟子·尽心上》"得天下英才而教育之，三乐也"。这说明了教育年轻一代人是人生的一大乐趣，但未揭示教育一词的内涵。之后，我国许多古籍中均有提到，如许慎曾在《说文解字》中解释："教，上所施，下所效也。"目的在于育人为善，从社会需要出发，以教育及培养为主；《中庸》也曾提到"修道之谓教"，即用社会道德去影响和培养年轻人；《荀子·修身》中有"以善先人者谓之教"的说法；《学记》中有"建国君民，教学为先"的记载等。直到19世纪末20世纪初的时候，"教育"在我国开始成为常用词。

在西方国家，"教育"一词英语释为"抚育""自身生成"；德语释为"引导""唤醒"；法语释为"引出"。三者皆出自拉丁文"educare"，本义为"引出"或"导出"，意思就是通过一定的手段，把某种本来潜在于身体和心灵内部的东西引发出来。古希腊三哲人之首苏格拉底（前469—前399）最早指出教育就是传授知识。后来，捷克著名教育家夸美纽斯（Comenius JA，1592—1670）提出"教育在于发展健全的个人"。法国启蒙思想家、教育家卢梭（1712—1778）也提出"植物是由培栽而成，人是由教育而成""教育应当依照儿童自然发展的程序，培养儿童所固有的观察、思维和感受的能力"。美国实用主义教育家杜威提出"教育即生活""教育即生长"等观点。

NOTE

上述对教育概念的表述虽然存在差异，但它们都有一个共同的认识和基础，即把教育看作是社会培养人、促进人身心发展的一种"活动"。这种共同的认识正确地反映了古今中外一切教育所具有的共同属性：只要社会存在，教育培养人的属性是不会改变的。

（二）教育的定义

教育（education）作为一个特定的科学概念，有广义和狭义之分。

广义的教育，指在人类的生产与生活活动中，凡有意识的以影响人的身心发展为直接目标的社会活动。自有人类开始，广义的教育就相应而生，并存在于人类社会生活的各种活动过程中。狭义的教育是人类发展到一定历史阶段才产生的，主要指学校教育，是教育者根据一定社会（或阶级）的要求，有目的、有计划、有组织地对受教育者的身心施加影响，把他们培养成为一定社会（或阶级）所需要的人的活动。

学校教育出现在西方文艺复兴时期，在中国则自 20 世纪始一直是最重要的教育形式。与其他教育相比，主要区别在于：学校教育具有较强的目的性、系统性、组织性和控制性；学校的任务是专门培养取得入学资格的人。

（三）教育的功能

教育的功能即教育对人类社会和人的发展所起的作用。教育具有促进人的发展和社会发展的功能。这两大功能相辅相成、相互促进。教育的基本功能是依据社会的需要，促进人的发展，进而促进社会的发展。社会的发展又可以提供给人更好的物质文明和精神文明，继而促进人的发展。促进人的发展是教育的根本出发点和立足点，是教育的本体功能。所有教育都必须通过培养人来实现为社会发展服务的功能。把握教育与人和社会发展的关系，有助于深刻认识教育的本质，正确、有效地开展教育活动，充分发挥教育的功能。

1. 促进人的发展　教育是培养人的活动，是人的发展所必需的。通过有目的、有计划、有组织的教育活动，可以促进人的发展。促进人的发展属于教育的内部关系，主要表现在以下三个方面。

（1）教育对个体发展的主导作用：个体的发展，是指个体从出生到成人期身心有规律的变化过程。它包括身体发展和心理发展两个方面，心理的发展离不开身体的发展，身体的发展同样受到心理发展的强烈影响，二者是密不可分的。个体的发展呈现明显的历史性与社会性、顺序性与阶段性、共同性与差异性等特征。个体发展既能现实地展开，又具有无限发展的可能性。

影响个体发展的因素可以归结为三个方面，即遗传、环境与教育。遗传素质是个体发展的物质基础，为个体的身心发展提供可能性；环境（自然环境与社会环境）对个体的发展起一定的制约作用；教育是一种特殊的环境，对个体的发展具有主导作用。

遗传素质与环境对个体发展与教育关系密切。教育的主导作用既表现为对个体的作用，也表现为对种族遗传、对环境形成的重要影响。然而，个体的发展往往离不开其能动的实践，个体主观能动性的发挥，对人的发展经常有着决定性的意义。因此，教师应鼓励学生积极主动地参与各种教育活动。

（2）教育的个体社会化功能：教育在个体发展中的主导作用突出表现为教育能促进个体的社会化。所谓社会化是指人接受社会文化的过程。这种功能主要表现为以下三个方面。

①教育促进个体观念的社会化：个体观念是个体对社会事物的看法和个体在社会活动中形成的思想。个体观念的社会化，即世界观、人生观、价值观的形成。我们所期望的教育，就是在个体观念的社会化过程中，能有计划、有目的地按照一定社会的要求帮助人们形成社会所需要的观念，特别表现为促进个体政治观念和道德观念的社会化。

②教育促进个体智力与能力的社会化：首先，教育指导或规范个体智力和能力的社会化；其次，教育加速个体智力、能力的社会化。

③教育促进个体职业、身份的社会化：在现代社会中，个体谋求某种社会职业通常以接受相关的教育和训练为前提，教育是促进人的职业社会化的重要手段。个体的身份是指个体在整个社会结构中的地位，个体的身份社会化通常也以接受相关的教育与训练为前提，因此，教育是促进个体身份社会化的重要手段。

（3）教育的个体个性化功能：人在社会化的过程中必然伴随个性化，同时也要求个性化。人的个性化的形成与实现依赖于教育。教育具有促进人的个性化的功能，教育的这种功能主要体现在它促进人的主体意识的发展、促进人的个体特征的发展以及促进个体价值的实现等方面。个体的个性化与社会化是统一的，教育的功能在于促进二者有机的结合与统一。

2. 促进社会的发展 教育的社会功能是促进社会的发展，属于教育的外部关系，主要通过下列三种途径来实现。

（1）教育为社会主义经济建设服务：经济建设是社会主义现代化建设的中心。教育为社会主义建设服务，首先要为经济建设服务，经济建设的首要任务是提高生产力水平。教育最基本的经济功能就是劳动力的再生产，即把可能的劳动力转化为现实的劳动力，把一般的劳动力培养成为具有一定生产知识、劳动技能、有觉悟、有文化素养的特殊劳动力。高等教育在提高生产力水平方面的作用越来越被重视，以至于人们把高等教育的数量与质量作为衡量一个国家生产力水平与经济实力的重要指标之一。"以知识为基础的经济"时代的到来，更加突出了教育在经济建设中的作用。

（2）教育为社会制度建设服务：教育为经济建设服务，不仅为了促进生产力的发展，还要使生产关系适应生产力的发展。经济制度是生产关系的制度化，政治是经济的集中表现，经济制度和政治制度构成了社会制度的主体。教育为社会制度建设服务的功能，主要通过培养人才以维护、改革、调整、完善经济制度与政治制度，即促进生产关系适应生产力的发展。

（3）教育为文化发展服务：教育为文化发展服务，主要体现在对文化的传承、选择、创造和融合。

文化的传承：社会通过教育将前人所积累的生产生活经验、伦理道德规范、科学技术知识，有计划地传承给下一代。教育具有选择、整理、传递和保存文化的功能。文化借助于教育得以延续和发展。

文化的选择：人类数千年的文明历史积累了不可胜计的文化知识，教育者不可能在有限的时间内把前人所积累的文化知识全部传递给后人，必须有所选择，即教育者应整理、继承、传播和发扬社会发展所需要的精华；而剔除、摒弃所不需要的糟粕。也就是说，文化制约教育，教育选择文化。高等教育，通过制定培养目标、设置专业与课程、编写教学大纲与教材以及教师群体和校园文化，对文化进行有效地选择、批判性地继承。

NOTE

文化的创造和融合：教育具有创造更新文化的功能。教育可以促进不同文化之间的相互交流、吸收和融合。文化的创造主要由高等教育来承担，高等教育通过科学研究和种种创造性活动，不断地创新文化。在传统文化与外来文化的冲突、重组、融合中，高等教育有创造新文化的机遇。这种创造活动，推动了社会的发展，也使高等教育获得了新的生命力。

3. 促进人的发展与促进社会发展的关系　教育的定义包含了三个基本要素，即教育、人和社会。人的发展与社会的发展和教育的关系，是教育学的基本问题。要理解教育和人与社会的关系，首先必须理解人与社会的关系。

从人的角度看，人是处于一定社会发展阶段中的人，人的本质是所有社会关系的总和；人的发展，要在社会的发展中实现；人的价值，只能体现在社会价值之中。人不能超越于社会，离开了社会价值就不会存在抽象的人的价值。

从社会的角度看，社会是人按照一定模式或系统组成的集合体，社会的发展，归根到底决定于人的个体与群体素质的提高；社会发展为了最大限度地满足人们的物质和文化的需求。作为人与社会中介的教育，其基本功能在于根据社会的需要促进人的发展；反过来，通过培养人来促进社会的发展。

因此，促进人的发展与促进社会的发展，是教育的两个不可分割的基本功能。人的发展与社会发展的一致性，决定了教育促进人的发展与促进社会的发展两个基本功能在本质上是统一的。为促进社会的发展，教育必须满足人的自身发展的需要，提高人的个体与群体的素质；为促进人的发展，教育就必须满足社会发展的需要，使社会能提供人的发展所必需的物质和精神的教育资源。人的发展与社会的发展互为目的、互为条件，教育的价值是促进人的发展与促进社会发展的价值的统一。因此，教育必须协调这两种基本功能，才能充分实现其价值。

教育的两种基本功能，在本质上是统一的，但在教育实践中，却往往存在顾此失彼，甚至矛盾冲突的现象。如片面强调教育的社会功能而忽视个性的发展，或者片面强调个性而忽视为社会服务都是不可取的。前者致使人的个性发展受到压抑，人的聪明才智不能充分发挥；后者轻则滋长严重的个人主义、自由主义，致使学校培养出来的人不能适应社会需要，不能推动社会的发展，更有甚者，会阻碍社会的健康发展。正是由于教育理论从不同角度反映教育实践中存在着的各种矛盾冲突，于是形成了所谓"个人本位教育论"和"社会本位教育论"两种对立的教育观。前者主张根据个人发展的需要来确定教育目的和教育实施；后者主张根据国家的利益、社会的需要来确定教育目的和教育实施。

教育是为社会主义现代化建设培养人才，在培养过程中，要充分重视人的个性发展与尊重学生的个人选择。教育工作者，要善于协调促进人的发展与促进社会发展的两种基本功能。

（四）教育学的概念

"教育学"一词最早是从希腊语"教仆"（pedgogue）派生而来，按其语源，教育学就是照管儿童的学问，后来被引申为关注教育过程的应用艺术。《辞海》中说：教育学主要探讨教育的本质、目的、制度，各项教育工作的任务、内容、过程、方法、组织形式、教师、学校管理等。《教育学大辞典》将教育学定义为：是研究人类教育现象及一般规律的学科。其任务是研究培养人的社会教育活动，揭示教育的客观规律，论述适应社会需要，符合教育规律的教育理论以指导实践。

总而言之，教育学（pedagogy）是研究教育现象和教育问题，揭示教育规律的一门科学。

（五）教育的发展历程

教育随人类社会的产生而产生，也随人类社会的发展而发展，具有永恒性。教育自产生以来，经历了一个相当漫长的历史过程，一般可划分为四个阶段。

1. 教育的萌芽阶段　自人类进入奴隶社会，由于学校的产生，教育实践的发展，人们开始对教育实践中积累的经验进行概括和总结，这些都反应在一些哲学、政治学和伦理学等著作和学说中。如我国的《论语》记录了大量关于教育的论说，提出学而时习之，不愤不启、不悱不发，学而不思则罔、思而不学则殆、因材施教等，反映了中国古代对教育学的认识。而我国古代的《学记》则是世界上最早、最完整的一部教育学专著，写作年代约在战国晚期，作者为孟子的学生乐正克。书中在总结先秦儒家教学经验基础上提出的教学原理、教学原则与方法以及尊师重道的思想，对中国教育学和心理学的发展，都产生了重大影响，是中国也是世界珍贵的教育遗产之一。《学记》主张课内与课外相结合，课本学习和实际训练相结合。重视启发式教学，重视教学的循序渐进，强调激发学生内在的学习动机，培养学生学习的自觉性，重视因材施教。同样，古希腊和古罗马的文化遗产中也记载了很多教育的观点，哲学家柏拉图在《理想国》就阐述了相当丰富的教育思想和教育主张。由于历史条件的限制，此时的教育尚未形成独立的体系，仅以某种教育思想的形式与政治学、哲学、伦理学、文化及宗教等交织在一起。这些总结与概括也往往停留在现象、经验的描述，形象的比喻和简单形式逻辑的推理上，缺乏科学的根据，因而不可避免地带有主观随意性。这一阶段的主要特征是教育学还没有从哲学、政治学、伦理学等学科中分化出来、形成独立学科。

2. 独立形态的教育学产生阶段　从欧洲文艺复兴时期起，教育学发展进入一个新阶段，它从哲学中分化出来，逐渐形成独立的教育学理论体系。在这个过程中，捷克著名教育家夸美纽斯和德国教育家赫尔巴特（Herbart JF，1776—1841）做出了卓越的贡献。夸美纽斯开掘了对教育学进行专门研究的先河，他的《大教学论》建立了适合学生年龄特征的学校教育制度，全面系统地阐述了教学的基本原则和方法，确立了班级授课制度，规定了广泛的教学内容，夸美纽斯因此被人们誉为"教育学之父"。赫尔巴特在《普通教育学》中明确提出以心理学、伦理学为学科基础，全面阐述了教育、教学问题，提出了教学的教育性原则和教学阶段理论，标志着教育学正式成为一门独立的学科，并为科学教育学的发展奠定了基础。这一阶段的显著特征是教育学从哲学中分化出来，形成独立学科体系，但由于历史和阶级的局限，这些论著尚未达到真正科学化的程度。

3. 科学教育学的建立阶段　马克思主义诞生后，历史唯物主义与辩证唯物主义不仅为科学教育学的建立提供了世界观与方法论的指导，而且对教育学中的一些根本问题，诸如教育的社会性质和作用、教育与人的发展与其他社会现象之间的关系等，做出了科学的回答，使教育学走向了科学化发展的阶段，真正成为一门科学。以教育活动规律为宗旨的学科地位在这个阶段被确立。

4. 教育学的多元化发展阶段　第二次世界大战后，科学技术发展同时呈现出高度分化、高度整体化、高度综合化的新趋势。教育学与心理学、社会学、经济学和系统论等学科的联系日益密切，促使教育学的理论背景、学科体系发生分化，产生了许多新的交叉学科和分支学科。此阶段的显著特征是现代教育学的发展已形成立体、交叉的学科网络结构和立体多维的研究格局。

二、教育的基本要素及相互关系

构成教育活动的基本要素是教育者、受教育者、教育内容、教育物资。正确理解基本要素之间的关系有助于理解教育的形态和内部结构。

(一) 教育者

一般指能对受教育者在知识、技能、思想品德等方面起到影响及教育作用的人。家庭教育中，父母是子女最初且最重要的教育者；学校教育中，具有一定资格的教师是主要的教育者；社会教育中，"师傅"及其他起到教育作用的人员也都属于教育者。但当教育已成为社会的独立行业，特别是近代教育制度确立后，教育者主要是指学校教师以及其他形式的教育机构的工作者。

(二) 受教育者

在教育活动中，受教育者指承担学习责任和接受教育影响的人，是教育的对象，是学习的主体。

对于受教育者，可以从三个方面理解。第一，人是需要教育的，也是完全可以接受教育的。孔子曾言："朽木不可雕也，粪土之墙不可圬也，于予与何诛。"抛开学习态度和道德伦理方面的考虑，这句话道出了人的可教性问题；英国教育家洛克从人的社会性角度提出"人类之所以千差万别，便是由于教育之故"。由此可见，无论从人的生物学发展需求角度还是社会发展需求的角度，教育对于人的发展而言都是非常必要的。第二，人只有发展到一定阶段才能接受教育。发展心理学认为，只有当儿童出现了自我意识后，才能对自身及外界事物有较为明确的认识，才使自身与外界事物建立一定的联系，"教"与"学"双方的活动才能真正展开。所以，一岁以内的儿童由于尚未产生自我意识，这时的教育实际上更多的是一种模仿，而不属于真正意义上的教育。第三，从人的生命历程而言，受教育者在教育活动中所处的地位是有变化的。婴幼儿时期，由于生理、心理功能的不成熟，自我意识较薄弱，因此，在教育活动中处于较为被动的地位；随着个体身心的发展，个体在教育活动中的自主性将占有越来越重要的地位，此时主观能动性成为实施教育的基本前提。

(三) 教育内容

教育内容是教育活动中教育者和受教育者共同认识、掌握和运用的对象，是联系教育者与受教育者活动的中介。教学内容是根据教育目的经过选择、加工形成的，组成内容很丰富。教学内容在学校教育中不仅体现为课程计划、课程标准、教学大纲及教科书等，也体现在教育活动中的思维方式、价值观念、经验技巧、情感态度等，教学内容反映了一定的社会需求，是教与学的依据。

(四) 教育物资

教育物资是指进入教育过程的各种物质资源，是教育活动的物质基础。可分为两类，一是教育的活动场所与设施，二是教育的媒体与手段。

教育的活动场所与设施主要指学校的校舍、教师、实验室及内部设施等；教育的媒体与手段是教育活动中教育者和受教育者之间传递信息的工具和手段，包括图片、录音和录像设备、电视电影、投影仪、计算机、通信工具等。

以上四个要素是构成教育系统，开展教育活动必不可少的因素，彼此相互联系、相互依存、相互制约。在四个教育要素中，教育者和被教育这属于能动要素，二者在教育活动中同处于主体地位。教育内容和教育物资属于非能动要素，是教育活动的基础。当四个要素同时具备时，主体因素决定教育活动的成效，因为教育目的、内容、途径、方法的控制和调节是由教育主体决定的。因此教育者和受教育者的符合主客体关系是教育过程中最主要的关系和矛盾，教育目的能否实现，取决于这对矛盾关系的正确处理。

三、教学与教学过程

（一）教学

教学是学校教育活动的具体形式，是实现教育目的、培养合格人才的重要途径。它在整个教育体系中发挥主导作用。

1. 教学的概念 教学的概念有广义与狭义之分。广义的教学包括人类所有情况下教和学的共同活动，不论是有组织，还是无组织的人与人之间的传授与学习的活动，都可称为教学；狭义的教学，专指在学校中教师与学生之间的有组织的教和学的活动。

由王道俊、王汉澜教授主编的《教育学》认为："教学是教育目的规范下的，教师的教与学生的学共同组成的一种教育活动。我国的教学是以知识的授受为基础，通过教学，学生在教师有组织的引导下，主动地掌握系统的科学文化知识和技能，发展智力、体力，陶冶品德、情操，从而形成全面发展的个性。所以，教学是学校实现教育目的的基本途径。"

教学与教育这两个概念的关系，是部分与整体的关系，教育包括教学，教学只是学校进行教育的一个基本方面，除教学外，学校还通过课外活动、生产劳动、社会活动等多方面对学生进行教育。

教学与智育既有联系，又有区别。作为教育的一个组成部分的智育，即向学生传授系统的科学文化知识和发展学生的智力，主要是通过教学进行的。但不能把两者等同，一方面，教学也是实现德育、体育、美育的途径；另一方面，智育也需要通过课外活动等全面实现。把教学等同于智育，将阻碍全面发挥教学的作用。

教学还与学生在教学活动中的自学紧密相关，教学的目的是为了要不断地提高学生的自学能力，达到独立自主地学习，即所谓"教是为了不教"。

2. 现代教学的基本任务

（1）引导学生掌握系统的科学文化基础知识和基本技能。这是教学的基本任务，是实现其他任务的基础。

（2）发展学生的智能和个性。传统的教学理论强调知识教学，主张教学以传授书本知识为中心；而现代教学理论则强调发展性教学，主张教学在向学生传授知识、技能的同时，发展学生的智力、能力和个性。所谓智力，指个体在认识过程中表现出来的认知能力系统。一般来说，是指人们的认识能力，它包括观察力、注意力、思维力、想象力、记忆力等。能力则是人们顺利完成某种活动的心理特征。

当代教育学家赞科夫主张，教学要"以尽可能大的效果来促进学生的一般发展"。一般的发展不仅指智力的发展，而且包括情感、意志、性格等其他个性的发展。发展学生的个性，是指发展学生的情感、意志、性格等良好的心理品质。在教学过程中，学生对知识掌握程度与这些非智力因素等个性品质是密切相关的。可见现代教学的任务既要注重学生智能的发展，又要注重学生个性的发展。

（3）发展学生的体力。教学还要发展学生的体力，这是全面发展的教育目的所决定的。所谓的体力，主要是指身体的正常发育成长与身体各个器官的活动能力，它包括人体活动的力量、灵敏性、持久性和速度等方面的内容；发展体力是指保护健康、增强体质和促进生长发育。

（4）奠定学生科学世界观的基础，培养学生良好的思想意识和职业道德品质。教学始终具有教育性，我们应充分发挥教学中的教育作用，把教书和育人统一起来。

上述教学任务互相关联，又各有其独特的内涵，不可分割，也不可等同。它们统一在一个教学活动之中。其中传授系统的科学文化基础知识和技能是教学的中心任务，其他三项任务是在引导学生掌握知识技能的过程中同时进行、统一实现的。

（二）教学过程

教学过程是教学理论中的一个核心问题，只有正确地认识教学过程，揭示教学过程的客观规律，才能确定和遵循科学的教学原则，选择适当的教学方法，合理地组织教学活动，从而达到预期的教学目的。因此，学习和研究教学过程有着十分重要的意义。

1. 教学过程的本质　教学过程是由教师、学生、教学内容和教学手段等基本要素构成的，是教师根据教学的目的、任务和学生身心发展的特点，有计划地引导学生掌握知识、认识客观世界的过程，也是促进学生身心全面发展的过程。教学过程的本质可以从以下几方面来说明。

（1）教学过程是学生在教师指导下的一种特殊认识过程：教学过程是在教师指导下学生学习的过程，也是在教师指导下学生认识客观世界的过程。教学过程实质是人类认识过程的一种形式，所以它必须遵循马克思主义认识论所揭示的人类认识过程的一般规律。

但是，教学过程又是一种特殊的认识过程，即它是学生个体的认识过程，具有不同于人类总体认识的显著特点：①间接性，在教学过程中，学生主要以掌握人类长期积累的科学文化知识为中介，间接地认识现实世界；②引导性，学生需要在富有知识的教师引导下进行认识，而不能独立完成；③简捷性，在教学过程中，学生走的是一条认识的捷径，是一种科学文化知识的再生产。正如马克思所说，"再生产科学所必要的劳动时间，同最初生产科学所需要的劳动时间是无法相比的，例如学生在一小时内就能学会二项式定理"。这些特点是教学必须注意的。

教学过程只有既遵循认识论的一般规律，又充分注意学生认识的特点，才能组织和进行得科学而有成效。

（2）教学过程是一个促进学生身心发展的过程：教学不单是一个认识过程，更重要的是促进学生发展的过程，传授知识、培养技能、发展智力体力、形成思想品德的最终目的是促进学生身心的健康发展。现代社会的发展与开放，使得教学与发展的关系更为密切：一方面，教学要引导学生的发展，使人类的精神财富顺利地转化为学生的身心发展，逐步提高发展水平，使学生在智、德、美、体、劳等各方面都得到一定的发展，成为社会需要的优质人才；另一方面，教学又要遵循儿童发展规律，适应学生发展的水平，并注意使教学走在学生发展的前面，激发学生在自身发展中的主动性、积极性，引导学生善于运用自己的智慧、能力、胆识与意志，创造性地进行学习，以最有效的方式促进学生的发展。现代教学是一种发展性教学，能够有效促进学生发展的教学。

（3）教学过程是教师教和学生学的双边活动过程：在教学过程中，教师是教育者，是"先受教育"的。教师按着什么方向培养学生，学生就按着什么方向发展，教师教什么，学生就学什么，学生的学是通过教师的教得来的。教育方针、政策的贯彻执行，教育方向的确定，教学内容的实施，教学方法的取舍，教学目的的实现，教学的质量和效果，首先在于教师的教，也就是说学生学习的主动性、积极性的调动，也在于教师。

学生是受教育者，是学习活动的主体，是构成教学活动的另一个重要方面。学生是教学过程的积极参与者，不是消极被动地接受教师灌输的容器。他们可以根据自己的情况，积极接受教师的教育和影响，也可以消极抵制这种教育和影响。所以说，学生的学除了教师这个基本条件之外，还必须有他们自己学习的主动性和积极性，没有学生的主观努力，教师教得再好，学生视而不见，听而不闻，教学目的也是难以达到的。

教学要有教师教的活动，也要有学生学的活动，教师的教依赖于学生的学，学生的学依赖于教师的教。教师对学生来说是外部条件，是客观因素；学生的学对教师来说是主观因素。只有在主、客观因素的相互作用中，客观的外部条件转化为主观的内容和需要，才能起作用。因此，教师要发挥主导作用，又不能忽视学生的主体地位，把教与学有机统一起来，发挥双方的积极性，正确处理师与生、主导与主体的关系。

2. 教学过程的基本阶段 在教育学史上，对教学过程有过许多的划分阶段。如古代的孔子将学习划分为"学""思""行"等几个过程，《中庸》又将学习过程划分为"博学之、审问之、慎思之、明辨之、笃行之"；西方许多教育家也曾提出了不同的教学阶段，如德国的赫尔巴特提出"明了、联想、系统、方法"四个阶段，杜威（1856—1952）提出的五步教学法"困难、问题、假设、验证、结论"等。

根据学生掌握问题的过程将教学过程分为五个阶段。

（1）启发阶段：启发学生兴趣，激发起学生求知欲望的阶段。学习兴趣和求知欲望是直接推动学生学习的动力，具有浓厚的学习兴趣和较好的学习愿望是进行学习的基本条件。

（2）感知阶段：一般来说，在教学过程中，学生掌握和学习知识是从对教材的感知开始的。感知具有多样性，归纳起来主要有两大形式：一是直接感知，就是让学生直接接触所要学习的对象，如观察、实验、实训、实习、参观、调查、访问以及让学生亲自参加社会实践活动等。二是间接感知，主要是靠教师的讲解，即教师的形象化语言和各种形象化直观教具等使学生获得对学习对象的认识。总之，学生对新教材的感知是学生掌握知识的初级阶段，是整个教学过程的基础。

（3）理解阶段：学生理解新教材、形成科学概念和理论阶段，简称理解阶段。就学生掌握知识的过程来说，学生只有理解教材、形成科学的概念，才算是真正掌握了科学知识和理论。因此理解阶段是教学过程中的中心环节。它是一个复杂的抽象思维过程，教师应该在学生有感性材料的基础上，进一步引导学生进行分析、比较、综合和概括，让学生经过自己的思维活动透彻理解教材内容，而不是使学生机械地识记定义。

（4）巩固阶段：学生巩固知识阶段，简称巩固阶段。是学生掌握知识的过程中尤其重要的阶段。这是因为学生学习的主要间接经验、书本知识，没有经过自己直接实践，因此在学习中往往感受不深，易于忘记。同时，教学中学生是连续不断地接受多学科多方面的新知识，如果不帮助学生对知识进行复习巩固，下一步的教学往往会受到影响。学生对知识巩固的方法多种多样，包括作业、练习、课堂提问、复习和阶段考试等。

（5）运用阶段：学生运用知识，形成技能技巧阶段，简称运用阶段。这个阶段是学生把知识转变为技能和技巧的阶段。运用知识包括两个阶段：一是培养学生运用知识的正确性和准确性的最初运用阶段；二是培养学生运用知识的速度和效率的熟练运用阶段。教学中要在学生能准确地运用知识的基础上，大力加强学生熟练运用知识的程度。

以上五个阶段贯穿在整个教学过程中。那么在这个过程中教师应如何使学生更有效地感知和理解教材，应如何使学生更有效去巩固知识和运用知识，应如何发展学生的认识能力，这都是教师在组织教学时所必须考虑的重要问题。

3. 教学过程的基本规律　教学过程中存在着直接知识与间接知识的关系、知识传授与思想品德教育的关系、掌握知识和发展能力的关系、教师的主导作用与学生的主体作用之间的关系。这四大关系客观地、不依人的意志为转移地存在于教学过程之中。因此在处理这些关系时也是有客观规律可遵循的。

（1）按照学生认识过程的规律组织教学：教学过程是学生的认识过程，这一过程除了具有人类一般认识过程的特点外，还具有自身的特点，作为教师在教学过程中只有认识到学生掌握知识的认识过程与人类科学认识过程的相同点和不同点，特别是掌握了学生认识过程的特殊性，才能科学地组织教学过程，提高教学质量。

（2）教学永远具有教育性：即教书与育人相统一的规律。教学具有思想道德教育意义，客观地存在于教学过程之中。在教学过程中，教师传授知识、学生学习知识的同时，教师对学生的思想品德有一定的影响，对学生世界观的形成起重要作用。教书必须育人，教书与育人相统一，是教学的客观规律。这可以从三方面来说明：首先，教师在传授给学生知识的教学过程中，总是在一定的思想体系指导下，受一定的哲学观点和一定的阶级立场、观点的影响。其次，科学知识本身就具有重要的思想道德教育的价值。因为各科教材的内容，从不同方面科学地揭示了自然界、人类社会和思维现象发展变化的规律。第三，在教学过程中，学生不仅可以从知识中受到教育，而且还可以从教师的教学态度和思想感情中获得思想道德教育。教师在教学过程中的一举一动、一言一行都潜移默化地对学生有教育作用。

（3）教学与发展的统一性：教学与发展的统一性，是指学生掌握知识与发展能力统一在教学过程中。教学过程既是认识过程，又是学生身心全面发展的过程。掌握知识是能力发展的基础，而能力发展又是进一步掌握知识的条件，它们互相影响、互为促进。教学中，教师既要注重对学生知识的传授，更要加强对学生能力的培养。

（4）教学中教师起主导作用：教学过程是学生掌握知识、发展能力的认识过程，因而学生是认识的主体。但学生在掌握知识的过程中是从原有知识的基点上开始的，带有个体经验特点，并受到原有的知识水平和认识能力制约，他们自发形成的认识往往是不确切的，甚至可能是错误的。因此在客观上要求具备较确切知识和科学概念的教师去启发、教育、引导，使学生学习到严谨的科学知识，使学生的认识能力向正确的方向发展。这就是教师教学中起主导作用的实质。在教学过程中，教师起主导作用，学生起主体作用，具体说，就是教师在教学过程中处于领导者、组织者和教育者的地位，而学生是学习的主体，在教师的引导下主动学习，进行积极感知、思维和活动，自觉地理解消化知识，吸取精神营养，将课本知识转化为精神财富。

4. 教学的基本原则　教学的基本原则是根据一定的教学目的，反映教育规律而制订的对教学的基本要求。主要有以下几点。

（1）科学性和思想性相结合的原则：是指教师要以准确无误的科学知识来武装学生，同时有目的、有计划地对学生进行思想道德教育。教学的科学性是指教学内容要正确地反映客观世界和它的运动规律，教给学生科学知识；教学的思想性是指教学要坚持正确的教学方向，培养学生科学的世界观。因为教学中教师本身的教学思想、教学态度和方法，有力地影响着学生的学习效果和思想品德的形成，因此要求教师在教学中必须具备正确的教学思想、认真的教学态度和科学的教学方法。

（2）理论联系实际的原则：是指教师在教学中密切联系实际，使学生达到能利用知识、发挥能力的目的，包括了教师的教学要联系学生已有知识的实际、科学上最新成就的实际、社会生产的实际、学生思想实际和实践活动的实际等。

（3）启发性原则：要求教师充分调动学生学习的主动性，激发他们的学习热情，启发他们独立思考，教会其融会贯通地掌握知识，提高分析问题和解决问题的能力。启发性原则反映了传授知识与发展智力的辩证统一要求，也反映了教师主导和学生主动性对立统一的要求。

（4）直观性原则：是指在教学中让学生通过各种感官直接感知具体事物和现象，或代表这些事物和现象的教具，从而使学生获得表象和观念，为进一步掌握科学概念和理论奠定基础。直观性原则有利于学生完成感知新教材的任务，发展学生的认识能力，特别是观察能力；另外，还可以集中学生的注意力，活跃课堂的气氛，激发学生学习的积极性，提高教学效果。

（5）系统性原则：也称循序渐进性原则，是指学校中各科教学都必须严格按照学科的逻辑顺序来系统连贯地、循序渐进地进行，从而使学生日积月累，逐步掌握各门学科的系统知识和技能技巧，发展各个方面的能力。教学的系统性正是科学知识的内在逻辑联系和学生认识能力发展的顺序性所要求的。

（6）巩固性原则：是指在教学过程中使学生牢固地掌握各门学科的基础知识和技能技巧，并能在学生记忆里随时再现已掌握的知识和在实际中运用这些知识。可以说教学中的一切任务，都是在使学生牢固地掌握知识的过程中实现的。

（7）量力性原则：是指在教学中无论教学内容，还是教学方法的确定，都必须从学生的实际出发，适应学生的年龄特征和知识水平，适应学生的接受能力。此原则一方面要求教师在教学中讲授的教材内容、教学进度以及教学方法，都要适应一般学生的接受能力，另一方面要求教师要因材施教，在教学过程中既要对全班学生有统一的要求，又要考虑不同学生接受能力和特长的不同而因材施教。

四、现代教育的发展趋势

教育是一种培养人的社会活动，是为社会服务的，因而必须满足社会发展的需求。科学技术的迅猛发展加快了经济市场化和全球化的进程，同时也扩大了知识的资源、丰富了知识的内涵，因而使当今的社会成为一个以知识为基础的社会。社会的发展向教育提出更高的要求，为适应社会的发展，满足社会的需求，教育必须进行不断的改革与发展。目前，现代教育发展呈现下列趋势。

（一）教育理念现代化

现代教育的发展要求教育者从更新教育理念入手，用现代思维和观念去认识教育的目的、目标、作用、对象和活动等，从而选择有利于学生身心全面发展的现代教育模式，增强教育效果。

（二）教育方向素质化

现代教育的发展要求教育要朝"培养综合素质高的人才"方向发展，即强调学生德、智、体、美、劳的全面发展。为适应这一发展趋势，教育者在教育过程中，必须将素质教育放在首位，做到教书育人、管理育人、服务育人。

（三）课程设置交叉化

1. 课程方向的人文化 培养完美人格的人文学科、艺术和社会科学及哲学的课程被纳入普通高等教育中。目前，已有许多高校在不同专业范围内都增设了人文学科，正是为了适应这一发展趋势。

2. 课程内容的综合化 高校课程之所以会向综合化方向发展，一方面是受当代科学技术高度综合的影响，另一方面是当代重大社会生产、生活问题的解决能力需要多学科的通力合作。课程内容的综合化表现在课程设置上的文、理、工相互渗透，开设联合课程或综合科目课程以及开设跨学科课程。

（四）教育体系网络化

注意建立学校教育、家庭教育和社会教育相结合的教育网络体系，使个体在人的生命周期中的各个发展阶段都能获得综合、有效、多层次的教育。

（五）教育途径多元化

由于社会对人才需求的层次和规格是不同的，因而教育可以通过不同的途径为社会培养各种类型的专门人才以满足社会的需要。

第二节 护理教育概述

护理学专业作为医疗卫生事业领域的一个重要组成部分，目前正处于一个蓬勃发展和深刻变革的时期，护理教育担负着为社会培养合格护理人才的重要使命。清楚护理教育学的基本概念和形成条件，明确护理教育学与其他交叉学科之间的关系，不仅有利于护理人员对护理职业范围的深刻理解，还有利于进一步促进护理教育学科的建设和发展。

一、概念

(一)护理教育的概念

护理教育（nursing education）是指培养护理专业人才的社会实践活动。相对于社会系统而言，护理教育的性质与教育的性质是一致的，都属于社会意识的传递系统。相对于整个教育系统而言，护理教育是培养护理人才的专业教育活动。护理学专业学生接受这种教育的直接目的是为未来从事护理工作做好准备。护理教育具有很强的实践性，是一种护理院校与医院及社区医疗服务机构密切结合，共同完成的教育。

(二)护理教育学的概念

护理教育学（nursing pedagogy）是护理学与教育学相结合而形成的一门交叉学科，是一门研究护理领域内的教育现象和教育问题，揭示护理教育规律的应用学科。它依据社会卫生事业和护理科学发展的规律和特点，运用教育科学的基本原理和方法，研究护理教育活动的基本规律，阐述培养符合社会和护理学科发展需要的护理专业人才的理论和方法，并探讨护理院校的组织及管理活动的规律和策略。

二、基本特点

护理教育是建立在普通教育的基础上，以培养护理人才为目标的专业教育。一方面，护理教育与普通教育一样，都具有教育的基本属性；另一方面，由于专业性质的不同和教育对象的特殊性，使得护理教育又具有区别于普通教育及其他专业教育的固有特点。

1. **专业性质、任务的特点** 护理教育以培养各层次护理专门人才为目标，为国家医药卫生事业发展服务。因此，护理教育的规模、结构、层次乃至教学内容等受到社会政治、经济、文化和科学发展水平的影响，是根据国家卫生保健事业发展的需要而确定的。近年来，随着社会对高级护理人才的需求及社区保健意识的增强，高等护理教育与社区保健教育在护理教育中占据的地位越来越重要。

2. **教育对象的特点** 高等护理教育的对象是通过统一高考、择优录取的大学生。富有理想是青年学生的特点，当前大学生崇尚自由、公平、公正，竞争意识较强，追求自由。他们的人生观和世界观已基本确立，在学习活动中独立性、批判性较强。随着科学技术的进一步发展，大众传播媒介逐渐现代化和多样化，为学生接受信息提供了广泛的渠道。护理专业学生自主学习能力、批判性思维能力在校期间也不断增强，逐渐形成了比较严谨的治学态度和学习风格。作为未来的护理工作者，在校护理专业学生面临着学业、就业的压力，因此希望教师将教学与护理临床相结合，重视护理专业知识的学习和职业技能的训练。

3. **教育内容的特点** 护理教育的内容具有综合性、整体性的特点。随着医学模式的转变和整体护理思想的确立，护理的目标已指向使护理对象不仅在身体方面，而且在心理、社会方面都达到健康完好状态。要实现这一目标，护理工作者就必须具备多方面的知识。这就要求护理教育的内容比医学教育的内容更为广泛、丰富，除必须掌握医学基础知识、护理专业知识外，还必须学习心理学、管理学、社会学、伦理学及美学等社会、人文科学知识。

NOTE

4. 教学组织与方法的特点　护理工作的对象是人，护理学是关于人类生命与健康的科学。在教学过程中，许多护理知识与技能的学习必须通过对病人的直接护理行为来体现。限于目前我国科学技术发展水平，其中除一部分可用模型替代外，还有一部分只能在学习者自身上进行练习。另外，还有相当部分教学内容需通过临床见习、实习，方能获得感性认识，达到掌握水平。这就给教学的组织安排、教学方法的选用与改革提出了特殊的要求。

5. 护理教育的实践性特点　护理教育中需要有大量实践教学环节，要求理论与实践相结合，护理教育有赖于教学医院的支持和社区各部门的支持。因此，需要参与护理教育的各部门、各层次机构要协调关系、相互支持、密切配合，共同完成培养目标。

三、任务

目前国内的护理教育基本在高等院校中完成，因此，探讨护理教育的任务应根据国家对高校提出的"教学、科研、服务"三大任务要求，结合护理专业的特点和发展现状以及未来发展趋势，归纳护理教育当前主要任务如下。

（一）教学任务

护理教育担负着为国家、为社会培养各层次合格的护理人才的重要使命，培养合格的护理人才是护理教育的基本任务。

（1）扎实的护理专业基础教学：注重护理专业学生的基本理论、基本知识、基本技能的"三基教育"。只有具备宽厚而扎实的专业基础知识，才能较好地适应现代化科学技术的发展需要，才能有一个较好的个人专业发展基础。学校教育是护理专业学生获得专业培养的关键时期，无论教学学制、课程结构和教学手段如何变革，但夯实专业基础的教育原则是始终应该坚持的。

（2）教学内容与学科发展研究紧密结合：高校护理教育应该逐步改变过去以教材为依据的僵化的教学过程。为推动现代化护理的发展，护理教学内容必须反映现代医学和护理学科的最新成就和进展，引导学生接近护理学科发展的前沿，培养学生评判性思维的能力，使学习内容始终与学科发展和临床实践紧密结合。

（3）重视学生综合能力的培养：为了使护理教育面向未来，就必须重视学生主动获取知识的能力、自我教育的能力、交流和竞争的能力的培养和训练。特别是培养学生用于探索、不断创新的精神，使学生能适应社会和科技发展的要求。

（4）注重学生专业精神的教育：为了让学生能够在社会高要求而专业条件不完善的现实中坚定不移地坚持护理工作，在教学中就必须重视政治思想教育和职业道德品质教育，要注重培养学生爱岗敬业的精神，注重学生人文素质的养成。

（二）研究任务

护理院校集中了具有较高专业水平的教师、科研人员，护理专业方向较齐全，实验设备条件较好，各种信息较集中，学术活动丰富，有科研所需的人才。因此，护理院校是护理研究的重要力量。护理院校只有同时抓好教学与科研，才能不断地更新教育学内容，提高教育质量，发展护理学理论与技术，促进护理事业的发展。护理院校的研究任务可以体现在以下三个方面。

（1）护理院校教师直接参与重大护理研究项目和课题：积极发挥高校在科研工作中的优势，促进护理研究成为推动护理工作不断前行的动力，并应及时将研究成果与高校教育内容相结合。

（2）高校教师积极开展护理教育研究：用科学的教育理念指导护理教育实践，用先进的教育手段不断完善护理教育过程，提高教育绩效。

（3）指导护理学生投身于校园中的各类科研创新项目：护理教师能热情的支持与帮助，能给学生增加参与竞争的信心和克服困难的勇气。通过教师参与科研过程的精力影响，启发护理学生的科研意识，从而激发学生对护理科研的兴趣。

（三）服务任务

社会服务是指护理院校除教学、科研以外面向社会的服务活动，如开展各种护理咨询活动、科研成果的推广与应用、举办护理技能培训班、卫生保健知识讲座、为社会承担教育和预防保健的任务等。护理院校给社会开展和提供各种专业服务的意义在于：首先是与社会共享护理专业的发展成果，使护理发展的社会价值得以体现；第二，帮助人们正确认识护理人员在维护人类健康中的作用，转变传统观念对护理专业的不客观看法，服务效果还有助于巩固社会对护理专业的需求度；第三，通过服务过程也有助于充分认识社会人群对护理的需求变化，为护理专业培养方向和目标的调整提供客观依据；最后，开展社会服务的过程也为学生提供了更多接触社会的机会，使学生能够运用专业知识解决服务对象的实际健康问题，促进学生理论联系实际和社会能力的发展。

护理院校为社会提供服务，不仅有助于增强人们健康保健知识、促进社会物质文明和精神文明的发展，而且还为护理专业的学生提供社会实践的机会，有助于护理专业的学生将所学的理论知识付诸行动，加强了护理教育和社会的联系，使护理院校能根据社会需求改进护理教育、教学和科研工作，为社会培养具有良好适应性的高素质护理人才。

四、类型与层次

依据社会对护理教育发展的要求及社会对护理教育发展所提供的条件，根据护理教育自身发展需求和学科内部多因素相互关联与相互作用的方式，逐渐形成了与护理教育发展过程相适应的教育层次和形式。熟悉当前护理教育体系的结构特点，有利于发挥现有教育层次和形式的优势，并促进护理教育的体系结构不断改进趋于完善。

（一）护理教育的类型

我国护理教育正处在一个教育形式不断发展和完善的阶段，每种教育形式的产生都有其形成的基础条件和适宜的教育对象。熟悉各种护理教育形式的教育目的和教育特点，能够帮助我们正确理解多种教育形式共存的必然性和互补性，以利于发挥每一种教育形式的优势作用，促进护理教育日趋完善。

1. 根据教育性质分类

（1）普通高等护理教育：它是建立在普通教育基础之上的护理专业基本教育，也是现阶段我国护理专业人员入行的学历教育要求。目前我国的普通高等护理教育又可根据培养目的的不同分为高等专科护理教育和高等本科护理教育，其基本目的是为学生毕业后从事临床、社区护理或进入后续教育完成基础教育准备。

（2）毕业后护理教育：主要是针对大学本科、专科护理学历教育毕业生或毕业进入临床的在职人员所进行的专业培训，其目的为：适应临床护理操作要求；培养从事护理研究、教育、管理及高级临床护理专门人才。一般毕业后护理教育采取两种方式进行，即研究生教育和注册后护理教育，岗前培训和专科护士培训是目前开展的主要注册后护理教育形式。

（3）继续护理教育：是为正在从事护理工作的专业人员提供的教育，继续护理教育是以学习新理论、新知识、新技术和新方法为目的的持续性终生的护理教育。继续护理教育是为适应医学科学的发展和社会卫生经济的发展变化而产生的新的教育形式。1997 年 4 月，中华护理学会在无锡召开了全国护理教育的会议，对继续护理教育的定义、对象及试行办法做了具体说明，并规定护士每两年注册 1 次，并以每年的继续教育学分作为注册的依据。目前我国的继续护理教育已向制度化、规范化方向发展，对促进护理人员个人成长、不断提高业务水平以及保持护理人员工作能力都发挥了积极作用。

2. 根据办学形式和教育时间分类

（1）全日制护理教育：全日制护理教育是指除节假日和寒暑假之外，全天安排护理专业课程学习的教育形式。全日制护理教育是护理专业基本学历教育的主要教学形式，这种教育形式一般是在高等院校护理院系或者专科护理学校进行，全日制护理教育活动受到课程设置体系的制约，有严格的学籍管理制度，学生必须服从学校的统一管理。

（2）成人护理教育：成人护理教育允许学生在不脱离自己工作岗位的情况下，利用业余时间完成护理教育过程。根据教育的目的不同，成人护理教育又可分为护理学历教育和护理短期培训项目。成人护理学历教育是符合我国国情的护理教育形式，并在国内高等护理教育恢复阶段发挥了积极的促进作用，它是当时解决在职护理人员学历问题的最主要途径，也是培养临床护理教学人员和建设临床护理实践基地的主要护理教育举措。这里主要介绍三类成人护理学学历教育形式：

①大学：在护理高等教育恢复前后，部分有护理高等教育办学条件的医学院校，以开设护理夜大学的教学形式为护理本科教育投石问路。护理夜大学主要招收在职护理人员，一般要通过统一的入学文化考试，结合考生单位推荐意见择优录取，学制 3 ~ 4 年，上课安排在晚上或周末。办学目的是为了提高在职护士的学历水平，为护理本科教育进行必要的护理师资准备和临床教学基地的建设。护理夜大学被多数护理院系作为探索护理教学的方法、积累教学经验的实验教学阶段，为开设护理本科教学发挥了重要作用。但办学规模受校舍条件限制，课程学习方式对学员的工作影响大等因素，阻碍了护理夜大学的招生规模和在护理教育中的影响力度。

②自学考试：20 世纪 90 年代，国内各地方自学考试委员会根据护士学历教育需要开始增设护理教育项目。护理自学考试是以学生自学、社会助学、院校主考三段式教育方式完成护理学历教育的过程。护理自学考试有专科段和本科段，专科段一般考试科目 12 ~ 16 门，以 3 年

为一个教学周期，每一科目在一个周期中安排 2～3 次课程考试。考生通过全部规定课程的考试，可获得毕业证书。护理自学考试开办以来，因其办学效率和学习方法的优势被社会和护理人员认可，在改变护理人员学历结构方面发挥了重要的作用。现阶段护理自学考试已逐步从中专升大专的学历教育阶段向大专升本科的学历教育段过渡，当然，在整个教育过程的专业管理以及课程学习的深度和教师的专业引导方面仍需改进。

③远程教育：20 世纪 90 年代末，远程教育开始在国内护理教育中开展，它具有教育方法手段科学化、学校对整个教学计划运行的控制更严密、教师对学生学习引导作用更具体、教学过程中教学双方互动更为广泛、更有利于院校之间教学交流和护理教学资源共享性提高等特点，在现代教育科学技术日新月异、社会发展和卫生保健事业对护理教育要求不断提升的社会背景下，护理远程教育具有较好的发展潜质和广泛长期的应用空间。

（二）护理教育的层次

护理教育的层次结构是依据国家教育总体发展规模和条件，并结合本专业的发展需要，制定和阶段性形成的符合国情的专业教育层次结构。目前我国护理教育的层次结构，按培养护理人才的等级可分为中等护理教育、护理专科教育、护理本科教育、护理研究生教育四个层次。

1. 中等教育 中等护理教育的任务是培养临床中级护理人员。招生对象为初中或高中毕业生。报考学生必须经过国家统一命题的入学考试，由各学校根据考生的德、智、体三个方面的成绩衡量，择优录取。学习年限一般为 3 年或 4 年。通过学习，学生应该掌握中等教育规定的文化基础知识、本专业必需的医学基础知识，掌握护理理论及实际操作技能，具有对常见病、多发病及危重患者的观察、应急处置和身心护理能力，熟悉病房一般管理要求，具备基本的社会保健知识。学生按照学校的教学计划修完全部课程，考试合格，准予毕业，发给毕业证书，通过国家的护理执业考试取得护士执业证书后，能在各级医院独立从事临床护理、卫生宣传及疾病防治工作。20 世纪末，中等教育是国内护理人才培养最主要的途径。随着社会对护理人才需求定位的变化，1999 年起，国内多数护士学校减少或停止招生，中等护理教育学校和招生人数逐年减少。

2. 专科教育 护理专科教育的任务是培养具有临床实际工作能力的高级护理人才。高等护理专科教育的教学形式多样，在高等院校护理院系内设置护理专科是较为普遍的一种教育形式，目前也有独立的高等护理专科学校，护理专科教育还可以由职工大学、电视大学、函授大学等承办。招生对象一般为高中毕业生或具备同等学历的男女青年，也可以是护理中专毕业已参加工作的临床护士，学习年限一般 2～3 年。通过专业学习，使学生在掌握本专业的基本理论、基本知识和基本技能的基础上，提高专科护理理论和技能水平，掌握本专业的新知识、新技术，具备初级的护理管理、预防保健以及临床护理教学能力，掌握基本科研知识，具有运用护理科研成果的能力。学生按照教学计划修完全部课程，考试合格，准予毕业，发给专科毕业证书。近年来随着社会对高等护理人才需求的增加，许多中等护士学校通过与高等院校合并或改建升格为高等专科学校，使高等护理专科教育规模迅速扩大，逐渐成为现阶段我国护理人才培养的主要途径之一。

3. 本科教育   护理本科教育的任务是培养较系统掌握护理学的基础理论、基本知识和基本技能，能独立解决临床护理问题和较强的专业发展能力，具备护理管理、护理教学、护理科研的基本能力，成为在医疗卫生和保健机构从事临床护理、预防保健工作的高级护理专业人才。目前护理本科教育主要由医学院校承办，实施形式有两种：一是高中毕业生通过国家高等教育入学考试，进入护理院系学习，学习年限为 4～5 年；二是已取得护理专科教育文凭的护士或学生，参加护理全日制专升本科学习，或通过夜大学、电视大学、函授大学、远程教育以及参加成人自学考试形式完成护理本科教育，学习年限一般为 2～3 年。学生按照教学计划规定修完全部课程，考试合格，准予毕业，发给毕业证书；达到国家颁布的学位条例规定，可授予学士学位。

4. 研究生教育

（1）护理硕士研究生教育：是护理研究生教育的第一阶段，其任务是培养具有从事科学研究、教学工作或独立担负护理技术工作能力的高级护理人才。目前我国实施护理研究生教育的机构主要是各高等院校的护理学院或护理系，招生对象是高等护理院校本科毕业生或是具有同等学历者，经过国家统一的研究生入学考试，择优录取，学习年限一般为 3 年。学习期间，由研究生指导教师按照专业培养目标的要求，根据研究生管理部门的相关制度，制定每个研究生的培养计划。该计划对研究生的研究方向、学习课程时间安排、指导方式、培养方法、考核和完成学位论文的期限等都有明确和具体规定。研究生通过学位课程学习，修满规定学分，考试、考查合格，完成学位论文并通过答辩，并经国家授权的学位评定委员会批准，可授予硕士学位及硕士学历毕业证书。目前，国内护理硕士研究生教育还可以通过同等学历人员申请硕士学位的教育形式完成。申请学员需要通过主办学校规定的相关课程的学习，同时还需要通过国家统一的专业综合考试和外语水平考试，取得合格证后进入学位论文阶段，在导师指导下完成学位论文的准备和答辩，并经国家授权的硕士学位评定委员会批准，可授予硕士学位证书。

（2）护理博士研究生教育：是护理研究生教育的第二阶段，也是我国护理人才培养的最高学历层次。护理博士研究生教育任务是培养具有坚定宽厚的基础理论知识和系统精深的专门学科知识，具有独立从事科学研究和教学工作能力，能够在学科研究和专门技术领域内做出创新型成果的高级护理人才。博士研究生毕业后一般能成为护理学科骨干力量和学科带头人。入学对象是已经获得硕士学位或具有相当水平的护理人才。护理博士研究生教育学习年限一般为 3 年，入学后必须在导师指导下，学习培养计划所规定的课程，通过考试，并在导师指导下完成科研课题，写出具有一定创新型和学术应用价值的论文，通过论文答辩，并经国家授权的博士学位评定委员会批准，授予博士学位。

第三节   护理教育的历史、现状与发展

自有人类开始便有护理活动及护理教育行为，但真正有组织、成体系的护理教育，则肇始于 19 世纪中叶的南丁格尔时期。经过百余年的发展，时至今日，护理已经成为一门独立的学

科和专业。护理事业的发展离不开护理教育的推动。回顾百年来护理教育所走过的风雨历程，比较中西方护理教育的发展特点，在正确认识护理教育发展现状的基础上对未来护理教育的发展趋势进行展望。

一、国外护理教育的历史与现状

（一）国外护理教育的起源

在漫长的历史长河中，人类为了解除或减轻自身疾病及痛苦，而产生了以"养育、照顾"为主要内容的自发护理及其经验的传授，成为护理活动和护理教育的起源。当时由于经济、文化落后以及交通困难等条件的制约，医疗和护理没有明确的分工。治疗与护理多由教会担任，由僧侣、修女对病人进行医疗、照顾。随着医学的发展，建立了医院，收容病人集中治疗，才引起人们对护理病人的注意，直到 1576 年，罗马天主教徒圣文森·保罗（St. Vincet de Paul）在巴黎成立了慈善姊妹社，这类具有浓厚的基督教信仰的护士组织，逐渐演变为私立医院的护士学校或设有学位的护理系。美国、英国也相继成立了类似的组织。1836 年，德国牧师西奥多·弗里德尔在德国凯塞威尔斯城建立了女执事训练所，是护士正规化培训的开端。南丁格尔曾在此接受了短期的护士训练。

（二）以医院护校为基础的护理教育

19 世纪 50 年代，医院开始培训年轻的女性从事护理工作。培训采用带徒方式，在医生指导下从事 6 个月不付报酬的护理工作，然后取得护士资格。这种形式显著地提高了医疗质量，得到了医生和服务对象的认可。

19 世纪下半叶，欧美的现代医学得到了迅速的发展。在南丁格尔的努力下，欧洲第一所护士学校——圣·托马斯医院护士学校于 1860 年在伦敦正式成立，它标志着正规护理教育的开始。南丁格尔在她的护士学校中建立了完整的教学制度与课程体系，注重理论与实践的结合，同时还非常重视道德规范以及人文素养的培养。学生不仅要学习专业知识和技术，自身的言行举止亦会受到监督，同时还会涉猎文学、艺术、心理学等领域。南丁格尔以其一生的心血践行了她对护理事业的热爱和对护理教育的执着，南丁格尔护士学校培养的学生很多都成为世界各地护理事业的开创者，而以医院为基础开办护士学校成为此后一段时期世界范围内护理教育的主要办学模式。美国于 1871 年在新英格兰妇幼医院开设了院办护校。日本和欧洲各国也先后建立院办护校并开始正规的护理教育，他们的护理教育是为了满足国内发展需求而自觉设立和实行的，对后来其他国家护理教育的发展具有示范作用和深远影响。自 1860 年直至 20 世纪 50 年代，院办护校一直是世界各国培养护士的主要途径。

（三）高等护理教育的形成与发展

工业革命和美国国内战争结束后，医院条件得到了改善，护理教育得到了发展，逐渐摆脱了对医院的依靠。1899 年，美国哥伦比亚大学教育学院家政系开设医院经济学课程，培养护士学校校长、教师和护士长，可谓高等护理教育的先声；1901 年，约翰·霍普金斯大学开设了专门的护理课程；1909 年，明尼苏达大学开设了美国历史上第一个大学护理系课程班，培养专业护士，学制 3 年，成为现代高等护理教育的开端。20 世纪 20 至 30 年代，随着美国经济的繁荣，护理教育进入鼎盛时期。1924 年，耶鲁大学成立护理学院，开设了以大学为基础的 4 年制护理本科教育，学生毕业后授予学士学位，这成了世界护理教育发展史上的一座里程碑。随着卫生保健事业对护士知识和能力产生的高需求以及护理学科自身的发展需要，高学历层次的护理教育逐渐发展起来。将护理教育纳入到大学教育中，标志着护理学成了高等教育的一个学科，这对护理专业的学术性和科学性提出了更高的要求。护理教育的办学方式和教学内容亦发生了显著变化，逐步从职业培训向专业教育转变。这一时期，支持高等护理教育快速发展的原因除了学科发展需要之外，科学技术和经济水平的发展使社会对护理人员的素质需求不断提升，这也是促进护理教育蓬勃发展的客观动因。

第二次世界大战以后，随着医学的进步和医疗向专科化发展，社会急需受过高等教育的护士，在职的护士也迫切需要进入高等学校接受继续教育。1924 年，美国耶鲁大学护理学院设立了护理硕士教育；1932 年，美国的天主教大学开展护理硕士教育，目标是培养教学和管理人才以及高级专科护理专家；1933 年，美国哥伦比亚大学教育学院开设了第一个培养护理教师的博士项目；1934 年，纽约大学为护士创办了第一个哲学博士学位，旨在提高护理教育和护理科研水平；1963 年，加利福尼亚大学开设了护理博士教育；1964 年，美国加州大学旧金山分校开设了第一个护理博士学位项目。在发展护理理论精神的倡导下，美国的护理博士学位教育得到了快速发展，到 20 世纪 70 年代末已经从 3 个增加到 21 个护理博士项目，培养出了大批的护理学博士。1977 年 6 月 27 日，欧共体《护理指导法》公布，规定护理教育应以高中毕业为起点，学制 3 年。为遵照法律，欧共体各国的护理教育从学制到课程都进行了相应的改革。目前，美国、加拿大、韩国、菲律宾、泰国、澳大利亚等国家都已经形成了从学士到博士的完整的护理教育体系。

（四）国外护理教育的现状

美国高等护理教育已基本构建起一个从初级水平到高级水平，从应用型技术人员培训到研究型人才培养的完整体系，各层次办学规模及比例比较合理，各层次教育之间衔接科学性强。在护理教育理念上强调哲学概念和职业观念对护理行为的影响力，突出职业特征，关注人权、个性和隐私。在课程设置上，早在 20 世纪 60 年代，就引入社会科学和人文科学。根据专业需求的改变及时开设特色护理课程。20 世纪 80 年代，开设的远程教育，为提高教育社会化进程、满足护士更高需求提供了有益途径。在教学方法方面表现为重视对批判性思维能力、自学能力的培养。教学方法灵活多样，逐步由以课堂和教师为中心的教学转向以学生为中心的合作式学习。目前美国的护理教育体系主要分为 4 个层次：高中毕业后学制两年的协士学位教育；高中毕业后学制 4 年、大专毕业后学制 2 年的学士学位护理教育；硕士学位护理教育；分为护理学博士（DNS）与哲学博士（PhD）的博士学位护理教育。

日本于 1985 年起逐渐取消中等教育，普及高等护理教育。加拿大护理学会在 1994 年提出，到 2000 年所有从事临床护理实践的护理人员必须具备本科学历。在英国，大部分护理专业学生都进入大学进行 3 年制全日制证书课程的学习，毕业后不根据同专业获得四类护理资格认证，即"成人""精神健康""儿童"和"学习能力残疾"。澳大利亚近年来对护士的学历要求亦颇为严格，规定护士必须持本科学位才能上岗。目前，澳大利亚已实现了百分之百的高等护理教育。

二、中国护理教育的历史与现状

（一）我国护理教育的起源

自从有了人类，就有卫生保健活动。从医学的起源看，先护后医、医护合一是我国传统医护的特色之一。中医学强调"三分治，七分养"，其中七分养的实质就是护理。从远古至公元前22世纪，一般认为这是我国医学教育的萌芽期，人类通过劳动创造了语言文字，积累了初步的医药卫生知识。公元前22世纪至公元5世纪，是我国医学师徒式教育发展期，此时期师承教育的最大特点就是以临证贯穿于教学过程始终，医护融为一体，且护理没有明确的高、中、低级之分，只凭经验多少来区别水平的高低。公元5世纪至1840年，称为我国传统医学教育的发展期，医学教育从师徒式发展到建立医科学校，学校教育与师承家传教育并存，以学校教育培养学生，在体制、专业设置及招生考试等方面不断完善，逐步形成了具有我国特色的传统医学教育体系。中医护理理论经历了春秋战国、汉魏、晋南北朝、唐、宋、元、明、清等时代以趋于完善，近现代的中医护理渐见雏形，其特点是以整体恒动观为指导思想，遵循因人、因地、因时制宜的原则，运用辨证施护方法，采用中医特有的四诊观察、针灸、推拿等护理技术，强调情志调节和饮食调养，以人为本，并尊重个体差异。

（二）近代护理教育的萌芽 （19世纪80年代～20世纪初）

19世纪的中国，正处在一个多灾多难而又承前启后的时代。两次鸦片战争后，近代中国的条约制度基本形成，在各种条约的作用下，清政府对待教会在华医疗事业的态度由最初的全面禁止逐渐转为容忍与支持，西医得以在中国大量传播。各国列强在各地通商口岸建立教堂，借医传教成为普遍形式，一批教会诊所和医院在中国陆续建立起来。随着西方医学在中国的传播，传教士医生越来越感到护士的稀缺。在这样的时代背景及专业需求之下，护士的培训工作在中国开始出现。训练中国护士最初见于少数沿海通商口岸城市。1884年，英国传教士医生威廉姆（William Lockhart）在上海的医院中开始了带徒式培养训练。1887年，美国耶稣会传教士伊丽莎白·麦克奇尼在中国率先开办了护士训练班。虽然麦克奇尼没有系统的课程设置，没有教材，也没有供学生练习的设备和实验器材，教学模式依旧是"带徒式"，但她开启了中国护理教育的正式形式，麦克奇尼也被后人公认为"中国近代护理的先驱"。

19世纪末至20世纪初，来华的传教士、护士逐渐增多，对护士的培训和教育陆续展开，建立了一系列的护士训练班及护士学校。1888年，美国护士约翰逊（Ella Johnson）在福州的马戈医院（Magaw Hospital）创立护士学校；1896年，美国传教士茉莉亚（Julia M. Turneer）在广东实施了2年制的护士教育计划；1902年，伦敦会亚当斯（F. W. Adams）医生在岳州创建医院，并在医院中建立护士培训班和医院护理员培训班；1906年，中国妇女高氏和美国医生联合创立杭州妇产医院和护士、助产士培训所；1907年，美国圣公会在安庆建立圣·詹姆斯医院（St. James Hospital），1908年正式招收男、女护生，学制3年。这一时期，中国的护士学校开始出现。1907年，中国第一位留学美国的女医生金韵梅得到北洋政府的支持，在天津

NOTE

东门建立了一所护士学校——北洋女医院，这是我国第一所公办的护士学校。

除了上述的护士学校外，有记载的还有 1901 年由美国费城的科芬（Lemuel Coffin）资助，在上海同仁医院开办的一个小型护士学校；1905 年，在北京协和医学堂开展的护士训练工作；1906 年，中国内地会在山西平阳建立威尔逊（Millar Wilson）医院，医院设立了护士培训学校；1908 年，在南京成立了由露西（Lucy A. Gaynor）领导的友好医院协和护士所和护士学校。

萌芽期的中国护理教育刚刚起步，条件简陋，设备缺失，师资不足，教材稀少，生源惨淡，但正是这些护士培训班和护士学校，为西医护理在中国的落地生根开辟了最初的土壤。

（三）近代护理教育的发展（20 世纪初~新中国成立前）

1. 教育制度逐渐规范　1909 年 8 月"中国中部看护联合会"成立，其目的是统一全国护理教育标准，提高护理服务水平。从此我国有了正式的护理组织，迈出了向规范化发展的第一步。1912 年，联合会决定统一中国护士学校课程，规定全国护士统一考试时间并订立章程，同时成立教育委员会。1914 年，看护联合会更名为"中华护士会"。在中华护士会的推动下，1934 年成立了中央护士教育委员会，将护士教育包括在教育部医学教育委员会之内。中央护士教育委员会从成立至新中国成立前，是中国护理教育的最高行政领导机构。

护理教育作为一种职业性质的教育，一直未能正式纳入政府颁布的学制，直到 1933 年国民政府颁布了《职业学校法》，才正式在学制上认可了护理教育。《职业学校法》将职业学校分为初级和高级两类，每类又分为甲、乙、丙、丁四类，其中护士教育属于高级中的丁类"家事"，在高级职业学校按类设置的课程中，丁类"家事"就包括了"看护助产"这一课程。

中国护理教育被纳入国家教育行政系统后，直接隶属教育部，与其他各类学科的教育受同等重视。由国家办理注册获政府承认后，护士有了法律地位，得到政府直接的保障，从而提高了护士及护士职业在社会上的地位。

2. 课程设置更加广泛　由于我国的护士学校有公立、私立、教会等多种性质，因此在课程设置方面尚无统一标准。20 世纪 20 年代开设的课程共十几门，主要以疾病为中心。到了 30 年代，课程内容上进一步科学化与先进化，除以往的临床课程外，还增加了"护士伦理学""护病历史""家政学""外国文""社会学"和"饮食学"等；随着国际护理事业的发展，课程设置逐渐科学化、系统化。至 1947 年，我国的护士学校课程大致分为两类：一是基本学科，如解剖学、生理学、营养学、细菌学、药物学、病理学等；二是工作理论或工作实施的原则和方法，但至新中国成立前仍未有统一的课程设置标准。

3. 教材数量种类增多　1920 年以前，主要有中华博医会出版的《护病要术》和《护病新编》等，此后的益智书会、墨海书馆、商务印书馆、医学书局等，都翻译出版了许多护理书籍。中华护士会成立后，将编辑出版书籍等作为主要工作，护理类书籍的种类和数量都大幅增加。译著有《护士饮食学》《实用护病学》《护理产科学》《护士心理学》等，本国自编的教材有《病人看护法》《家庭看护法》《看护学》《各科看护法》等。主要的教学用书大多为译著、编译著作，而国人所著的护理书籍一般较简短，以普及护理知识为主。

4. 教育层次提高 1921 年，洛克菲勒基金会联合协和医学院、燕京大学、山东齐鲁大学、南京金陵女子文理学院、苏州东吴大学、广州岭南大学 6 所大学，创建了高等护理教育机构"北京协和医学院护士专修科"，即后来的"北京协和医学院高级护士学校"，学制 5 年，招收高中毕业生，学生毕业时授予学士学位，成为当时我国唯一一所培养学士学位护士的学校。北京协和医学院护士专修科的创建，标志着中国大陆高等护理教育的开始。除了协和护校，湘雅护士学校、南京国立中央高级护士职业学校等均代表着近代护理教育水平的提升。

5. 生源逐渐向女生倾斜 受中国传统封建文化中"礼教大防"的束缚，护校生源一直以男性为主。1907 年由清政府颁布的《女子小学堂章程》和《女子师范学堂章程》两个法规的出台，解除了女子不能受教育的禁令，使得我国女子教育从此在学制上取得了合法地位。从此，一部分妇女走出家门，接受职业技能的教育以求谋生和独立，而护理这一职业天性本就适合女性。因此，20 世纪后，护理生源逐渐倾向为女性。到了 1936 年，全国护士学校有 2636 名学生，其中女学生 1924 名。

6. 学校数量增多 从 1914 年护校注册制度确立始，由当时注册的 4 所护校发展到 1949 年的 183 所。除此之外，还有一些教会护校、私人护校未注册。加之抗日战争、国内战争等各种因素，一部分护校中途停办，至新中国成立后政府接管的护校有 126 所。

7. 开展留学教育 1946 年，第二次世界大战刚结束不久，联合国善后救济总署为适应战后的需要，在美国纽约主办护士师资进修班，为饱受战争创伤的国家大量培养护士，以解决和预防"大战之后必有大疫"的问题。由欧洲四国捷克斯洛伐克、意大利、罗马尼亚、波兰和中国各派 20 名优秀护士，赴美接受为期 4 个月的进修学习。这 20 名优秀中国护士在美国接受了先进的护理理念和高水平的护理技术教育，学成回国后，大都成为我国护理领域的专家、学者，为新中国的护理事业做出了卓越贡献。

综上，中国护理教育的近代化过程与整个社会的近代化紧密相联。西方护理在中国落地生根是历史的选择，注定了它本身的双重性质——既是中国的护理教育，同时又不可避免地带有浓重的西方色彩。加之处在特殊的动荡年代，生产力落后、人才匮乏、资源不均等一系列现实问题，使得这门学科即使全盘西化，其实际水平也并不能与同期的西方护理教育相比。即便如此，近代中国的护理教育仍旧为新中国护理教育的发展奠定了基础，是整个中国护理教育发展史中的重要阶段。

（四）新中国护理教育的调整及振兴繁荣（新中国成立至今）

新中国成立后，国家开始逐步接管旧中国的护士学校并加以整顿改造。同时为了适应当时国家计划经济的总体要求及全国缺医少药的现状，在 1950 年 8 月第一届全国卫生工作会议上，决定将护理教育列入中等专业教育序列，停办高等护理教育。由卫生部制定全国统一教育计划、教学大纲和教科书，招生对象为初中毕业生，学制 2 年。1953 年，北京协和高等护理专科学校正式宣布停办。1954 年，卫生部决定将中专护理教育学制改为 3 年。

1. 护理中专教育 1979 年 7 月 16 日，卫生部颁布了《卫生部关于加强护理教育工作的意见》，提出"要大力加强和整顿现有的卫生学校办护士专业、医院办护校和独立护校这 3 种类型的教育""积极恢复和建立护士学校，各省、市、自治区要在3年内恢复或新建一所护校"。政策制定后，到1985年为止，已有439所全日制中等医药卫生学校设有护理专业，全国有护士63万多人。为达到1990年护士总数发展到83万的奋斗目标，1986年8月27日，卫生部在《关于护理队伍建设的五年规划（1986—1990）》中提出了"提高中等卫生（护士）学校培养能力，扩大招生规模"的举措，同时大力提倡"医院办护校、医院联合或医院与卫校联合办护校"的人才培养方式。为了强化这一措施，1987年12月1日，卫生部和国家教育委员会在《中等卫生学校与医院联合办学培养护士的暂行规定》中明确指出卫校与医院联合办学属于正规教育制度。卫生部于1989年2月14日又颁布了《卫生部关于加强中等卫生学校师资队伍建设的意见》，政策的出台在一定程度上缓解了师资的匮乏，提高了师资的质量。从上可以看出，在"十一届三中全会"后的近10年内，我国护理教育的重点是中等教育，政策制订的出发点是整顿和恢复中等护理教育。

2. 护理大专教育　20世纪80年代初，全国各医学院校纷纷创办护士大专班，这是建立在中等护校毕业基础上的成人护理高等教育，学员经过国家统考入学。教育形式上不仅有全日制的3年大专班、半脱产4年制的业余夜大，还有自学考试的形式。

1999年6月13日《中共中央国务院关于深化教育改革全面推进素质教育的决定》发布，将高职教育明确为高等职业教育，属于大专教育，从此我国护理大专教育有了两种形式——高等专科学校和高职学校。到2010年，全国近500所学校开设了护理专科教育。

3. 护理本科教育　为恢复我国的高等护理教育，中华护理学会曾多次组织有关会议进行讨论，并于1978年11月11日向卫生部呈报了"我国需要高等护理教育的几点理由"的书面报告。卫生部于1979年7月16日在《关于加强护理教育工作的意见》的文件中，提出要恢复和发展高等护理教育，计划在2～3年内选择有条件的高等医学院校试办护理专业（系）。根据文件精神，1982年天津医学院开始筹建护理系，1983年正式招生，在全国率先恢复了护理本科教育。1984年1月，国家教育委员会和卫生部联合召开了高等护理专业教育座谈会，鼓励参会的医学院校要积极创造条件，试办高等护理专业教育，培养高级人才，逐步建立具有中国特色、适应"四化"建设及医药卫生工作需要的教育体系。这次会议不仅是高等护理教育的促进会，也是护理学科发展史中的一个重要转折点。从此，高等护理教育在停办了30多年后，从1985年起逐步恢复，北京医科大学、中国协和医科大学、中山医科大学、山东医科大学、西安医学院、南京医学院、上海医科大学、上海第二医学院、解放军第二军医大学、中国医科大学10所医学院校于1985年相继招生，学制4～5年，授予医学学士学位。1987年8月，在国家教育委员会颁布的《全国普通高等学校医学本科专业目录》中，护理学专业被正式列入本科专业，从法定程序上正式确立和规范了护理学专业的培养目标、主干学科、主要课程、修业年限和学位授予，明确了高等护理教育的方向。20世纪90年代初，又有华西医科大学、湖南医科大学、哈尔滨医科大学等相继开设了护理本科教育。此外，从20世纪90年代开始，许多医学院校陆续开设了护理专科升本科的教育形式，为在职护理人员创造了再深造的机会，在一定程度上提高了其知识水平和业务能力。中医护理专业从中医学中分化出来始于20世纪60

年代，我国高等中医护理教育开始于 1985 年，北京中医药大学首先开设了中医护理专科教育。1999 年，广州中医药大学等 3 所院校开设了中医护理本科教育。2007 年，全国已有 24 所高等中医药院校开设有中医护理学本科专业。2010 年开办本科护理教育的院校超过 180 所。

4. 护理研究生教育 1990 年 12 月，经国务院学位委员会批准，北京医科大学成为全国首个护理专业硕士学位授予单位，1992 年正式招收护理专业硕士研究生。之后，中国协和医科大学、上海医科大学、广州医科大学、西安医科大学、华西医科大学、天津医科大学等也相继获准为硕士研究生招收点。这期间还有与国外护理学院联合培养护理硕士的项目，如 1994 年美国中华医学基金会资助西安医科大学等 8 所医科大学与泰国清迈大学联合举办的护理研究生班等。2015 年，全国有 83 所院校开设了护理硕士研究生教育。

2001 年，中国协和医科大学护理学院和美国约翰霍普金斯大学护理学院开始探讨联合培养护理学博士的可行性。2004 年 8 月，在美国中华医学基金会资助下，中国协和医科大学护理学院和美国约翰霍普金斯大学护理学院启动联合培养护理学博士的项目。同年第二军医大学、中南大学护理学院开始招收博士研究生。到 2010 年已有超过 20 多所院校开设了护理学博士点。至此，我国的护理教育完成了各学历层次的建设过程。

综上，社会的发展为中国的护理教育揭开了新的历史篇章，30 多年来经过不懈努力，中国的护理教育得到了振兴和繁荣，教育制度与教育模式日臻成熟和完善，为我国医疗卫生事业的发展培养了大批护理人才，有力推动了中国护理事业的蓬勃发展。

三、现代护理教育的发展趋势

（一）明确教育目标，调整人才结构

随着健康观念的转变、护理事业的自身发展以及医疗卫生事业改革的不断深入，开展多层次、多形式的护理教育，提高护理队伍的整体水平，为不同人群提供多元化的健康管理服务，以适应社会经济发展及大众对健康的不同需求，是现代护理教育的时代抉择。当代本科护理教育，已经从为某个专门领域培养专门人才，趋向培养具有较强综合能力、较大发展潜力、能较好地适应社会医疗卫生事业改革进程的高素质复合型护理人才；护理学研究生教育的主要任务是培养护理师资、临床护理专家及护理管理人才；现代高职高专护理教育不同于研究型的高等教育，亦有别于单一技能型的中等职业教育，侧重于培养适应生产、服务第一线需要、具备坚实实践能力和综合职业能力的高级应用型人才。今后，需要进一步调整护理教育的规模与结构，控制总招生规模，减少中等护理教育的比例，逐步扩大高等教育的比例，使护士队伍起始学历从中专为主体逐步过渡到以大专和本科为主体。

（二）调整课程设置，凸显护理特色

课程是人才培养的途径和媒介。目前我国高等护理教育课程框架受护理程序和生物－心理－社会医学模式的影响较大，比较注重临床医学与护理知识的传授，较少根据专业特点来构建课程体系，护理专业的特色不明显。美国高等护理教育学会 1999 年修订的"护理专业高等教育标准"，将护理教育分成两大部分——与人文关怀相关的人文和科学教育、护理学科教育。后者又分成四个版块——核心护理知识、核心护理能力、护理职业价值和护理角色发展。整个教

育过程以人文和科学教育为基础，经过两大部分的教育最终达到培养目标。这样的课程体系设置确保了护理知识、技能、态度的整合培养，体现了护理的人文专业特征，非常值得国内护理教育借鉴。我国高等护理教育课程设置需兼顾专业知识的传授与人文素养的塑造，需改变以传授专业知识为主的传统护理教育观念，增加社会、人文知识和专业思想与理论方面的课程，并针对高级护理人才教学、科研、管理的职业定位，加强相关内容的传授，以适应护理服务范围的扩大和护理人员角色多样化的需求。此外，护理学是实践性学科，应重视发展学生的护理实践能力、临床思维能力，继续深入研究理论课程与实践课程有效融合的途径和方法，在实践中巩固理论知识，强化职业道德，树立职业信仰。总之，课程设置既要体现护理专业特色，亦要立足当下、着眼未来、与时俱进。

（三）确立教学主体，丰富教学形式

在护理教育教学过程中，教师、学生应共同处于"主体"地位，即教师学生"双主体"。一方面，学生是认知的主体，是知识意义的主动建构者。因此，除了传统的讲授教学法之外，更应该创造条件运用 PBL 教学法、小组讨论学习法、翻转课堂、互联网辅助教学等教学方法，锻炼学生的自主学习能力、社会实践能力，培养循证思维、批判精神以及团队合作精神。另一方面，教师亦是教学过程中的主体，发挥主导教学过程的作用。教师应做好整个教学过程的教学设计，包括制定教学目标、选择教学内容、明确教学重点难点、制定教学策略、评价学生基础、收集教学反馈、评价教学效果等，这些均需要教师具备较强的教学管理能力和教育学、心理学等理论素养。教师掌控着整个教学进程，并对教学质量负责，体现着教师的主导地位。随着时代的进步，教学手段日益多元化，无论是作为学习者的学生还是作为教学者的教师，均应该学会运用新的教育技术来辅助学习，使教育技术与教学方法相互渗透融合，相得益彰，从而提高教学质量。

（四）完善护理教育制度，打造护理终身教育体系

随着护理事业的不断发展及社会对护理人才需求的不断变化，护理教育制度和教育体系亦需要不断修订和完善。根据学科发展特点及社会需求，明确不同层次护理教育的办学标准、人才培养定位、教育目标、课程设置、评价体系等，加强护理教育的内涵建设。完善继续教育制度，进一步拓宽护理继续教育的渠道，丰富护理继续教育资源，提供灵活多样的继续教育形式，为护理人员入职后的继续教育创造宽泛的学术环境，打造终身教育的职业氛围。深入探索临床专科护士或临床护理专家的培养模式，为临床护士提供职业发展新路径。专科护士/临床护理专家的设立不仅符合社会公众对健康保健的需求，更是护理学学科的发展规律使然，是护理高水平、专业化的体现。总之，教学制度及教育体系的完善是护理人才培养的立足之本，是护理终身教育体系的基本保障。

（五）树立全球化视野，发展与国际接轨的护理教育

在医学教育全球化发展的背景下，护理教育也在逐渐走出国门与国际接轨。积极扩大对外开放、开展国际交流和合作、培养具有国际交往能力的高素质的人才是今后护理教育的重要任务。采用国际化的教育质量标准，建立与国际接轨的护理教育质量认证制度，推动学历的相互

承认，通过联合办学或合作开展教育项目为具有不同文化背景的学生提供更多受教育的机会和更广阔的发展空间，推动全球护理教育的协同发展。

（六）融汇中西医文化，打造具有中国特色的护理教育

随着我国国际影响力的不断提升，中医药已走向世界，中医药与西医药相结合的"结合医学"将得到蓬勃发展。中西医结合护理作为中西医结合医学的一个分支，以它特有的整体观念、辨证施护理论、中医护理技术及养生保健方法等逐渐被世人认可和接纳，其发展前景良好。随着中西医结合护理学科的逐步完善，我国的护理教育将走出一条秉持现代护理发展理念、汇聚中西医文化的特色之路。

四、护理教育的发展规律

教育规律是指不以人的意志为转移的客观事物（教育内部诸因素之间、教育与其他事物之间）内在的必然的本质性联系，以及教育发展变化的必然趋势。护理教育的发展受学科本身及社会发展的多重影响，呈现出护理教育水平受社会生产力发展制约、护理教育性质由政治经济制度决定、护理教育模式需符合教育对象身心特点等规律。

（一）护理教育水平受社会生产力发展制约

社会生产力的发展水平决定着护理教育的发展规模与速度。随着社会的不断进步，护理教育从诞生至今大致经历了"职业出现 - 教育萌芽 - 组织化 - 系统化 - 规范化 - 现代化"过程。道路是曲折的，如欧洲中世纪宗教哲学对医疗护理的压制、文艺复兴运动对自然科学的解放而带来的对医学真理的追求、19 世纪产业革命对自然科学的推动、我国近代民主革命对西医传播的促进等，这些医学革命的背后实质上是社会生产力的发展。社会的进步推动着护理教育水平由低级向高级发展。未来的护理教育仍将循着社会的发展步伐继续向前，而不断形成的历史则可供后人学习和借鉴。

（二）护理教育性质由政治经济制度决定

政治经济制度决定着护理教育的领导权。在新中国成立前的旧中国，国民政府虽然在行政上建立了对护理教育的管理部门并有相关政策支持，但由于中国的护理教育是自西方传入的，实际上护理教育的主导权一直在外国人手中，直到新中国成立后社会主义改造才正式确立了对护理教育的领导权。政治经济制度决定着受教育者的权利。新中国成立前，中国的护理教育虽然未限制公民报考学习的权利，但是受社会经济水平、风俗习惯及传统观念等因素的影响，实际上受教育对象是有限的人群，尤其是高等护理教育，普通的平民百姓无能问津，当时的护理教育体现着一定阶级划分性质。新中国成立后，我国实行教育向工农阶层敞开大门，1986 年公布义务教育法，这些都是国家意志的体现。护理教育亦按照我国卫生事业政策方针的调整而开始真正面向全体社会公民，消除了阶级性。政治经济制度决定着护理教育的目的。新中国成立前，中国护理教育的目的主要是形成"护士"这一社会职业，培养医生的助手，在国家层面上并没有清晰的定位与发展规划，更很少考虑到受教育者的发展需求。新中国成立后，社会政治经济制度的转变使护理教育的目的转变成，为了缓解我国当时缺医少药、卫生资源不足的现状，培养为广大劳动人民群众提供健康服务的卫生工作者；改革开放后，护理事业蓬勃发

展，护理教育的目的更加科学化、现代化。从社会发展的需要与受教育者自身发展的需要出发，明确了坚持以国民教育为目的、反映护理学专业的专业特性、明确专业定向和人才培养层次规格的现代护理教育目的，并以此为指导，确立了更加细化的各层次培养目标。

（三）护理教育模式需符合教育对象身心特点

任何一种教育模式均应以教育对象的认知特点与心理发展特点为依据和基础，护理教育亦不例外。由护理教育的发展历程可以看出，随着社会整体认知水平的提高、社会文明的不断进步，社会公民的整体素质也在不断提高，护理教育模式的选择与制定必须以教育对象的身心特点为基础，并通过教育促进教育对象的全面发展。比如从专科到研究生的各层次的护理教育，从教学目标、教学内容到教学方法都是根据学生的认知特点和知识基础为依据而制定的，层次越高，教育的需求越高，对教育模式多元化的要求也越高。只有明确各层次教育对象的不同特点及教育需求，才能够使整个护理教育体系更加完善。

思考题：

1. 说出国内外护理教育发展历程的大致脉络。

第二章　教育学理论及在护理教育中的应用

　　教育学理论是教育思想的系统表述，教育思想是指教育活动主体通过直接或间接的教育实践而形成的对教育对象、教育问题的认识、观点和看法。纵观教育学发展史，教育学理论是伴随一代代教育学家的出现而发展的。西方教育的教育理论本质经历了四大进程（神性化、人性化、心理学化、现代化），主要代表人物有柏拉图、卢梭、让·皮亚杰、杜威等。我国自春秋战国时期最早教育家孔子的《论语》后，董仲舒、韩愈、朱熹、王守仁、蔡元培、陶行知等教育名家的思想对我国教育发展起到了积极影响。教育学理论对解释和指导教学活动，推动教学改革具有重大的意义。本章将对在护理教育中运用比较广泛的当代教育学理论进行介绍。

第一节　行为主义学习理论

　　行为主义是一门以人类行为为研究对象的自然科学，它与生理学的关系密切，是美国现代心理学的主要流派之一。1913～1930 年是早期行为主义时期，由美国心理学家华生创立，他主张心理学应该摒弃意识、意象等太多主观的东西，只研究所观察到的并能客观地加以测量的刺激和反应。1930 年起出现了新行为主义理论，指出在个体所受刺激与行为反应之间存在着中间变量，这个中间变量是指个体当时的生理和心理状态，它们是行为的实际决定因子，它们包括需求变量和认知变量。行为主义流派学习理论的主要代表人物是桑代克、巴甫洛夫和斯金纳。

一、主要观点

　　1. 强调科学心理学所研究的，只是能够由别人客观观察和测量的外显行为。

　　2. 构成行为的基础是个体的反应，集合多个反应即可知行为的整体。

　　3. 个体行为不是与生俱来的，不是由遗传决定的，而是受环境因素的影响被动学习的。

　　4. 对动物或儿童实验研究所得到的行为原理原则，可推论解释一般人的同类行为。

　　5. 强调外显行为的变化，强调强化的作用，认为人的行为结果影响着后继的行为。

二、桑代克的试误学习理论

　　美国心理学家桑代克（Thorndike EL）是行为主义理论的代表人物，他的研究领域包括动物的学习、人类的学习、教育过程、教学原理和英语学习的性质等，是动物心理学的鼻祖，是现代教育心理学联结派学习理论的创始人，因对教育心理学的贡献影响深远，故有"教育心理学之父"的美誉。

（一）桑代克的实验

桑代克创造了迷箱作为实验工具（图2-1），将饥饿的猫关进迷箱，箱外的食物（鱼、肉）可望而不可即，迷箱内设有可开启门闩的装置。饥猫通过抓、咬、钻、挤等方式想逃出迷箱，直到它偶然触动机关逃出而获得食物。经过若干次实验后，发现猫无效动作逐渐减少，逃出箱子所花时间缩短，最终猫辨别出开门的装置，建立打开门闩与开门取得食物之间的联系，逃出迷箱。

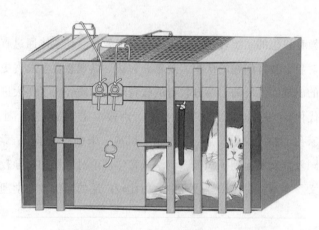

图2-1　桑代克的迷箱

（二）桑代克的主要观点

1. 试误理论　桑代克根据这些实验得出结论：个体的学习是一种逐渐的、反复尝试错误的过程，使刺激情境与正确反应之间形成联结。试误过程可归结为四个步骤：①以不同反应进行多次试探；②发现正确的反应；③选择了正确的反应或减少了错误的反应；④经过多次练习将正确反应保留下来。

2. 学习定律

（1）准备律（law of readiness）：指学习者在开始时的预备定势，包括三种状态：学习者有准备而又给予活动就感到满意；有准备而未给予活动则感到烦恼；无准备而强制给予活动也会感到烦恼。

（2）练习律（law of exercise）：指习得的刺激与反应之间联结的强度决定于使用联结的频次，换言之，反应重复的次数越多，刺激-反应的联结就越牢固，反之联结就会减弱。

（3）效果律（law of effect）：指刺激-反应联结会受到结果影响。如果反应导致满意的结果，联结可增强；如果反应导致烦恼的结果，联结会减弱。

后来桑代克将上述学习理论中的准备律和练习律看成是效果律的副律，强调学习的最重要的因素是个体的行为结果，并且他的效果律更强调奖赏。

桑代克的学习指导了大量的教育实践，如效果律指导人们使用一些具体奖励来鼓励学生学习；练习律指导人们通过重复性练习来巩固学习成果；准备律指导人们正确掌握指派活动的时机，来提高学习的积极性。但是桑代克学习理论的缺陷在于过于简化了学习过程的性质，这是由于历史的局限性造成的。

三、巴甫洛夫的经典条件反射学习理论

巴甫洛夫（Pavlov I）是俄国的生物学家、心理学家、医师、高级神经活动学说的创始人，高级神经活动生理学的奠基人。他最早提出经典条件反射，也是在传统心理学领域之外而对心理学发展影响最大的人物之一，曾荣获诺贝尔生理学奖。

（一）巴甫洛夫的实验

巴甫洛夫通过特制的装置观察狗的唾液分泌，发现引起动物唾液分泌活动的刺激有两类。一类是动物胃内或嘴里的食物，这种反应是动物的本能。巴甫洛夫把食物称为无条件刺激（UCS），把所引起的反射性的唾液分泌称为无条件反射（UCR）。另一类是伴随食物同时呈现的其他事物。巴甫洛夫将铃声、灯光等与肉配对，经过一系列的配对尝试后，发现单独呈现铃声或灯光而不提供肉，也能引起狗的唾液分泌（图2-2）。这种情况下，经过与肉（无条件刺激）配对后，铃声或灯光就成了条件刺激（CS），由条件刺激引起的唾液分泌就是条件反射（CR）。由此可见，条件反射仅仅是由条件刺激与无条件刺激配对呈现的结果。

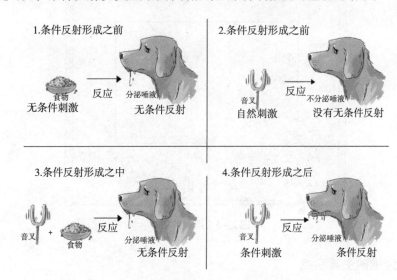

图2-2 经典条件反射的形成过程

（二）巴甫洛夫的主要观点

1. 巴甫洛夫的学习律

（1）习得律（acquisition）：指条件刺激与无条件刺激配对呈现，可建立条件反射。

（2）消退律（extinction）：指条件刺激多次重复而不伴有无条件刺激，条件反射会逐渐减弱以致消失。但是条件反射的消失并不意味着这一习惯再也没有了，过段时间后，条件反射会自发恢复，但这种自发恢复不能达到原来的强度，而且不伴随无条件刺激，仍会迅速消退。

（3）泛化律（generalization）：指某一种条件反射一旦确立，就可以由类似原来条件刺激的刺激引发。一般而言，刺激与原来的条件刺激越相似，引发条件反射的可能性越大。

（4）辨别律（discrimination）：指提供辨别学习后，有机体可有选择地对某些刺激做出反应，而不对其他刺激做出反应。辨别是与泛化相反的过程。

巴甫洛夫把比较精确和客观的方法引入动物学习的研究，把心理与生理统一起来，从而对高级心理活动的研究产生了巨大影响。

四、斯金纳的操作条件反射理论

斯金纳（Skinner BF）是美国当代著名心理学家，新行为主义学习理论的创始人及主要代表人物，是操作条件反射理论的奠基者。他发明的"教学机器"及设计的"程序教学"方案，对美国教育产生过深刻影响，被誉为"教学机器之父"。

（一）斯金纳的实验

斯金纳改进了桑代克的实验研究，发明了"斯金纳箱"来进行关于操作条件反射的实验（图2-3）。箱内装上一操纵杆，操纵杆与另一提供食丸的装置连接。把饥饿的白鼠放进箱内，白鼠偶然踏上操纵杆，供丸装置就会自动落下一粒食丸。白鼠经过几次尝试，会不断按压杠杆，以取得食物，直至吃饱为止。斯金纳认为食物在这里的作用是行为的强化剂，而动物的学习行为是随着一个强化作用的刺激而发生的。斯金纳通过实验认为，教育是塑造行为的过程，分析强化的效果是教学有效性的关键。

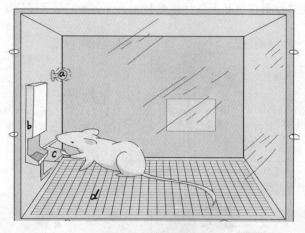

图2-3　斯金纳箱

（二）斯金纳的主要观点

1. 两种类型的学习　斯金纳认为个体的行为分为两类：一是应答性行为（respondent behavior），即经典性条件作用，是由已知的刺激所引发的，是个体对环境被动的反应；二是操作性行为（operant behavior），是由有机体自发产生的，是有机体主动作用于环境习得的反应。斯金纳指出，人类的大多数行为是操作习性行为，由此可将学习分为两类模式，即刺激类条件作用学习和强化类条件作用学习。斯金纳认为，可安排各种强化，使有机体习得行为。

2. 强化理论　强化理论是斯金纳学习理论的精华所在，他认为通过不同的强化类型和强化程序可以影响行为的学习。

（1）强化的类型：强化（reinforcement）指提高有机体反应概率的任何事件，可分为正强化和负强化。正强化是通过呈现某种刺激增强反应的概率，负强化是通过终止某种刺激增强反应概率。惩罚是通过给予某种不愉快的刺激以抑制反应发生的频率，分为：正惩罚，在一个行为之后呈现某种恶性刺激，从而使这种行为出现的概率减少；负惩罚，在一个行为之后移除某种良性刺激，从而使某种行为出现的概率减少。惩罚在改变行为方面有时是一种有效的方法，但是它会导致一些负效应，斯金纳认为在教育中应尽量减少。

（2）强化程序：强化程序有两类，即连续强化和间歇强化。连续强化指在每一次正确反应之后都给予强化，间歇强化则不是每一次正确反应后都给予强化。间歇强化又可分为比例强化（根据反应次数予以强化）和间隔强化（根据时间间隔予以强化）。比例强化和间隔强化还可进一步分为固定比例或固定间隔强化和变化比例或变化间隔强化（图2-4）。每一种强化程序都产生相应的反应模式：连续强化比间歇强化习得速度更快，不给予强化后，消退速度也更快，因此在教授新行为时最为有效；比例强化比间隔强化反应速度更快；间歇强化的反应率高于连续强化，而消退率却低于连续强化；变化的强化程序比固定的强化程序反应速度快；固定强化比变化强化习得速度快，不给强化时消退速度也更快。

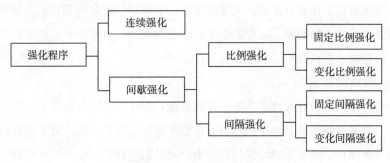

图2-4　斯金纳的强化程序

3. 塑造与行为矫正　塑造（shaping）是指通过安排特定的强化相倚关系，用分解动作的方式，逐步联系，最后将多个反应连贯在一起，而形成个体行为库中没有的新行为。在教育中，可以通过塑造技术教会个体从事某种行为反应。行为矫正（behavior modification）是指个体的某些不当行为或不良习惯，经过强化、惩罚得以消失，从而矫正个体的不当行为或不良习惯。

五、行为主义学习理论在护理教育中的应用

行为主义理论注重可观察的行为，强调刺激、反应和强化等在人们行为习得中的作用，因而在很大程度上反映了人们学习的一些规律。在护理教育中，行为主义的学习理论可用于以下方面。

（一）明确目标教学及学生水平

根据行为主义学习理论，教学的目的就是提供特定的刺激，引起学生特定的行为反应。在护理教学过程中，首先要明确学生的起点行为和终点行为。前者指在开始学习某种知识前要评估学生已有的知识或技能，以保证提供的刺激（学习的目标）切实、准确；后者指经过学习后学生能学习到的知识和技能，并据此制定教学目标，且教学目标越具体、越精确，越好。另外，明确描述从起点行为到终点行为的各个小步行为，通过各种手段让学生按步骤学完所安排的内容。

（二）形成积极的学习行为

运用准备律，应做好教前和学前的准备工作。教师应充分了解学生、钻研教材、分析教学大纲等，对教学过程进行合理设计；学生应提前复习旧内容，预习新内容；教师在开始授课前，先告知学生学习目的，采取复习旧内容、播放影片等方法，唤起学生的学习需求，激发学习动机，让学生在最佳状态下学习。根据练习律，教师应注意培养学生的恒心与毅力，鼓励和要求学生多加练习，例如各项护理操作，以达到娴熟的程度。根据效果律，教师还应该在学生

练习过程中加强巡视，以及时发现和纠正学生在练习过程中的错误，缩短学生练习的时间；对于掌握好的，及时给予表扬和鼓励，使学生产生满足感，增强学习效果。

运用经典条件学习理论，可以帮助学生避免或消除某些已经形成的有碍于学习的条件反射，建立积极的条件反射。例如，学生不喜欢某一学科的学习，无法掌握该门学科的内容，教师可通过反复提供令学生愉悦的刺激，如与所学内容相关的视频，使学生逐步出现积极的学习行为，进而通过视频内容而记住所学内容。同样，护理教师也可运用该理论帮助学生形成积极的学习行为。例如，学生学习静脉穿刺时，最初难免会感到紧张，临床教师经过耐心细致的解释与沟通后，筛选血管条件好，亲切、大度的患者，争取让学生穿刺成功。即使穿刺失败，也不会对学生造成负面的心理影响，以肯定学生的学习与努力，可增加学生临床实习的安全感与价值感，产生渴望临床实践的积极态度和行为。

（三）正确应用强化理论

强化理论可用于护理教育的许多方面。根据刺激（提问）－反应（回答）－强化（确认）的原理，护理教师应该及时并积极对学生的学习效果给予反馈。例如，通过对学生良好学习行为给予表扬、奖励等正强化，使学生继续保持该行为。通过塑造技术，使学生习得诸如慎独、无菌操作等良好观念及行为。正强化有利于维护学生的自尊，培养学生的自信，使学生感受到学习的充实与快乐。在护理教育中要尽量使用正强化，避免负强化，尤其是惩罚。另外，鉴于不同的强化程序，可导致不同的习得速度、反应速度和消退速度，教师也可利用不同的强化程序，例如，定期考核（固定间隔强化）或不定期小测验（变化间隔强化），促使学生持续学习，提高教学的效果。

然而，行为主义学习理论过于强调学习的外部环境作用，忽略了影响学习的许多内部因素，如认知、情感、个性特征等，使得这一学习理论的运用有很大的局限性。

第二节 认知学习理论

认知学习理论发端于早期认知理论的代表学派——格式塔心理学的顿悟说。但是，认知学习理论的真正形成却是 20 世纪六七十年代。认知学习理论是通过研究人的认知过程来探索学习规律的学习理论，该理论认为学习的基础是学习者心理结构的形成或改组，而不是刺激－反应联结的形成或行为习惯的加强或改变。因此，认知心理学派对学习的研究侧重研究介于刺激与反应之间的心理过程，借外显的行为改变来推测导致这种变化的内在机制或过程。现代认知心理学分为两支，一支为认知结构论，另一支为信息处理论。主要代表人物有托尔曼（E. C. Tolman，1866—1959）、皮亚杰（J. Piaget，1896—1980）、布鲁纳（J. S. Bruner，1915—2016）和奥苏伯尔等。

一、主要观点

主要观点包括：人是学习的主体，主动学习；人们对外界信息的感知、注意、理解是有选择性的以及学习的质量取决于效果；人类获取信息的过程是感知、注意、记忆、理解、问题解决的信息交换过程。

1. 学习结果　学习是形成反映整体联系与关系的认知结构。

2. 学习过程　学习过程是积极主动进行复杂的信息加工活动的过程。

3. 学习规律与条件　注重学习的内部条件主动性、内部动机、过去经验、智力等。

二、布鲁纳的认知结构学习理论

（一）布鲁纳及其研究

布鲁纳成就是美国著名认知心理学家和教育学家，他通过对儿童智力的观察及研究提出了认知结构学习理论。他主要从事人的知觉、学习、思维、记忆等一系列研究，取得了巨大的成就。他认为，人的认识过程是通过主动地把进入感官的事物进行选择、转换、储存和应用，以达到学习、适应和改造环境的目的。

（二）主要观点

1. 认知生长和表征理论　表征或表征系统（representation systems）是人们知觉和认知世界的一套规则。布鲁纳认为在人类认知生长过程中经历了三种表征系统的阶段。

（1）动作表征（enactive representation）：幼儿1～2岁。在这个阶段，幼儿靠动作来认知了解周围世界，亦即是通过对事物的直接感知来认知事物。如幼儿通过吃饭认知勺子，通过睡觉认知床。对人类而言，动作表征是求知的基础，虽然最早出现在幼儿期，但却使用终生。

（2）映像表征（iconic representation）：映像表征又称为肖像表征，约3岁后至7岁。指儿童开始形成图像或表象来表现他们知觉和发现的事物。这种表征很像照片和现实，是完全相似的。对人类而言，该求知方式的形成，标志着抽象思维的开始。

（3）符号表征（symbolic representation）：符号表征又称象征表征，大约从六七岁开始。此时儿童能够运用符号表现他们认知的世界。这里最重要的是语言。和映像表征不同，这种表征是以任意性为特征的，认知发展至此已趋于成熟，可直接从事抽象思维。

布鲁纳认为，人类认知发展是沿着这三种表征系统的阶段顺序前进的，但并不是学习每一事物都必须从动作表征入手，依次经历这三个阶段。教学活动如何进行取决于学生的认知发展水平和已有的知识。比如学生已经具有这方面的动作经验，就可以从唤起学生的视觉映像开始；如果学生已经具备动作表征和映像表征的经验，就可以直接从形成符号表征开始，三种不同的方式可以灵活运用，以达到促进学生认知发展的目的。

2. 认知结构理论　布鲁纳认为，学习就是掌握事物的结构，学习事物是怎样相互联系的。在教学中，务必使学生了解各门学科的基本结构，掌握基本原理和概念。他从四个方面论述了学习学科基本结构的必要性：①懂得基本原理有助于学生理解学科知识；②学习普遍的或基本的原理有助于学生记忆知识；③领会基本原理和概念，有助于学生将所学知识迁移，解决在课外所遇到的问题和事件；④理解学科的基本原理有助于学生将学科学习不断深入下去。例如，学生在学习代数时，如果掌握了交换律、分配律和结合律这三个基本法则所体现的思想，那么他就能认识到，以后所要解的"新"方程并不是什么"新"东西，其实都是这三个基本法则里学过的东西。

3. 类目和编码系统　类目（category）指有关的对象或事件。它可以是一个概念，也可以是一条规则。例如鸟是一个类目，在该类目代表若干性质相似的物体或事件的意义上说，鸟类是一个概念，它表征那些有羽毛、翅膀、双腿和嘴的动物，因而做出的都是鸟的推论。布鲁纳

NOTE

进一步认为，人们如果要超越直接的感觉材料，仅仅把感觉材料归类是不够的，还必须将类目加以推理、概括，构成编码系统。所谓编码系统（coding system），就是人们对环境信息加以分组和组合的方式（图2-5）。在布鲁纳看来，学习就是类目及其编码系统的形成，是个体能够把同类事物联系起来，并把它们联结成有意义的结构，从而使学生的学习能够超越给定的信息，取得举一反三的效果，同时也有利于学生提取信息。

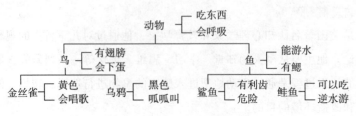

图 2 - 5　动物的编码系统示例

4. 发现学习　发现学习（discovery learning）指学生在学习情景中，经由自己的探索和寻找获取问题答案的一种学习方式。布鲁纳认为，学生在掌握学科的基本结构的同时，还要掌握学习该学科的基本方法，其中发现的方法和发现的态度是最重要的。所谓发现，并不是局限于发现人类未知的事物，还包括用自己的头脑亲自获取知识的一切形式。布鲁纳发现学习的特征是：①强调学习过程的探索性，人类认知是一个过程，而不是一种产品。学习的主要目的不是要记住教师讲的或教科书的内容，而是要学生参与建立该学科知识体系的过程；②强调直觉思维，认为直觉思维是发现学习的前奏，对科学发现活动极为重要；③强调内在动机在学习中的重要性；④强调学习记忆的首要任务不是贮存而是提取。

布鲁纳认为，敢于从事直觉思维者，其心智运作一定较为活跃。他主张学生根据自己的知识和经验，对问题情景先做一番直觉思维，一旦发现解决问题的线索，直觉思维就变成了发现学习的前奏。他指出结构是知识构成的基本架构，包含彼此关联的概念，发现学习只有在具有结构性的情境下才会产生。学生从结构中学到的知识，有助于产生正向的学习迁移，培养学生求知时执简御繁的能力，获取高层次知识。而对于有效学习来说，"发现自己的错误"和"发现正确答案"同样重要，从错误调整到正确的认知历程，才是最重要的。

三、奥苏贝尔的认知同化学习理论

（一）奥苏贝尔及其研究成就

奥苏贝尔（Ausubel DP）是认知学派的另一位著名代表，他曾在美国心理学会、美国教育协会、美国医学会，美国全国科学院、农业部、教育部及白宫吸毒问题研究小组、生物学课程研究委员会等单位和组织工作，并在1976年获美国心理学会颁发的桑代克教育心理学奖。他主要关注学校学习理论的研究，同时在理论医学、临床医学、精神病理学和发展心理学等领域也有研究。他的学习理论核心是有意义学习和同化理论（assimilation theory）。

（二）主要观点

1. 有意义学习（meaningful learning）　有意义学习的实质是符号所代表的新知识与学习者认知结构中已有的适当观念建立起非人为的和实质性的联系。奥苏贝尔认为，学习要有价值，就是尽可能要有意义。为此，他区分了接受学习和发现学习、机械学习和有意义学习之间的关系。接受学习是指教师将学习的主要内容以定论的形式传授给学生，学生只需对所学内容加以内化，以便将来再现和应用。发现学习是指学习的主要内容不是现成地给予学生，而是由学生自己去发现这些知识，然后才是把发现的知识内化、运用。奥苏贝尔认为，接受学习未必是机械的，教师讲授得法，并不一定会导致学生机械地接受学习；而发现学习也未必都是有意义的。

（1）有意义学习的条件　包括：①外部条件：学习的材料应当具有逻辑性，即本身与学习者的有关观念可以建立非人为的和实质性的联系。②内部条件：首先，学习者需具有有意义学习的心向；其次，学习者认知结构中必须具有适当的知识，以便与新知识进行联系；再次，学习者必须积极主动地使这种具有潜在意义的知识与他认知结构有关的旧知识发生相互作用。

（2）有意义学习的类型　包括三种类型：①表征学习（representational learning），是学习单个符号或一组符号的意义，或者说学习代表什么。表征学习的主要内容是词汇学习，即学习单词代表什么。②概念学习（concept learning），有意义学习的另一类较高级的形式叫概念学习。概念学习，实质上是掌握同类事物的共同的关键特征。③命题学习（proposition learning）是以句子的形式表达，实质上是学习若干概念之间的关系，或者说，学习由几个概念联合所构成的复合意义。

2. 同化理论　同化（assimilation）指新知识被认知结构中原有的适当观念吸收，新旧观念发生相互作用，新知识获得心理意义并使原有认知结构发生变化的过程。奥苏贝尔认为，同化是有意义学习的心理机制。学生习得新知识主要依赖于认知结构中的先备知识。有意义学习通过新旧知识的相互作用与同化得以发生，新旧知识相互作用的同化模式有以下几种。

（1）下位学习（subordinate learning）：下位学习又称类属学习，指新的学习内容类属于学生认知结构中已有的、包摄面较广的概念。新的学习内容知识与学生原有知识之间有两种关系：一种是派生关系，指新的学习内容仅仅是学生已有的、包摄面较广的命题中的一个例证，或能从已有的命题中直接派生出来；一种是相关关系，指新的学习内容属于原有的具有较高概括性命题，但可使原有命题得到扩展、精确化或获得新的意义。

（2）上位学习（superordinate learning）：当学生学习一种包摄性较广、可以把一系列已有的观念从属于其下的新命题时，新知识便与学生认知结构中已有的观念产生这种上位关系。

（3）组合学习（combinational learning）：当学习内容与认知结构中已有的概念和知识既不产生下位关系，又不产生上位关系时，就产生组合学习。在组合学习中，由于只能利用一般的内容起固定作用，因此对于它们的学习和记忆都比较困难。

四、信息处理学习理论

（一）理论的产生

信息处理学习理论始于20世纪50年代初，其核心思想是将学习看成是对信息的处理、储存和需要时提取加以运用的过程。信息处理学习理论是通信技术、计算机技术等科技发展的产物，用于解释人类在环境中如何通过感觉、知觉、思维、注意、记忆等内在心理活动，获得并应用知识的过程。

（二）主要观点

1. 记忆信息处理模式　许多心理学家从各个角度研究了人类的记忆信息处理系统，其中阿特金森－希弗林的记忆信息处理模式（the Atkinson－Shiffering Model）近年来广受关注，该模式由三个主要部分构成（图2－6）。

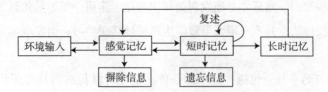

图2－6　阿特金森－希弗林记忆信息处理模式

（1）感觉记忆（sensory memory）：感觉记忆又称感觉登陆或瞬间记忆，是信息处理的第一步，系个体通过视、听、触、嗅等感觉器官感应到外界刺激时所引起的瞬间记忆，保留0.25～2秒。一般而言，感觉器官感应到的各种信息都获得感觉登记，但并非全部登记的信息都得到进一步处理。注意负责信息的筛选，将无用的信息过滤遗忘；将被注意到的信息辨认，形成知觉经验，传入短时记忆。

（2）短时记忆（short－term memory，STM）：短时记忆是一种工作记忆，指经过感觉登记后再经注意而在时间上延续到1分钟以内的记忆。短时记忆保存时间短暂，信息容量很小，具有运作性。运作性指短时记忆能对来自感觉登记和长时记忆中选择出来的信息进行有意处理：一方面它通过注意接受从感觉记忆接受的信息，为当前的认知服务；另一方面，它又根据当前认知活动的需要，从长时记忆中提取储存的信息进行操作。因此，短时记忆又称运作记忆。

（3）长时记忆（long－term memory，LTM）：长时记忆是保存信息长久不忘的永久性记忆。特点是：①保留信息的时间长，1分钟以上，甚至终生；②容量极大，包括个人的全部知识；③信息来源为经过短时记忆处理后的内容；④主要功能是备用，需要时被提取到短时记忆中处理。理论家们将长时记忆分为情景记忆、语义记忆和程序记忆。

2. 遗忘及其原因

（1）短时记忆遗忘特征及原因：如果没有复述或重复，短时记忆以迅速遗忘为特征。因为短时记忆系统容量很小，当新的信息进入短时记忆系统时，就将原有的信息挤出去。因此，信息替换是短时记忆遗忘的主要原因。其次，记忆痕迹衰退也可能是短时记忆遗忘的原因，因为借助简单重复可以阻止短时记忆的遗忘。

（2）长时记忆遗忘特征及原因

①长时记忆遗忘特征：一般来说，机械学习的材料表现为迅速遗忘，发现学习、有意义学习的材料则不易遗忘。德国心理学家艾宾浩斯（Ebbinghaus H）以无意义音节为识记材料进行遗忘的实验研究，并根据实验结果绘制了人类历史上第一条遗忘曲线，表明了遗忘的特点及规律：大多数遗忘发生在学习后的1小时之内；遗忘的速度是先快后慢，遗忘的内容是先多后少，渐趋平稳；重新学习要比第一次学习容易。在此之后，许多心理学家的研究不仅证实了艾宾浩斯的研究结果，并进一步表明知识的保持还要受到识记材料的性质、数量、学习方法、理解程度以及学习者的态度等因素的影响。如里德（Read J）进行的概念遗忘的研究结果表明，在1周之内，学习过的概念基本未遗忘，经过6周遗忘很少，这与无意义识记材料的大量、迅速遗忘形成鲜明的对照（图2－7）。

②长时记忆遗忘的原因：解释的学说主要有4种：A 消退学说（decay theory）：这是对遗

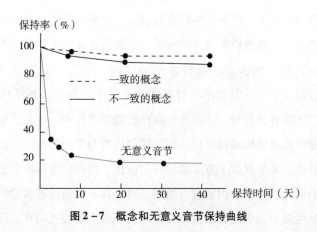

图2-7　概念和无意义音节保持曲线

忘原因最初的解释，该学说认为，信息在人的神经系统内留下痕迹，这些痕迹随着时间的推移而逐渐衰退，最终完全消失。B 干扰学说（interference theory）：该学说认为，时间不是导致遗忘的原因，遗忘是由于其他信息进入记忆系统，干扰原有信息，造成的提取失误。干扰有两种，前摄干扰又称前摄抑制，指先前学习内容对后继学习的干扰；后摄干扰又称后摄抑制，指后继学习内容对先前学习内容的干扰。不论是哪种干扰，先后学习的内容越相似，干扰程度越大。目前，多数心理学家认为，信息的相互干扰是导致长时记忆遗忘最重要的原因。C 同化学说（assimilation theory）：奥苏贝尔认为，干扰理论只能解释机械学习的保持和遗忘。他通过大量实验证明，在真正的有意义学习中，前后相继的学习是相互促进的，后继学习是建立在先前学习的基础上的对先前学习的补充与扩展，在这个过程中，遗忘是同样存在的，但这时的遗忘是人脑为减少记忆负担，对知识加以组织简化的过程中，用概括水平高的概念代替概括水平低的概念。这是遗忘的积极一面，因为它提高了知识的概括性和适用性，但如果原有的知识不巩固或新旧知识辨析不清，新知识会向原有的具体、稳定的知识还原，导致知识的真正丧失。D 动机遗忘学说（theory of motivated forgetting）：此学说认为，动机因素决定人们将记住什么。个体认为重要的信息，常被牢记；个体认为无意义的信息，常被遗忘。

五、认知学习理论在护理教育中的应用

（一）布鲁纳的学习理论在护理教育中的应用

根据布鲁纳的学习理论，护理教育过程中要重视基本原理的学习。护理教师应重视知识的呈现方式，运用类目化的过程是自下而上，从具体到一般，从低层到高层的规律，应该向学生提供较基础、较低层次的类目或事物，让他们去"发现"新的类目与类目关系。例如，学习"缺铁性贫血"的相关内容时，学生要先对贫血有基本的认知；学习"对水肿患者进行静脉穿刺"时，学生要先熟悉正常人群穿刺的步骤及流程，才能结合水肿患者的血管特点进行正确的穿刺。另外，护理教师要认识到帮助学生掌握具体护理学知识并不是护理教学的最终目的，而仅仅是一种手段。使学生通过学习具体知识，把握护理学科的基本原理和学科框架，从而将所学的护理学原理有效地运用于各种护理实践，才是现代护理教学的根本目的。

另外，护理教师要重视学生学习的内部动机，注意到要使学生真正能自觉地、持久地学习，必须使学生得到"内在奖励"。所谓"内在奖励"，就是要激发学生的学习兴趣和好奇心，使学习本身对学生产生"诱惑力"，使学生能通过完成学习任务本身获得满足和愉快。护理教

师要善于运用发现学习的方法，挖掘学生的智慧潜力，帮助学生建立新发现的自信心，培养学生独立学习和工作的能力，使他们在离开学校后，仍保持旺盛的求知欲与不懈的探究精神。

（二）奥苏贝尔的学习理论在护理教育中的应用

按奥苏贝尔学习理论要义，只有学习材料能配合学生既有的认知结构时，学习才会有意义，而有意义的学习才是有效的学习。因此，在护理教学过程中，首先，教师应了解学生已有的知识结构，按照学科逻辑结构编制课程，确保课程内容与学生的有关观念能够建立非人为的和实质性的联系。其次，要重视教学方法的选择与应用，使得学生具有有意义学习的心向。同时，要善于采取恰当的方法将教学内容进行组织与再呈现，尽量展现教学内容的内在逻辑性和相互关联性，建立学生新旧知识结合的桥梁，促进新旧知识的相互同化，促进学生主动使得所学知识与他认知结构有关的旧知识发生相互作用，提高知识的理解与保持率。

（三）信息处理学习理论在护理教育中的应用

根据信息处理理论，护理教师要善于应用有效地教学策略，如生动的临床案例、形象生动的图片、直观鲜明的教具和其他的教学媒体等，在第一时间吸引、保持学生的注意力，加深印象。授之以鱼不如授之以渔，应教授学生一些诸如"信息组块""口诀或歌谣""联想"等技术，帮助学生寻求和发展最适合他自己的记忆策略。由于短时记忆处理和保持信息的能力有限，因而不能一味要求学生短期掌握大量信息，而应留给学生时间和精力去思考和处理信息，促使信息转换，配以定期强化复习，帮助学生巩固和记忆知识。另外，根据遗忘的特点和规律，在一定的时间内可以通过不同的教学手段对同一知识内容给予强化，让学生能轻松地、不枯燥地学习知识，并保持长时间记忆。

第三节　人本主义学习理论

人本主义学习理论是建立在人本主义心理学基础上的，人本主义心理学是20世纪五六十年代在美国兴起的一个心理学流派。与行为主义学习理论和认知学习理论相比，人本主义学习理论强调学习行为中人的因素，教育要以学习者为中心，注重启发学习者的经验和潜能，重视人的价值和人格的发展，其根本的目的是促进人的"自我实现"。该流派学习理论的主要代表人物是马斯洛（A. Maslow，1908—1970）和罗杰斯（C. R. Rogers，1902—1987）。本节重点介绍罗杰斯的学习理论。

一、主要观点

（一）强调重视人的情感、精神和价值观念的发展

人本主义学习理论认为，学习是一个情感与认知相结合的整个精神世界的活动，对教育的一个主要认识就是：在教育、教学过程中，在学生的学习过程中，情感和认知是学习者精神世界不可分割的部分，是彼此融合在一起的，人本主义的学习理论是根植于其自然人性论的基础之上的。人本主义心理学主张，应当把人作为一个整体来研究，而且应该关注人的高级心理活动，如热情、信念、生命、尊严等内容。

（二）重视人的价值和人格的发展

人本主义理论认为，必须关心和尊重人的尊严、人的各层次需要及人的主观能动性、自身价值和创造性。学习过程是学生的一种自我发展、自我重视，是一种生命的活动，而不是为了生存的一种方式。人本主义的最基本假设是每个人都有优异的自我实现的潜能。那么，整个教育的过程、学习的过程就是自我的发展与实现的过程，这不仅是学习和教育的价值所在，从更广的意义上说也是生命的价值所在。

（三）强调教育以学习者为中心

人本主义学习理论认为，教师是学生学习的协助者和学习伙伴，学生是学习的主导者。人本主义学习理论反对压抑学生的好奇心和潜能，重视对学生学习的解放，认为教师的主要作用是帮助学生创设一种适宜的学习环境，从而使学生从自己的角度感知世界，积极主动地完成学习任务，发展出对世界的理解，达到自我实现的最高境界。

二、罗杰斯的学习理论

罗杰斯是美国心理治疗学家，是人本主义心理学的创建者之一。最初作为一名心理咨询者，罗杰斯在给人们进行心理治疗的过程中，发展了以病人为中心的心理治疗原则。这一原则把病人视为主人，认为病人具有解决自己问题的能力。以病人为中心的治疗者并不指导或劝告病人做什么，而只起到一个促进者的作用，帮助、促进病人发展自我意识，加深对自己的了解，从而自己找到解决问题的答案。这种心理治疗的方法叫作"非指导性"或"病人中心"的心理治疗方法。

罗杰斯认为，治疗者与病人之间的这种非指导性关系同样可以用于教师和学生之间。这种以病人为中心的治疗概念萌发了以"学生为中心"的学习理论，在以后的研究工作中提出了一系列的学习观和教学观。

（一）"学生为中心"的教育理念

罗杰斯认为：学生为教育的中心，学校为学生而设立，教师为学生而教学；强调人类有其天赋的学习潜力，相信每个学生都具有自我学习、自我发展、自我实现的潜能；强调学生是学习活动的主体，教师必须尊重学生，教学不是教给学生知识（行为主义强调的），也不是教会学生怎样学（认知主义关注的），教师的基本任务是允许学生学习，满足他们的好奇心，从而调动他们的主观能动性，挖掘其发展潜能，教师在学习中主要起促进者作用。

教育的重要作用是促进学习。这就要求促进者具有一定的特征，其中最重要的因素是促进者与学习者之间的关系，罗杰斯对这一特征提出了以下建议：

1. 真诚　促进者是一个真实的人而不是某种理想的榜样，必须表里如一，不隐瞒自己，对学生表现出正常的反应，以便学生把他当作一个真实的人来接受。例如，当学生在课堂上提出某些问题，而教师暂时不知道如何回答时，应坦白承认自己不知道，但在课后会帮助学生寻找答案。

2. 接受和信任　促进者应该接受这样的事实，即学生是一个有自主权的人，是一个值得尊敬和关心的人。每个学生有其独特的特点，教师应善于发现学生的优点，同时接受他们的缺点。优秀的教师应该接受和信任学生，并能够激励起所有学生的潜能。

3. 同理心　促进者能够把自己放到学生的位置上，从学生的角度来看待和理解问题。罗杰斯认为，对学生能够进行同感理解的教师不仅将自己理解学生的情感传递给学生，而且将他准备分担学生任何重任的情感也传递给学生，使学生感到教师随时都会为其提供知识、技术和情感方面的支持，这样能够有效地增强学生的信心。

（二）"自由为基础"的学习原则

罗杰斯在《自由学习》一书中进一步阐明了他的教育学观点，详细解释了他所坚持的以自由为基础的学习原则：

1. 人皆有天赋的学习潜能　罗杰斯认为，人们具有学习的自然潜能，提倡学生自己指导自己的学习。当学生认为学习内容与自己的目的有关时，学习会变得有意义。当学生有责任地参与学习过程时，也可以促进其学习。

2. 在较少威胁的教育环境中才能有效学习　此处的威胁是指个人在学习过程中承受的精神压力。罗杰斯提倡开展合作学习，可以解除学生戒备心理，由于平等的地位和共同的需要，可以形成自由的、直接的沟通方式。他们之间通过相互帮助而感觉到自我影响力，增强归属感，而影响力和归属感的满足可以使学生感到学习的意义，更加喜欢学习。

3. 大多数有意义的学习是从"做中学"　罗杰斯认为，进行"真实情境"中的兴趣学习是一种有意义的体验性学习，提倡构建真实问题情境，强调学生"做中学"。因为在真实的情境中，学生才容易去感受、去行动，他的智性活动和感知、情感活动交织在一起，他才会全身心地投入到学习中去，形成自发的学习，这种学习是最持久的。

4. 注重学生的自我测评　罗杰斯认为，最有用的学习是掌握学习的过程，持续开放自我并把自我融于变化。在教学评价中，罗杰斯关注的是学生的学习过程及学生的自我测评。实际上，学生学习是一个流动的过程，关键的问题在于如何树立正确的学习观、学习动机、学习态度，建立正确的学习策略、学习方法、学习习惯。当把自我批评和自我评价作为基础，而把他人评价放在第二位时，可以促进独立、创造和自信的发展。

以上原则体现了罗杰斯对学习的认识，他强调学生的参与、自我评价以及课堂上不存在任何威胁因素。罗杰斯把教师看作是学习的促进者、学习资源的提供者，是可以与学生分享感觉和知识的人。作为这样一个有效的学习促进者的先决条件是自知，在课堂上以自我出现，并接受、信任和理解学生。

三、人本主义学习理论在护理教育中的应用

人本主义学习理论突出了以人为本的理念，相信每个学生都有获得成功与发展的潜力，重视学生在学习过程中的主动性和自主性，强调情感、态度、价值观的培养，这对于全面推进护理教育的改革和素质教育，具有积极的指导意义。

（一）重视人的价值和人格发展

健全的人格和良好的职业素养是开展护理工作的必要条件，人本主义理论致力于培养"完整的人"。因此，在日常教学中，教师应融入道德教育的理念和实践，贯穿良好的道德观念及价值取向，并以身作则，为学生树立遵守道德规范的榜样。护理的教育活动不仅仅是让学生获得知识的过程，也是提高学生能力和塑造健康人格的过程，使学生在潜移默化的过程中形成健全的人格。

（二）建立真诚的师生关系

在护理教学中，由于教师和学生的接触非常频繁和密切，因此，真诚的师生关系是影响学习的重要因素。教师应该真诚地面对学生，信任并接收学生，同时能够从学生角度理解考虑他们的感受和想法，说出或以行动表现出对学生的理解。如果教师信任和支持学生，学生将能够建立自信、更容易实现自己的学习目标。

（三）让学生参与教学活动

人本主义学习理论认为，学生的学习是在教师帮助下的自我激发、自我促进、自我评价的过程，学生参与教学活动有利于个人价值感的发展。例如，可以让学生制定参与学习计划，决定学习内容，拟定操作、练习计划，或者让学生组织相关主题讨论会等，相信学生自己能教育自己，发挥自我潜能，学生也会体验到自我决策的快乐。

（四）接受学生具有个体差异性

在高等护理教育中应注意学生的个体差异，教师应该鼓励学生保持独特的态度和价值观，而不是成为统一规格的产品。在指导学生学习过程中，教师要实施卓有成效的个性化教育，因势利导，最大限度地调动每个学生的积极性，创造性开展教学活动。

（五）教师是帮助者和促进者

罗杰斯认为，教学的成败，关键在于教师。教师应该有较高的创造性，促进学生学习，保持或激发学生对学习的热情。教师还需积极创造一个和谐、信任、理解的学习氛围，教师应成为学生的另一个学习资源。因此，当学生提出问题时，教师不应简单地提供信息或忠告，而应以启发、鼓励等方式引导学生。

（六）重视课堂气氛

人本主义理论在教学中十分强调课堂气氛。课堂的气氛应该使学生感到平静并且是具有心理安全感的环境，学生才能主动热情地各抒己见。例如，教师可以通过重新安排座位、应用小组讨论、让学生在课堂发言、进行角色扮演等方法消除教师和学生之间的某些障碍，这样也能促进对情感和价值观的讨论。

（七）使用学习合同

人本主义心理学的一个特殊应用是使用学习合同，这可以为学生提供对自己学习负责的机会。学习合同是师生之间为了达到教学目标而制定的同意书，是一种个体化的学习计划，它明确规定了师生应承担的教学责任、选择的资源和活动方式、要达到的目标、结果的评价，以及违反合同要求所应该接受的惩罚。例如，学期开始时，学生和教师共同讨论本学期的学习目标，以使学生明确要完成的任务、遵守的规章制度，尤其是实验室练习和临床实习部分，教师和学生要制定出具体的原则，如出勤制度、考勤制度等。最后，如果教师和学生都对合同表示同意，大家应在合同上签字。在学期中和结束时，对合同进行审核，让学生体会到履行诺言的责任感。

第四节　其他学习理论

随着社会的飞速发展，教育心理学正在发生一场革命，学习理论是教育心理学中最基本的、最核心的问题之一，由于学习问题本身的复杂性和研究者本身背景不同、应用的领域不同，形成了不同的学习理论。本节重点介绍几种其他的学习理论：社会学习理论、成人学习理论和合作学习理论。

一、社会学习理论

社会学习（social learning）又称观察学习或替代性学习，是由美国心理学家班杜拉（Bandura A）提出。社会学习是通过观察环境中他人的行为以及行为结果而进行学习，即通过榜样进行学习。班杜拉认为，社会学习理论是探讨个人的认知、行为与环境因素三者及其交互作用对人类行为的影响。以往的学习理论家一般都忽视了社会变量对人类行为的制约作用，他们通常是用物理的方法对动物进行实验，并以此来建构他们的理论体系，这对于研究生活于社会之中的人的行为来说，似乎不具有科学的说服力。由于人总是生活在一定的社会条件下的，所以班杜拉主张要在自然的社会情境中而不是在实验室里研究人的行为，只有站在社会学习的角度才能真正理解发展。班杜拉的社会学习理论主要包括如下内容：

（一）三元交互决定论

为了解释说明人类行为，心理学家提出了各种理论，其中主要有两种观点：行为主义的环境决定论和心理动因学的个人决定论，班杜拉在综合两派学说的基础上提出了"三元交互决定论"（reciprocal determinism），即强调在社会学习过程中行为、认知和环境三者的交互作用。

班杜拉认为，人的行为特别是人的复杂行为主要是后天习得的，行为的习得既受遗传因素和生理因素的制约，也受后天经验和环境的影响。无论一元单向决定论还是互动论，都不能对现实的人性表现及其行为的动力过程做出完备的说明。三元交互决定论将环境因素、行为、个人的主体因素三者看成是相对独立、同时又交互作用从而相互决定的理论实体。其中，个人的主体因素包括行为主体的生理反应能力、认知能力等身心机能。交互决定是指环境、行为、个人三者之间互为因果，每二者之间都具有双向的互动和决定关系。

（二）观察学习理论

班杜拉认为，行为主义的刺激-反应理论无法解释人类的观察学习现象，他在考察和研究人的行为如何形成的问题基础上，提出了观察学习理论。观察学习（observational learning）是通过观察他人所表现的行为及其结果而发生的替代性学习。人们仅仅通过观察别人（榜样）的行为就可以学会某种行为。

1. 观察学习的特点

（1）观察学习不一定具有可见的外显行为反应：学习者可以通过观察他人的行为，学会该行为，但并不一定表现出来。

（2）观察学习不依赖直接强化：学习者通过观察他人的行为及其结果，就能学习到相应的行为，无须亲自体验强化。

（3）观察学习具有认知性：学习者通过观察他人行为就能学习到较复杂的行为，这种学习经历了注意、记忆、表象利用等认知过程。

（4）观察学习不同于模仿：模仿是对他人行为的简单复制，而观察学习需要学习者从他人行为及其结果中获得信息后，经过自我矫正调整，抽象出超越所观察到的行为之上的规则，并通过这些规则的组合，创造出新的行为。

2. 观察学习的过程　班杜拉认为观察学习由4个相互联系的亚过程组成。

（1）注意过程（attention phase）：注意过程是观察学习的起始环节，是对榜样的知觉过程，控制着学习者对被示范行为的探索与感知。榜样行为的特殊性、复杂性、可用性以及学习者与之接触的频率都会影响学习。例如，一位具有魅力的护理教师和具有威望的临床带教老师的行为更容易引起学生的注意力和学习。学习者的认知特征，如觉醒程度、运用信息能力以及感知能力等也会影响学习。此外，榜样和学习者之间的人际关系、人际吸引力等同样影响观察学习的效果。例如，师生之间彼此信任、相互接纳时，学生有着愉快的学习体验，学习效果则会更佳。

（2）保持过程（retention phase）：如果学习者只注意榜样的行为，而不去记忆模仿，则无法达到学习效果。保持过程能够将暂时的经验转换为符号概念以利于记忆表征，此阶段学习者将榜样行为形象化、语言化并加以记忆，同时在大脑中回忆行为的执行过程，即在其执行这一行为之前，在大脑中反复默默地、象征性地进行演练，榜样不再示范时也能够重复他们的行为。例如，学生观察护理教师的技能操作示范后，在脑海中回忆、演习该项技能的过程。

（3）再生过程（reproduction phase）：学习者把记忆中的符号和表象转换成适当的行为，即再现以前所观察到的示范行为，并能够评价行为的精确度。例如，学生在该阶段会将脑海中的技能操作在实验室再现，并通过修正和调整来完善自己的技能。

（4）动机过程（motivational phase）：在此过程中，学习者通过强化的作用来增强学习效果，即学习者在特定的情境条件下，由于某种诱因的作用而表现示范行为的过程。班杜拉认为，学习者通过观察示范行为而获得新知识后，并不是把学到的每个行为都表现出来，个体呈现习得行为的动机受强化影响。强化可分为：①外部强化，即榜样行为是否导致有价值的结果，如奖励。②替代性强化，即学习者通过观察他人表现出示范者行为结果而相应地调整自己行为的过程，如果看到他人成功或被赞扬，就会增强产生同样行为的倾向；如果看到他人失败或受罚就会削弱或抑制发生这样行为的倾向。③自我强化，即学习者根据自己的标准，依靠信息反馈，通过自我反省、自我奖惩等形式进行自我评价和调节。

（三）社会学习理论在护理教育中应用

社会学习理论可以作为护理教师广泛应用的一个强有力的工具。在教学过程中应重视观察学习在学生行为获得中的作用，注意提升教师的榜样示范作用。由于学生常常将教师作为观察学习的榜样，因此在课堂讲授、实践教学、临床见习或实习过程中，护理教师都应明确角色定位，具有广泛的专业知识和娴熟的工作技能并表现出对护理的热情，努力使自己成为学生学习的合格的角色榜样，从而帮助学生逐步树立正确的护理职业情感。

其次，社会学习理论也提出在教学中应重视行为、个体和环境之间的交互作用，努力为学生营造良好的学习环境，利用同伴发挥示范作用。护理教师并不是学生唯一的榜样，学生也可以通过观察同伴的高成就取向或低成就取向。例如，在护理技能教学中，让学生相互观察学习，同时对表现良好的学生给予表扬等强化，帮助学生运用强化机制完善自己技能，形成良好的专业角色行为模式。

二、成人学习理论

随着终身教育思想在全世界日益广泛的传播，作为其体系重要组成部分的成人教育也随之发展起来。成人教育自从为世人所关注，就一直有理论方面的探索。其中，最有代表性和影响的是由美国成人教育家诺尔斯（M. S. Knowles）提出的自我导向学习理论。

（一）主要观点

诺尔斯认为，成人学习具有与儿童学习不同的特点，相对于传统的儿童教育模式是一种新的学习方法。成人学习的本质是"自我指导学习"（Self - directed learning），即在诊断学习需要、形成学习目标、确定学习资源、选择和实施学习策略、评估学习结果等环节，无论是否有他人的帮助，成人学习者都能发挥其主体性。诺尔斯认为，与儿童的学习相比，成人学习具有以下特点：

1. 学习的主观需求　在学习需要（The need to know）的意识方面，儿童与成人有很大的差异。儿童的学习需求大多来自外部原因。对儿童而言，要想取得教师和家长的肯定，他就必须学习所传授的内容，不会去考虑所学的东西将会如何运用于自己的生活。而成人的学习则需要更多地来自内心的需求。成人在学习某一内容之前，希望了解学后有何益处，不学导致什么消极后果。如果成人了解到学习对于自身发展的意义，就会主动投入到学习过程中。

2. 自我指导性　成人具有"自我指导"的概念，即对自己的决策要求自主负责。本质上说，成人学习者具有自主人格，强烈希望他人承认其自我指导的人格和能力，对于强加于其意志的学习，会表示不满和进行抵制。然而，尽管成人学习和工作的许多方面都呈现出独立和自主，但在参加培训和继续教育活动时，通常会表现出如学生一般的依赖性，被动地接受知识的传授和技能的培训。诺尔斯还指出，如果早年在学校学业表现不良，那么他就会在参加培训时更容易表现出依赖性，甚至畏惧参与学习。

3. 丰富的经验是其学习的资源　成人学习者的经验与其学习之间的相关性极大，经验可以成为自己和他人丰富的学习资源，并且成人在教育背景、生活环境、学习风格、兴趣爱好等方面呈现出多样化和个性化的特征，成人的经验和其特殊的个人经历是其自我认同的源泉，从经验中学比被动地从书本上学习对成人更有意义。

4. 现实需要性　对成人学习者来说，其学习准备状态具有现实性和发展任务性。为了更有效地完成生活中某个任务或成功地解决新问题，学习成了一种现实需要时，他们才会准备参加学习。尤其是成人从一个发展阶段走向下一阶段而面临新的发展任务，是其学习准备状态的主要源泉。

5. "生活中心"的学习定向　成人学习是为了获得生存技能和生活本领，并能实现自我价值的过程，他们参加学习是为了能够完成一个新任务、解决一个问题或获得一种更满意的生活状态，他们希望所获得的知识和技能可以帮助他们更好地生活和工作。因此，成人学习定向是强调实用的"任务中心"或"问题中心"。

6. 有效的动机及内在性　成人学习虽然也有来自外在动机，如获得升迁、工资晋升之类，但成人都具有不断发展并力求充分自我实现的愿望。对成人来说，更强烈的动机是内在的压力，如希望增加幸福指数、体现自我价值、提升生活质量等。

诺尔斯成人教育模式强调过程设计，在应用时应注重创造相互尊敬、相互信任、相互合作的氛围，确定学习者的学习愿望及需要，与学习者共同制定学习目标、学习计划，最后与学习者共同对其学习效果进行评价。成人教育模式主要强调培养学习者获取知识和技能的能力。

（二）成人学习理论在护理教育中应用

1. 明确不同层次护理学习者的学习需要　我国的护理队伍是由不同学历、不同知识和能力的人员组成的，因而对护理教育的需要也存在很大的差异。成人学习是主观需求的学习，只有在充分了解护理人员的学习需要基础上，根据不同层次护理人员的学习需求安排具体的教育内容，尊重他们追求自我实现和自我提高的需求，注重授课内容与他们实际工作之间的衔接，才能调动护理人员学习的积极性，增强教育的效果。

2. 激发护理学习者学习的内在动力　通过各种形式的教育，增强护理人员的自尊心、自信心及专业责任感，调动其追求更高层次、更加完善自我的需要。有了更高层次的需要，再加上在护理管理中强化竞争意识及引入较完善的竞争机制，将有利于引发、维持和强化护理人员继续学习的内在动力，使他们能主动地利用所有可能的学习机会，积极参与到学习过程中去。

3. 加强课程的实践性和应用性　成人教育教学的内容应将所学知识与实际生活和工作密切结合起来以解决实际问题，因此，在教学过程中必须以应用性为目的，加强实践环节，理论联系实际地进行讲授和示范，增强教学效果。

4. 营造宽松的学习氛围，提高学习者学习的自主性与合作性　成人护理学习者的世界观和人生观已趋于稳定，具有独立意识和主动精神，在教学中，要注意调动其学习的自主性，并有效地进行教学合作，以保障教学的质量和效率。

三、合作学习理论

合作学习理论起源于 20 世纪社会心理学的研究，70 年代兴起于美国，并于 80 年代中期逐步发展为一种教学理论和策略体系。具有代表性的人物主要有美国的斯莱文（Robert Slavin）、约翰逊兄弟（David W. Johnson，Roar T. Johnson）、斯宾塞·卡甘（Spencer Kagan）等。

（一）合作学习的概念

合作学习是一个复合性、多层面的概念，在不同的国家，合作学习的研究角度、实践方式、学习模式，甚至表述称谓都相差甚远。合作学习是以异质学习小组为基本形式，系统利用教学动态因素之间的互动，以团体成绩促进学生学习，以团体成绩为评价标准，共同达成教学目标的教学活动。合作学习关注教学过程中的师师互动、师生互动、生生互动，并以生生互动合作为教学活动的主要取向，学生之间的互动合作为其共同特征。

约翰逊兄弟认为，任何一种形式的合作学习方法，有 5 个要素是不可缺少的：一是积极的相互依赖，要求学生知道他们不仅要为自己的学习负责，而且要为其所在小组的其他同伴的学习负责，小组成员之间是沉浮与共、休戚相关的关系；二是面对面的促进性相互作用，要求学生进行面对面的交流，组内学生相互促进彼此学习；三是个人责任，要求每个学生都必须承担一定的学习任务，并要掌握所分配的任务，分工明确，责任到人；四是合作技能，即与他人在小组中协同学习所需要的组织能力、交流能力、协同能力、相互尊重的态度等；五是集体自加工，小组成员采取自我检查或反馈方式考查集体学习进行得如何并提出改进措施。

（二）合作学习的特点

合作学习与其他学习相比有以下基本特点：

1. 合作学习是由一名学习管理者，而不是一个象征权力的教师来安排学习材料。
2. 学生通过与其他学习者一起主动参与学习来对自己的学习负责。
3. 合作学习的前提是坚信小组学习比个体单独学习效果好。
4. 学习的动力来源于有计划的、与同伴的互相作用。

（三）合作学习的原则

通过以下原则可以促进教育的成功：

1. 所应用的学习材料是在不抑制学生自我发展的前提下，为学生提供指导方向。

2. 小组工作极为重要。学习小组应该有明确的目标、任务、结果，以便进一步增加小组学习的效果。确保能系统地分享知识，以促进学生成长与发展。

3. 协同作用原则，即整体大于各个部分之和。与一般性的小组讨论不同，合作学习必须确保能系统地分享知识，以促进学生成长与发展。

合作学习强调了教师在整个学习过程中承担学习管理者的角色，学生起主导作用。教师负责将学生组成可以工作的小组（需要参照学生的能力和经验进行组织），并确保小组能有效地进行互助，解决小组工作中存在的问题，给每个学生以支持。在教学过程中，体现教师对学生个性、人格、兴趣、意见的尊重，更能激发学生主动探讨问题和寻求解决方案，强调培养学生的合作意识与团队精神。

（四）合作学习理论在护理教育中的应用

合作学习理论应用于护理教育，突出以学生为中心的教学理念，强调了学习者的相互合作及参与性，通过小组学习的形式，有效开发了课堂教学的资源，促进学习者形成良好的非认知心理品质和社会技能，进而更好地为患者服务。护理教学中可应用合作学习的设置类型如下：

1. 小组效率模式　这种学习模式适用于知识范畴的学习，对于刚入学及低年级的护理专业学生尤其适用，学生刚进入一种全新的学习环境，通常不能适应护理教学的节奏和方法，而小组学习可以促进学生的相互学习。例如，将这种模式应用在护理学生期末考试的复习阶段，将学生分成若干个5~6人的学习小组，给每个学生安排相同的学习任务，经过个人学习准备、小组工作、解释小组得分、评议小组工作及评价个体进步5个阶段。小组效率模式的设置方法使学生可以通过与小组其他成员进行讨论的方式来检验自己对书面材料的理解程度。

2. 小组教学模式　这种教学模式关注的是知识的获得，要求每个小组成员自学材料中的一部分内容，然后讲述给其他小组成员。由于每个同学负责整个内容中的一部分，因此其他同学在整个讲述过程中可以看到自己负责的部分如何与整体配合。小组教学模式包括个人学习准备、小组成员讲授、解释小组得分、评议小组工作4个阶段。

3. 表现判断模式　这种模式特别强调操作技能（精神运动技能）的获得，尤其适用于护理教育。表现判断模式要求每个小组成员负责其他成员操作技能的学习与掌握，并且负责操作技能评价标准的设计，从而提高了学生练习操作技能的兴趣和积极性。表现判断模式包括个人技能操作，小组评价、再练习和再评价过程，应用这种持续的循环过程反复进行操作可以提高小组成员各方面的护理技能操作的能力。

4. 明确态度模式　这种教学模式关注的是态度范畴，态度在护理教育中是极为重要的因素，特别是在有争议的领域，如安乐死的问题。这种模式是为了帮助个体认清自己对某一问题的态度，同时了解对该问题存在的其他态度。

本章节介绍了当代教育学理论的几个主要观点以及这些学习理论在护理教育中的应用。在护理教学中，要充分认识学习的心理机制、影响因素和发生条件，把握学生学习的本质和心理活动的规律，并据此创设有效的教学情境，才能促进学生学习、保证护理教学效果。

思考题：

1. 说出人本主义学习理论的主要观点。

2. 简述"自由为基础"的学习原则。

3. 举例说明人本主义学习理论在护理教学中的应用。

4. 说出成人学习理论的主要观点。

5. 简述合作学习理论的特点和原则。

6. 举例说明社会学习理论在护理教学中的应用。

第三章　护理专业教师与学生

护理教育活动中两个重要的因素是护理专业教师与学生。在此过程中，教师是教学的主导，学生是教学的主体，通过教师与学生的相互交往而建立良好的师生关系。在教学过程中，教师通过与学生的沟通交流，有目的、有计划地引导学生向教育目标所要求的方向发展。因此，研究护理专业教师与学生的特点及相互关系是提高护理教育质量的关键。

第一节　护理专业教师

教师是接受一定的社会委托，在学校对学生身心施加特定影响，并把其培养成为一定社会所需要的人，以此为主要职责的专业人员。护理专业教师（nursing teacher）是护理教育活动的直接组织者和实施者，是完成护理教育任务的基本力量。在整个教学过程中，不仅要向学生传授护理专业知识，还要对学生的道德品质、人生价值观及生活观念进行培养。因此，研究护理专业教师的角色地位、权利和义务、职业素质、专业化发展以及教师能力培养，对于护理专业教师队伍的建设、提高护理教育质量，具有十分重要的意义。

一、教师的角色地位

（一）地位与价值

教师是人类文明的传播者与创造者，也是新一代的塑造者与培育者。护理专业教师肩负着为国家、社会培养护理专业人才的重任。他们不仅是护理科学的传递者，而且是护理科学的创造者；同时还从事护理科学研究，参加临床实践及社会活动，推动护理事业及社会的进步和发展。因此，护理专业教师的劳动价值主要体现在社会发展和教育活动中。

1. 在社会发展中的价值

（1）护理专业人才的培养者：护理专业教师通过专业知识和实践技能的传授来培养学生的劳动能力，因而护理教育对社会的经济发展有着直接的影响。护理专业教师起到了将知识形态的生产力转化为护理专业学生的智力和生产力的作用，培养和训练学生的护理能力服务于社会，间接参加物质财富的生产，是社会发展的重要因素。通过传播和创造护理专业科学知识，培养高级护理专业人才，促进社会经济文化的发展和科技生产力水平的提高，进而促进社会的整体进步。

（2）社会发展的推动力：当今社会正处于知识爆炸性增长、信息瞬息万变、竞争日益激烈的时代，社会主义现代化建设需要各行各业高素质的专业人才，这些人才培养的重任就落在教师的肩上。护理专业教师在培养高级护理人才的同时，还担负着传承、创造护理科学文化的历史使命。没有护理专业教师的劳动，就没有护理专业的发展，没有社会的精神与物质文明，也就没有人类科学健康的生活。但是护理专业教师劳动价值的显现有明显的滞后性和隐含性，随着护理教育在社会经济发展中功能的显现，护理专业教师的价值也逐渐被更多的人所认识。

2. 在教育活动中的价值

（1）知识的传播者：教师有目的、有计划地把千百年来人类所积累的科学文化知识和实践经验，通过启发的方式将学生引入学科领域中，使其掌握专业知识和实践技能，启迪学生的智慧，培养学生的能力。护理专业教师是护理专业知识与经验的传授者，从教学内容的选择、教学方案的设计、教学方法的使用，到教学实验的操作、临床实习的安排、毕业论文的指导，都离不开教师。他们对人类长期所积累的卫生保健及护理的知识精华经过内化、加工及整理，有选择性地传授给学生，使其适应临床及现实社会的实践活动，从而实现学生的社会价值，促进社会的延续和发展。

（2）学生身心发展的引路者：护理专业大学生正处于身心发展的关键时期，教师通过自己的科学性劳动，帮助学生构建合理的认知结构，最大限度地开发学生的心智潜能。并按照社会的要求，用自己高尚的情操、品德、人格，陶冶学生的心灵，塑造学生的行为。在护理教育活动中，护理专业教师的言行、思想观念及价值取向也会示范性地引导及感染学生，对学生的人格及思想品德的形成起着潜移默化的作用。可以说，教师的劳动推动着个体精神世界的升华和人类社会精神文明的进步。

（3）科学研究的生力军：护理科学研究是教学不竭的"源"，教师通过科学研究工作，不仅能深入地掌握和拓展自己所授专业的知识，解决教学上存在的诸多问题，而且可以将教学不断地推向更高的水平，从而提高教学质量，提升教师的学术水平。护理专业教师在自己开展科学研究的基础上，还要将科研的思维和方法传授给学生，从而启迪学生的科研思维，培养他们的科研意识和能力。

（4）教师的主导作用：教师本身的特征决定了其在教育过程中起主导作用。①教师是受社会的委托，以培养学生为职责的专门教育工作者。社会对专业人才的要求，主要通过教师来实现，教师的作用就在于根据社会制定的方针、政策去培养人，引导学生的身心朝着社会所要求的方向发展。②教师通过"传道、授业、解惑"来影响学生，从而成为学生知识、思想等方面的引导者和教育者，学生活动的组织者和管理者，在教育教学过程中对学生身心发展起着主导作用。③教师是经过专门培训的教育工作者，他们所具有的思想觉悟、价值观念、业务水平、能力素质等，都能对学生起直接的、积极的影响。

（二）劳动特点

1. 劳动的复杂性

（1）教学对象具有主动性、多样性：护理专业教师的劳动对象是具有各种独特品质的社会人。影响学生成长的因素是多种多样的，除了学校、教师、班级环境等因素外，还有各种社会环境的因素。由于先天的遗传素质、个性心理、社会环境、家庭氛围以及后天教育的差异，他们有着不同的经历、兴趣、爱好，不同的禀赋、能力、意志，不同的气质、性格、情感，不同的思想、行为，使其发展具有不同的水平和特点，要求教师根据每个学生的特点将社会的需要及知识准则转化为每个学生的认识及自觉行动。此外，教师的劳动对象还具有主观能动性，他们能主动地参与教学过程，制约着教师劳动。学生以其各自不同的反应方式有力地影响着教师劳动的效果。教师劳动不是一个单向灌输的过程，而是一个双向运动的过程。

（2）教学内容的专业性：一个教师必须有深厚扎实的知识基础，才能保证教学内容的科学性和正确性。教师的劳动过程是一种以知识信息的传递和转化为主要形式的过程，是一种综合应用、消化、传递、发现知识和技能的复杂的脑力劳动。而对于护理专业教师而言，不仅需要教师具有较高的理论水平，而且还要有良好的护理实践技能。教学不是单纯地进行知识的传播，而是科学与艺术、情感与技巧的完美统一。

（3）教学情境的复杂性：护理专业是实践性很强的一门学科，因此不仅应注重理论教学，而且还应注重临床教学；护理专业教学不仅需要在课堂进行，而且需要在各种实践基地如医院、社区、家庭等各种不同的机构中进行。这种教学环境的复杂性、教学场所的广泛性，无疑增加了护理专业教师劳动的繁重性。

2. 劳动的繁重性

（1）教师的劳动任务具有多样性：教师劳动的根本任务是教书育人，促进每一个学生身心的各方面得到和谐统一的发展。这就是说，既要教书，又要育人；既要传授知识，又要发展智力；既要使培养出来的学生在将来能承受社会生产力的发展所提出的要求，又要能承受现在的社会关系，以适应社会生活。这都体现了教师劳动任务的复杂性和艰巨性，需耗费教师大量的心血和精力。

（2）劳动空间的广泛性和时间的无限性：人发展的无限性向教师提出无限量的时间要求。在时间上，教师劳动没有上下班的严格界限；在空间上，教师劳动地点没有明确的校内、校外划分，只要有学生的地方，就是教师劳动的场所。校内、校外、班上、班下都可以成为教师劳动的空间。

3. 劳动的创造性

教师劳动是一个创造性的培养人才的过程，其本质不是模仿而是创造，这种创造性体现在以下几方面：

（1）因材施教进行有区别的教学：学生的身心发展各具特点，尤其在个性发展方面有他们各自的兴趣、爱好、禀赋和能力。教师既要用统一的培养目标去塑造学生，又要注意学生的个体差异和个性特点，因人、因时、因地而宜有选择地实施教育活动，这种选择、实施的过程就是一个非常灵活的创造过程。

（2）创造性地运用教学原则和教学方法：教育有原则可遵循，人们在长期的教育实践中总结出很多教育教学工作原则，但在教学实践中却无法直接套用这些原则。教学内容不同，教学对象不同，教学条件和教师水平不同，所运用的教学原则、教学方法就有所不同。同样的教学原则、教学方法，在一种情况下适用，到另一种情况下可能完全不适用。在什么时候、什么情况下运用什么原则以及怎样用，在很大程度上取决于教师劳动的创造性。同样，教学有法可依，但无定法可抄，教师必须根据实际情况灵活地选择教学方法，并经常探索新的、行之有效的教学原则和教学方法。

（3）创造性地组织加工教学内容：要使教学内容为学生所掌握，教师就要对教学内容进行分析、综合、恰当取舍并进行合理的组织，使之既能符合当代科学和文化艺术的发展水平，又符合学生的年龄特征、认知发展水平和学习特点，并考虑如何开启学生的智慧，从而巧妙地设计问题和情境。这个过程就如同导演对剧本的再创造一样，是一次创造性劳动和艺术加工的过程。

（4）灵活运用教育机智：教育机智（wisdom of education）是一种对突发性教育情景做出迅速、恰当处理的随机应变能力。教育工作不是千篇一律，教育条件不可能毫无差异地重复出现。因此，在复杂的教育教学过程中常会出现一些事先预料不到的情况，这就要求教师具有高度的教育机智，善于把突发事件转化为教育的契机，创设新的情境把教育活动引向深入，使教育活动更加生动活泼。

4. 劳动的长期性和效果的滞后性

（1）人的身心发展特点决定教师劳动的长期性：“十年树木，百年树人”，人才的成长不是在短时间内完成的，无论是知识水平的提高，还是能力的发展、思想品德的形成都需要一个长期反复的过程，这就决定了教师劳动过程的长期性。其次，通过教师的劳动，把教育对象培养成社会所需要的高级护理人才，需要较长的周期、见效慢。

（2）教育规律决定教育劳动效果的滞后性：教育规律表明，教育劳动的效果不是立竿见影的，它需要一个积累的过程。护理专业教师的教学效果以护理能力这种潜在的形态存在学生之中，往往要等到学生进入临床并为社会做出贡献之后才能最终体现出来。其次，由于教师劳动的长期性决定教师劳动不仅要从当前社会需要出发，而且还应从一个周期劳动结束时社会需要出发考虑。教师的劳动总是指向未来。

5. 劳动的示范性和感染性

（1）教师教育活动的示范性：教育是培养人的活动，这一本质特点决定教师劳动必须带有强烈的示范性。教师劳动与其他劳动的最大不同点，就在于教师主要是用自己的思想、学识和言行，通过示范方式去直接影响劳动对象的。著名教育家第斯多惠说：“教师本人是学校最重要的师表，是最直观、最有效益的模范，是学生最活生生的榜样。”护理专业教师劳动的示范性几乎表现在教育活动的每个方面，从知识的传授到思想品德教育，从课堂教学到日常生活，教师的一言一行都有可能对学生产生难以估量的影响，这就要求护理专业教师以身作则、为人师表，要时时处处做学生的表率。

（2）教师教育活动的感染性：教师在引导学生认识客观世界的同时，自己也作为世界的一个重要组成部分出现在学生面前，参与学生的认识过程。教师的思想观念、行为举止、风度仪表及为人处事的态度都是学生最直观的榜样。因此要想取得好的教育教学效果，就要用真挚的感情和优良的个性品质去打动学生心灵，要善于理解学生、关心学生及启迪学生。

6. 劳动的个体性和成果的集体性　　教师劳动在一定的时间和空间上，在一定的教学目标上，都具有很强的个体性。每一位教师都要以自己的知识、能力、智慧、品德去影响自己的学生，完成自己的教育教学任务，即从劳动手段角度讲主要是以个体形式进行的；但从教育的成果来看，则是教师集体智慧的结晶。一个学生的进步与成才，是许多教师集体劳动的成果。因此，教师的劳动是个体与集体相结合的劳动方式，这种特点要求教师在提高个人素质的基础上，注重集体的团结合作，共同完成护理专业人才的培养。

（三）角色功能

"角色"是一个人在多层面、多方位的人际关系中的身份和地位，是一个人在某种特定场合下的义务、权利和行为准则。社会要求每个人必须履行自己的角色功能。与其他职业相比，教师的职业角色非常丰富，美国教育学家雷道（F. Redl）及华特保瑞（W. Watenbcry）认为教师的角色有 10 种：①社会代表；②知识的源泉；③裁判者或审查者；④辅导者；⑤学生行为的侦察者；⑥认同的对象；⑦父母的替身；⑧团体领导者；⑨朋友；⑩情感发泄的对象。

根据国内外教育学家对教师角色的理解，现将教师角色概括如下：

1. 教育者　护理专业教师在具有合理的知识结构及一定数量的文化知识的基础上，以人才培养目标为纲，以教材为依据，运用恰当的教学方法向学生传授护理知识与技能，这是教师传统的、基本的角色。在教学过程中，帮助学生形成正确积极的人生观、专业价值观以及健康的心理，培养良好的个性品质。

2. 学习者　护理专业教师作为学生知识的导航者，必须具有精深的护理专业知识修养及广博的人文和社会科学知识，并根据社会需要不断地更新、完善自己的知识结构，这充分体现了教师是学习者的角色。教师本身作为教育者，还要将教学中的探索与经验教训进行总结，上升为教育教学理论，成为护理教育专家。

3. 研究者　护理专业教师既是教育教学工作者，又是科学研究者。随着现代社会科学技术的高速发展，人类已经步入了信息时代。在这个知识爆炸、信息瞬息万变的社会中，护理专业教师要以一种变化发展的态度来研究自己的劳动对象、教学内容和进行各种教育教学活动，不断学习新理论、新知识、新技术，不断反思自己的实践和经验，以使自己的教育教学工作适应社会发展的趋势。护理专业教师通过科学研究，不断提高自己的学术水平，促进教学水平和教学质量的提高，促进护理教育的发展。

4. 示范者　护理专业的学生大部分正处于世界观、人生观、价值观的形成阶段，他们具有向师性的特点。在教学过程中，教师讲课及进行护理操作时的每一个细节，都会对学生产生示范作用。因此，教师的示范作用是一种无声而强有力的教育力量，对学生起到潜移默化的作用。"为人师表"就说明了教师应该是学生学习的榜样和楷模。

5. 沟通者　在护理教育教学过程中，教师要与学生、家长、临床人员、社会等多方面进行沟通，建立群体和谐的人际关系，营造良好的工作氛围。此外，在教学过程中，教师还应以平等的身份、和蔼的态度与学生进行讨论和交流，有利于学生的身心发展。

6. 管理者　护理专业教师是学校护理教育教学工作的组织者和管理者，包括确定目标、建立各种教学规章制度、协调人际关系等，并对护理教育教学工作进行调控、检查和评价，维护正常的教学秩序。建立教师的威信，将尊重学生与严格要求相结合，指导学生参与各种教学活动。

二、教师的权利和义务

《中华人民共和国教师法》明确规定了教师的权利与义务，它有利于维护教师的合法权益，切实保证教师能够充分发挥自己的职能作用，顺利地开展教育教学工作。教师的权利是指教师依法行使的权力和享受的利益；教师的义务则是教师依法应尽的责任。

（一）权利

1. 进行教育教学活动，开展教育教学改革和实验。

2. 从事科学研究、学术交流，参加专业的学术团体，在学术活动中充分发表意见。

3. 指导学生的学习和发展，评定学生的品行和学业成绩。

4. 按时获取工资报酬，享受国家规定的福利待遇以及寒暑假期的带薪休假。

5. 对学校教育教学、管理工作和教育行政部门的工作提出意见和建议，通过教职工代表大会或者其他形式，参与学校的民主管理。

6. 参加进修或者其他方式的培训。

（二）义务

1. 遵守宪法、法律和职业道德，为人师表。

2. 贯彻国家的教育方针，遵守规章制度，执行学校的教学计划，履行教师聘约，完成教育教学工作任务。

3. 对学生进行宪法所确定的基本原则的教育和爱国主义、民族团结的教育，法制教育以及思想品德、文化、科学技术教育，组织、带领学生开展有益的社会活动。

4. 关心、爱护全体学生，尊重学生人格，促进学生在品德、智力、体质等方面全面发展。

5. 制止有害于学生的行为或者其他侵犯学生合法权益的行为，批评和抵制有害于学生健康成长的现象。

6. 不断提高思想政治觉悟和教育教学业务水平。

（三）职责

1. 提供符合国家安全标准的教育教学设施和设备。

2. 提供必需的图书、资料及其他教育教学用品。

3. 对教师在教育教学、科学研究中的创造性工作给以鼓励和帮助。

4. 支持教师制止有害于学生的行为或者其他侵犯学生合法权益的行为。

三、教师的职业素质

（一）道德素养

1. 忠于护理教育事业　忠于护理教育事业是教师职业的本质要求，它既是一个道德信念，也是护理专业教师最崇高的美德。它是以坚定的共产主义理想、乐观的人生态度和高度的社会责任感为基础并成为实现其他道德准则的前提。

（1）**热爱护理教育事业**：这是对护理事业忠贞不渝的思想基础，也是护理专业教师热爱祖国、热爱人民的集中表现和实际行动。在教育工作中，热爱护理教育事业既是护理专业教师整体崇高声誉的重要标志，又是每个护理专业教师做好本职工作的强大动力。

（2）强烈的事业心和高度的责任感：强烈的事业心是指护理专业教师将护理教育事业视为自己的崇高事业，不断进取、勇于开拓，推动护理教育事业的发展。高度的责任感是指护理专业教师自觉地把培养高质量的护理人才作为自己神圣的天职，对教育、教学和科研工作极为认真负责、兢兢业业。

（3）乐于奉献的精神：教师劳动的复杂性、繁重性和长期性决定了护理专业教师所从事的是一项艰苦的工作。而教师劳动效果的滞后性、隐含性和间接性又决定了护理专业教师的劳动不易为人们充分理解。教师在护理教育中倾注了毕生精力，但所得报酬却低于他们的付出，这就要求护理专业教师具备勇于献身、乐于奉献的精神。

2. 以身作则，为人师表　"以身作则，为人师表"是教师职业的内在要求。教师的职业是教书育人，教师的劳动始终具有示范性。教师不仅用自己的知识、技能教人，还要用自己的品格陶冶人，用自己的模范行为去影响学生。因此，护理专业教师要发挥模范榜样的作用，在品德修养、学识才能、言行举止、道德情操、生活方式等各方面"以身立教"，成为学生的表率。

3. 热爱学生　热爱学生是师德的灵魂。它不仅是一种高尚的道德感情，而且也是一种强有力的教育力量。

（1）关心学生，了解学生：关心和了解学生是热爱学生的起点。教师知学生之心，学生才领教师之情。因此，护理专业教师应力求全面关心和了解每一个学生，熟悉学生身心发展的状况，努力使自己成为学生的知心朋友。

（2）尊重学生，信任学生：尊重和信任学生是沟通师生感情的桥梁。教师应尊重学生的人格、自尊心和正当的兴趣爱好，与学生建立民主、平等、亲密的师生关系，有利于学生身心健康的成长。

（3）严格要求学生：教师应做到严而有度，严而有理，严而有方，严而有情。因此，护理专业教师对学生的热爱不仅仅表现在关心和慈爱上，还应理智地、有目的地促进学生的健康成长，使之成为适应现代社会需要的护理专业人才。

4. 集体意识和团结合作　集体意识和团结合作是教师劳动成果的体现。护理专业教师的劳动既是一种个体性劳动，也是一种群体性劳动，任何教育劳动成果决非由教师个人劳动所能取得。因此必须处理好教师之间的关系，以及教师个人与集体之间的关系。作为护理专业教师，首先应尊重和信任其他教师，不得损坏他人的人格和声誉，杜绝因个人恩怨而相互损毁的行为，全面树立相互尊重、相互信任的道德风尚。其次在护理教学工作中，教师之间应经常交流、相互支持、相互配合、团结协作，使得教学工作能够有序高效地进行。

（二）能力素养

1. 教学能力　教学是教师的主要任务。教师将各种护理知识以信息的形式传输给学生，从而转化为学生的知识和能力。教师的教学能力不仅能促进学生对知识的理解，而且能激发学生的求知欲望和兴趣。对教师而言，教学能力主要包括教学组织能力和教学监控能力。教学组织能力主要体现在教学准备阶段和实施阶段，教科书中包含的信息是一种贮存状态，要根据学生的思维特点和接受能力，学生的知识水平和年龄特点对贮存状态的信息进行科学的组织加工，运用恰当的教学方法进行知识的传授。教学监控能力是指教师为了保证教学的成功、达到预期的教学目标，在教学的全过程中将教学活动本身作为意识的对象，不断地对其进行积极主动的计划、检查、评价、反馈、控制和调节的能力。它是教师的反省思维或思维的批判性在其教育教学活动中的具体体现。

2. 沟通能力 教学是一个双向过程，教师的教，学生的学。教学效果的好坏以及教学活动中存在的问题，都需要教师和学生的沟通才能发现，良好的沟通能力，有助于教师了解学生对教学内容的掌握情况，有利于教学质量的评价。护理专业教师应善于与其他教师、学生家长、教学医院和社区保健等部门进行沟通、联系，协调各方面的教育影响，并取得他们对护理教学、临床见习和实习工作的支持与配合。

3. 组织和管理能力 教师的组织能力主要指对教材的组织能力、语言组织能力及班级组织能力。教师在安排学生的学习活动和控制教学变量的过程中，表现出较好的组织能力，能帮助学生取得良好的学习效果。教师的管理能力是指对学生进行组织、领导、监督及调节的能力，主要体现在能够确立符合实际活动的预期目标，拟订周密的教育教学工作计划，充分发挥学生的积极性、主动性与创造性，从而保证良好效果的产生。

4. 科研能力 教育研究意识与能力的培养也是教师专业化的必然要求。在全民教育、终身教育等教育思潮影响下及科技革命的冲击下，研究性学习等应运而生。它对于教师而言，提高自身的教育研究能力已成为其生存与发展的必备素质。20世纪70年代，英国著名的课程理论家劳伦斯·斯坦豪斯（L. stenhouse）提出"教师即研究者"的口号，引起世界教育界的广泛关注，强调教师应潜心研究教育、研究教学、研究学生。护理专业教师应在自己的教学实践中，不断总结经验，积极探索教育、教学的新途径、新办法，适应素质教育和培养创新人才的需要。此外，护理专业教师也必须从以往传递知识等传统角色下解放出来，在真正意义上重新审视、反思教师劳动的特点，重新给自己定位，必须拥有学术研究能力。只有这样，才能永久地保持对学问的兴趣，保持对教学的热情，克服对教学的倦怠感。

5. 自我调控能力 自我调控能力是指为保证教育教学的成功，达到预期的教学目标，教师在教学的全过程中将教学活动作为意识的对象，不断地对其进行积极主动地计划、检查、评价、反馈和调节的能力。护理专业教师自我调控能力包括三方面：①根据客观需要调整自己工作结构的能力，如在护理教育、教学工作中根据社会需要、科技发展及学生反馈不断调整教学计划、教学内容及教学方法的能力；②对自己的教学活动进行自觉地监控和反思，不断调整教学策略，提高自己教学水平的能力；③调控自身的心境、情绪和情感的能力，使自己在学生面前始终处于最佳心理状态，以积极、乐观、向上的精神状态去感染学生。

（三）文化素养

1. 系统全面的医学基础知识和护理专业知识 护理专业教师应对所教学科的知识结构能全面的掌控，对本学科的理论体系的逻辑起点和演绎归纳的脉络有明晰的认识，才能融会贯通地进行知识传授，才可能满足学生对知识的渴求。

医学基础知识是培养护理专业人才的基础，护理专业知识是培养护理专业人才的主体部分。故护理专业教师不仅要掌握医学基础知识，如人体解剖学、生理学、病理学、药理学等，而且还要掌握护理专业知识，包括基础护理、临床护理、护理技能、社区护理、护理研究等。护理专业教师还要熟悉本学科发展的历史、现状、最新研究成果和未来发展趋势，以及与邻近学科的关系。教师的专业知识造诣深厚，才能有效地传授知识，达到良好的教学效果，同时开拓学生的视野。

2. 丰富的教育及心理科学知识　教育科学与心理科学知识是护理专业教师传授知识的一种手段，要使医学基础知识、护理专业知识及技能内化为学生个体的智慧，则应按照教育科学和心理科学所揭示的教育规律和学生身心发展规律，指导自己的教学实践，使教育、教学真正有效地引导学生，促进学生各种潜能的充分发展。

3. 广博的人文科学知识　当代科学技术正朝着纵向分支和横向综合化的方向发展，知识一体化的趋势正在不断增强，要求教师必须顺应这一趋势。故护理专业教师应具备"T"型知识结构，即由支柱作用的纵向知识（医学基础理论知识、护理专业理论与技术）和起基础作用的横向知识（人文科学、社会科学等）构成。广博的人文科学知识有利于开拓护理专业教师的视野，还有利于教师在教学过程中将各类知识融会贯通，从而激发学生学习的积极性，满足学生的求知欲。

（四）人格特质

1. 正确的人生观和价值观　护理专业教师应坚决拥护中国共产党的领导，坚持社会主义道路，坚持四项基本原则，坚决贯彻执行党的教育方针、政策，忠诚党的教育事业，为实现社会主义教育现代化贡献力量。热爱护理教育事业，明确护理教育的真正意义，树立育人为本教育价值观。把培养护理人才同个人人生价值的实现紧密结合起来，并在正确的教育价值观指导下，端正教育思想，以实际行动忠于自己的职业理想以及促进护理教育事业的发展。

2. 科学的育人观　护理专业教师要牢固树立以人为本、促进学生全面发展的科学理念，并结合教育的基本规律及学生的个性特征和身心发展规律，运用有效的教育方法和方式，促进学生身体、心理、能力和素质的全面发展。科学的育人观要求教师做到以下几点：①实事求是，坚持真理；②具有高度的责任心；③具有示范性和感染力；④具有奉献和服务精神；⑤正确评价教学效果。

3. 正确的学生观　学生观是教师对学生的权利、地位及其发展规律和年龄特点的认识。首先，护理专业教师要尊重学生，尊重学生的人格、自尊心和正当的兴趣爱好。其次，护理专业教师要善于发现和了解学生的各种困难、需要和情感反应，能敏锐地捕捉非语言线索，判断学生的内心体验、疑难所在及情绪状态。再次，护理专业教师应公平对待每个学生，对学生的关心，不以感情亲疏、个人好恶和学生品德优劣情况而转移。最后，建立民主、平等、亲密的师生关系，真正做到学生的"良师益友"，促进学生的健康成长。

四、护理专业教师的专业化及其培养

护理专业教师专业化作为教师队伍建设和教师专业发展的核心问题，日益成为国内外教师教育改革与发展的重要趋势。

（一）护理专业教师专业化培养的原则

1. 科学性和思想性相结合的原则　对护理专业教师的培养，必须重视政治思想教育，提高职业道德水平，使教师树立科学的世界观、人生观和价值观，具有高尚的职业道德，热爱护理教育事业，成为具有坚定的共产主义信念和无私奉献精神、德才兼备的人才。

2. 普遍提高和重点培养相结合的原则 我国高等护理教育起步较晚，使得护理教育师资队伍参差不齐，素质各异，故师资培养要因人而异。首先，为了提高所有教师的学术水平、教学能力，必须对他们进行普遍培养，提高教学基本功和教学能力。其次，对于优秀的、能力较强的教师进行重点培养，一方面提高其学历层次；另一方面为其提供出国深造的机会，加强与国外的合作与交流，学习新理论、新技术，从而带动整个护理学科前进，有利于护理专业教师队伍的普遍提高。

3. 教学和临床相结合的原则 护理学是一门实践性很强的学科。护理专业教师不仅要教授学生专业理论知识和护理操作技术，而且更重要的是将学生所学的理论知识、操作技术转化为临床实践技能，解决病人的健康问题，这不但关系学生未来的职业生涯，更关系着病人的身心健康。随着护理学科的不断发展，许多新理论、新知识、新技术在临床护理实践中不断涌现，护理专业教师必须将理论教学与临床实践紧密结合，避免学校教育与临床护理实践脱节。

4. 全面规划、统筹安排的原则 护理专业教师队伍的建设是一项具有战略意义的长期工作，要根据本单位实际情况和学科发展的趋势，制订师资培养规划。主要有：①在学历结构上，力争以培养博士学历的教师为主导；②在知识结构上，以培养知识创新型教师为核心；③在职务结构上，以培养优秀骨干教师为重点，让其担当教学科研工作，青年教师主要担当教学和学生管理工作。

（二）护理专业教师专业化培养的途径

1. 在职培养 这是护理专业教师终身学习的一种普通方法。护理院校可通过具体教学、临床实践及科学研究工作对教师进行有计划、有针对性的培养，以巩固教师专业知识，改善知识结构，不断提高教学水平。

2. 脱产进修 这是护理学发展的推动力。护理院校可根据教师队伍建设规划和学科发展，每年选派一些教师到国内院校进行脱产进修学习，可受到不同学校、不同学术观点的影响，开阔视野，活跃思想。有条件的护理院校还可选派一些基础较好的优秀护理专业教师到国外去深造，学习国外先进的护理理论、护理技术及教学方法，使我国护理教育尽快与国际接轨。

3. 临床实践 护理学是一门应用性很强的学科。护理专业教师不仅要有全面系统的理论知识，而且还要有丰富的临床经验，才能实现理论联系实践的教学效果。教师通过参加临床护理实践，可及时了解临床应用的新技术、新疗法，进一步丰富教学内容并对护理工作中存在的薄弱环节给予警示和改进。

4. 自身学习 这是护理专业在职教师提高业务水平的重要途径。未来是一个学习型社会和终身学习的时代，以终身学习的观点，培养自学的态度和习惯。护理专业教师具有一定的自学能力，可以结合自己的专业方向学习相关内容，以使自己在专业知识方面更为博大精深。

5. 参加学术交流会、培训班、研讨班 这是培养护理专业教师很好的途径与方法。现代科学技术和现代医学、护理学的发展日新月异，为了能及时了解国内外护理学科发展的动态，把握学科发展趋势。因此，护理院校应有计划地安排教师参加多种形式的新知识、新技术的培训班和专题讲座。加强同类院校之间的交流与合作，或邀请一些学术水平高、在护理学科或相关学科有造诣的国内外学者来校讲学，以拓宽教师知识面，更新知识结构，更好地胜任护理教育、教学工作。

<h2 style="text-align:center">第二节　护理专业学生</h2>

护理学专业学生是护理教学活动的主体，是教学过程的能动参与者。护理教学质量的高低，不仅取决于教师对教学内容的熟知程度、呈现教学材料的有效性，而且还取决于他们是否了解学生的身心发展特征及规律，只有了解教学对象（学生），才能根据学生的特点因材施教。

一、科学的学生观

科学的学生观就是对学生本质属性及特点的看法，不同的学生观会产生不同的教学理论，衍生不同的教育方式。传统学生观把学生视为被动的客体，是教育者管辖的对象，是装知识的容器；而现代学生观则认为学生是积极的主体，是学习的主人，是正在成长着的人，教育的目的就是育人。

（一）学生的主体性

学生的主体性有两种含义：一种是人在自我发展中的主体性，它属于教育与发展过程的问题；另一种是人在历史发展中的主体性，它属于教育目的与教育结果问题。学生的主体性主要体现在以下几个方面：

1. 对教育影响的选择性　学生对教师的教育影响并不是无条件地接受，而是根据自己的主体意识进行选择，这就要求教师最大限度地适应学生的学习需要，才能真正促进学生知识、能力、个性、身心等各方面的发展。

2. 学生的主动性　学生主动性的发展主要取决于外部世界对个人才能的实际发展所起的推动作用。因此，教师应营造轻松、自然的外部环境为学生主动学习创造条件，教学尽可能建立在学生的自觉性、主动性及自我追求的基础上。

3. 学生的独特性　学生由于社会环境、遗传素质、家庭条件和生活经历的不同，而形成了个人独特的"心理世界"，他们在兴趣、爱好、动机、需要、性格、气质、智能和特长等方面是各不相同、各有侧重的，独特性是个性的本质特征。独特性也意味着差异性，要求教师尽可能做到因材施教。

4. 学生的创新性　创新是人类特有的认识能力和实践能力，是人类主观能动性的高级表现形式，是推动民族进步和社会发展的不竭动力。在教学实践中，学生学习的方法、思路及对问题的认识等，并不一定完全按照教科书或教师预定的轨道进行，常表现出一定的创新性。教师应积极鼓励这种创新性，并将它看成是学生创造力发展的结果及必要的表现形式。

（二）学生的发展性

学生一般是处于一定发展阶段的人，也就意味着学生还是一个不成熟的人，是一个正在成长的人。从教育角度讲，它意味着学生是在教育过程中发展起来的，是在教师指导下成长起来的。这就要求教师要用发展的眼光来看待学生，从学生身心发展的实际出发，使教学内容、教学方法适应其身心发展的规律，为学生提供良好的身心发展条件及机会。

（三）学生的潜能性

科学研究证明，每个人都具有大量未被开发的能力，教育需要将这些潜能有效地转化为个人能够运用自如的能力。教师应该相信学生潜藏着巨大发展的能量，坚信每个学生都是可以积极成长的，是可以获得成功的，因而对教育好每一位学生应充满信心。学生的潜能具有丰富性、隐藏性、差异性、开发性等特点，需要教育者科学、合理地开发与发掘，开发过程也是教师的技能、素质、师德提高的过程。

（四）学生的整体性

从教育对象观的角度看，生命是一个整体，具有完整性的特点。每一个学习者都是基于其知识和经验的背景而整体地建构知识的。因此，我们要通过教育教学，对学生各种品质的综合培养和发展，使其成为完整的社会人，具有卓绝的智慧、高尚的情操、积极的人生态度、正确的价值观和人生观、健康向上的审美需求、杰出的创新精神。

二、学生的移情体验

移情就是能设身处地地站在别人的角度，理解和欣赏别人的感情。它是作为一种心理品质，对一个人形成良好的人际关系和道德品质，保持心理健康，乃至走向成功都有着重要的作用。移情体验是利用自己的兴趣去改变确定自己对世界的认识，从而迸发出实现自己意识和决心的力量体现。

1. 对教师的移情体验 学生自然的向师心理，使他们对教师的关爱有细致入微的感受，而对教师的热爱之情油然而生，并会通过一定的行为方式表现出来。如果教师能自觉地培养学生的向师心理，善于在教育教学中，以广博的知识、崇高的师德，不断发展向师心理，那么它必将成为学生前进的一种巨大的潜在力和推动力。

2. 对学习的移情体验 成绩的优异可以使学生对学习活动本身产生移情体验，凡是与学习活动或学习成绩有关的事情，都能唤起学生积极的感情。只有学生对自己的学习活动有了移情体验，才会推动自己养成良好的学习行为和学习态度，最终达成满意的学习结果，形成学习的良性循环体系。

3. 对学科的移情体验 学生对所学的学科一般会产生浓厚的兴趣及感情，甚至成为"学科迷"或"专业迷"。学生对学科移情的体验，不仅可以丰富其精神世界和学习生活，而且还可以缩短学科和生活之间的距离，加深学科思想知识的理解，强化对知识本质规律的把握，在此基础上学习能力将会不断提高，拾级而上。

4. 对人生的移情体验 学生在教师的指导下不断地完善自己的知识、能力、个性及修养，对专业的选择及个人的前途充满信心和憧憬，以积极创造的态度迎接未来的生活。对未来人生的这种移情体验，使学生更加珍惜眼前的学习机会，更加刻苦地学习专业理论、专业知识及专业技能，为将来更好地实现自己人生的价值奠定坚实的基础。

三、学生集体教育的特点

人的社会性这一本质强调了集体对于个体和社会的重要性。教学是一种社会活动，学生是生活在集体中的人，在集体中学习，有助于产生同化效应、驱动效应及凝聚效应。因此，根据教育过程中学生集体教育的特点，可以最大限度地利用各种教育机会，充分发挥各种教育的效能。

1. 同伴交往　学生的同伴关系是年龄相同或相近的学生之间产生的一种共同活动或相互协作的关系。同伴交往是促进学生发展的有利因素，由于学生的生理、心理发展处于相同或相似的水平，相互之间有信任、平等、互惠的关系，很容易产生思想的共识或情感的共鸣。同伴交往有利于社会价值的获得、社会能力的培养以及认知的发展和健康人格的形成。

2. 班级教学　班级教学是指把年龄和知识程度相同或相近的学生，编成固定人数的班级集体，按各门学科教学大纲规定的内容，组织教材和选择适当的教学方法，并根据固定的时间表，向全班学生进行授课的教学组织形式。班级教学是学校目前最常见的教学形式，一个良好的班级，不仅可以作为一个影响源对其成员产生影响，而且可以成为一种很大的教育力量，自觉地培养及塑造人。

3. 分组教学　分组教学是指按学生智力水平或学习成绩等因素，分成不同的组进行教学的一种教学组织形式。由于学生的个性、年龄、知识、能力等各方面存在一定的差异，教学实践中可以采用分组教学的方法。分组教学不仅能适应学生的能力和要求，照顾了学生的差异，而且还能较好照顾尖子生的特点，满足其强烈的求知欲和需要，有利于英才的培养。

第三节　师生关系

师生关系是教师与学生在教学过程中所建立一种直接性的、专业性的人际关系。师生关系是影响教学质量最重要、最直接、最具体、最活跃的因素，也是学生个性和谐发展的重要条件。

一、概念

师生关系是指教师与学生在教育、教学过程中结成的相互关系，包括彼此所处的地位、作用和相互对待的态度等。它是一种特殊的人际关系和社会关系，是教师和学生为实现教育目标，以各自独特的身份和地位通过教与学的直接交流活动而形成的多性质、多层次的关系体系，也是一定社会政治、经济、文化和道德等关系在教育领域的反映与体现。

二、基本类型

（一）根据师生关系的内容分

1. 人际关系　人际关系是指教师和学生为满足交往需要而产生的关系。美国教育家季洛特说："教师的工作不仅仅是知识的传授，更重要的是处理好复杂的人际关系。作为教师，必须要重视与学生的关系，要能夺得每个学生的心。"人际关系在师生关系中具有十分微妙的作用，学生因受到老师的爱护和尊重而尊师重教；老师因受到学生的尊敬与爱戴而敬业爱生。这种良好的师生关系会缩短双方的心理距离，创造良好的教学氛围。

2. 组织关系　组织制度上决定了教师是施教者，学生是受教者。教师具有当然的权力和权威，学生要听从教师的教导。在教师的主导作用下，充分发扬教育民主，尊重学生的主体地位，发挥学生的主动性、积极性、创造性，应当成为现代教育中师生关系的根本特征。

3. 心理关系　心理关系包括认知和情感方面的关系，一般是在实现教学目标过程中基于彼此心理沟通的需要而形成的。师生之间正确的感知、相互理解及信任是心理相容的前提。心理相容是群体成员在心理行为上的彼此协调一致和相互理解。在心理相容的师生关系氛围中，教育教学就像一次次愉快的谈话，学生体验到的是心与心的交流、智慧与智慧的碰撞。

（二）根据师生关系的性质分

1. 民主型　此类师生关系中，教师能力强、威信高，善于与学生交流，不断调整教学进程、教学方法；学生学习积极性高、兴趣广泛、独立思考，与教师配合默契。民主型师生关系，来源于教师的民主意识、平等观念、较高的业务素质及强大的人格力量，这是一种较为理想的师生关系。

2. 管理型　此类师生关系中，教师具有较强的责任心和使命感，对学生能够严格要求，管理目的比较明确和简单，管理手段比较严厉和规范，管理效果比较明显和直接；学生服从管理，形成规范的行为习惯，教学遵循一定的秩序有条不紊地进行。师生之间交往较少，关系一般，教师虽有一定的威严但缺乏人情味，在学生的心目中可敬但不可亲。

3. 专制型　此类师生关系中，教师责任心强，但教育方法简单、粗暴、苛刻，不注意听取学生的意愿和要求；学生的学习一般为被动，对教师只能唯命是从，不能发挥独立性和创造性。师生交往缺乏情感因素，难以形成互尊互爱的良好人际关系，甚至会因教师的专断粗暴、简单随意而引起学生的反感、憎恶甚至对抗，造成师生关系的紧张。

4. 挚爱型　此类师生关系中，教师关心爱护学生，尊重学生意愿，注重感情投入，工作仔细周到，但对学生要求不够严格；学生对教师亲近、信任、敬重，师生感情融洽，能与教师进行情感沟通，但对教师的依赖性强，不利于其独立人格的发展。

5. 放任型　此类师生关系中，教师缺乏责任心和爱心，对学生的学习和生活既不指导也不控制，任其自然发展；学生对教师的人格议论、轻视，对其教学能力怀疑、失望。师生之间交往甚少，交流有限，既缺少相互期望和帮助，也无明显的冲突和对抗，关系冷漠。

三、特点

1. 教育性　师生关系本身具有不容忽视的教育性。师生关系是影响教学能否达到预期目标的关键因素，对教学效果的影响是直接而明显的。只有当学生与教师相处时感到安舒与自由，心理保持一种安闲澄静，他才能更好地接受新知识，发展新能力。

2. 双向性　这是由于教学的双边性所决定的。建立在教学活动双边性基础之上的师生关系，有双向性的特点。教师对学生的认识和态度，会直接影响到学生对教师的认识和态度的形成；师生之间的情绪体验具有相互可感性；教师的爱具有反馈性和回报性，学生会灵敏地感受教师的微妙情感，并以成倍放大的增值方式做出回应。因此，良好师生关系的形成是师生互动共建的结果，师生之间的相互理解和频繁交流是发展师生关系的基础。

3. 可控性　教师在建立教学中师生关系时始终处于主导地位，因为师生关系的发展方向、性质和水平是可以控制的。教师要致力于提高自身的素质水平，在建立良好师生关系中充分发挥主导作用，不断进行合理调控，使师生关系在教学中得到发展及升华。当师生关系出现问题和危机时，教师可以通过反省、调查、会诊找出原因并加以排除，促使师生关系由消极向积极转化。

4. 动态性　师生关系是教学实践中由教师与学生的交往活动而产生，并逐步发展形成的。它不是一成不变的，而是处于动态变化之中的。良好师生关系的建立不是一蹴而就、一劳永逸的，需要教师很好地把握时机，做细致的培养工作，并注意在教学过程中不断巩固和深化，使师生关系实现良性循环。

四、关系的建立

（一）良好师生关系的标准

1. 人道性　师生彼此尊重，相互信任。教师和学生在人格上和政治上是平等的，学生应听从教师的教诲，虚心接受教育；但教师也要尊重学生特有的权利和人格尊严，照顾学生的思想感情和身心发展需要，征求学生的意见，平等对话，真正做到在事实和真理面前人人平等。

2. 民主性　师生在教学过程中要尊重各自的正当权益。民主平等是重要的人道原则，是现代师生关系的重要标志，是社会发展的必然要求。和谐民主的师生关系不仅是提高教育效果、促进学生健康成长的关键因素，它还可以融洽师生间的情感关系，增进师生间的情谊，突出教师的个人魅力，增强教师在学生心目中影响力和感染力。

3. 合作性　教学是师生的双边合作，就是把整个教学过程建立在师生双边合作的基础上，把教和学有机地统一起来，在教师充分发挥主导作用的同时，学生自己做学习的主人，激起他们的学习热情，使学生由被动接受知识变为主动学习知识，师生在和谐民主的气氛中共同进行创造性的劳动。

4. 相容性　师生为实现共同的教育教学目标，在心理上相互接纳、情感上相亲、行为相近，双方沟通、相互交往的积极性高。师生关系的相容性在教育、教学中发挥特殊、奇妙的作用，它拉近了师生双方心灵的距离，使学生学习动机由单纯的认知需要上升为情感需要，使教师工作动机由职业需要上升为职责需要。

5. 教育性　师生关系服从教育的有效性、指导思想的正确性。教师有正确的学生观，学生有正确的教师观。良好师生关系的目标与教育目标一致，师生关系的形成发展有利于教育目标实现。

（二）良好师生关系的意义

建立良好的师生关系，是教师与学生共同的心愿。无数的教育教学实践证明，师生关系越好，教学效果就越好。因此，建立良好的师生关系在教育教学中具有十分重要的意义。

1. 是教育教学活动顺利进行的重要条件　研究表明，师生关系与学生的学习成绩显著相关；教师与学生建立一种友谊关系，对促进学生学习兴趣和完善人格的形成有着重要的意义。

2. 有利于教学"双边"活动的开展和教学效果的提高　教学是一种双边活动，应充分发挥教师的主导地位和学生的主体地位，对提高教学质量、实现教育目标具有重要的意义。

3. 是衡量教师和学生学校生活质量的重要标准　师生关系除了具有手段价值外，还对教师和学生的发展具有本体价值、目的价值。

4. 师生关系是校园文化的重要内容　师生关系是学校中最基本、最重要、最直接的人际关系，是一所学校的精神风貌、校风、教风、学风的整体反映。师生关系投射出学校价值取向、人际关系状况、管理水平等。

(三) 良好师生关系的建立

1. 综合利用各种人际交往途径　活动与交往是师生关系建立的基础。

(1) 教学活动：教学活动是师生交往的主要形式，涉及教师与学生的动态人际过程。①课堂教学：课堂教学是高校教学工作的根本，它是教与学之间的信息传递与反馈、思维碰撞和双向交流、实行最佳控制的活动。这种活动所指向的对象是一致的，都直接指向课程标准和教科书所规定的教学内容。当师生之间就教学内容进行交流、沟通，理解、共享并达成一致时；当师生之间彼此欣赏、理解、思想融合、情感共鸣时，则建立了良好的师生关系。②临床教学：临床教学是课堂教学的延续和补充，是理论和实际相联系的直接表现形式。临床教学中，师生接触时间长，共同讨论临床护理实践中遇到的各种问题，使师生双方有了更加深入的了解，有利于建立良好的师生关系。

(2) 课外活动：课外活动是课堂教学的补充与延伸，是整个教育教学环节必不可少的组成部分，同时也是道德素质教育的有效途径之一。课外活动是在教师的组织指导下，由学生自愿参加。学生可以根据自己的兴趣、爱好和特长，自由选择参加校内外各种兴趣小组、科技制作小组、文体活动小组等，充分调动学生的兴趣和积极性，使他们开阔眼界、转变思想。由于课外活动的内容丰富多彩，使得师生关系比课堂活动更多样化，师生双方的个性得到了充分的发挥与显现。

2. 师生共建良好的师生关系　在教学过程中，教师为教学的主导，学生为学习的主体。教师引导学生去学，教师的责任在于为学生创造轻松、愉快的教学环境，通过鼓励性的语言和体态暗示与学生进行情感沟通，缩短与学生在心理上的距离，使双方达到情感融合，相互产生一种热情、愉快、真挚、可信的合作欲，促进师生之间的互动与交流；同时教师需要高度重视学生的主体地位，注意了解学生心目中理想教师的形象要求，认真听取学生的意见，充分调动其积极性，取得学生的信任、理解与支持。教师与学生共同努力建立民主、平等、和谐、融洽的师生关系。

3. 在反馈调控中形成良性循环　教学反馈是教师教学活动的一个重要组成部分，是教学过程不可缺少的一个环节。教师日常的教学是与学生之间进行各种信息传递的交互活动，这种信息交流进行得如何要靠反馈来实现，反馈是师生双方围绕课程和方法而表现出来的，教师应注意及时收集教学中师生关系的反馈信息，并以此为依据调控教学进程、教学策略、教学方法及对学生的态度，使师生关系更适合教学的实际需要，解决师生关系中存在的问题，理顺师生关系的方向，在教学中实现师生关系发展的良性循环，促进教育教学的健康发展。

教育是由承担教育责任的教师和接受教育的学生共同参与，并以一定的教育内容为中介的育人活动。在此过程中，教师主导着教学活动的方向和性质，学生是教学的主体，两者是辩证统一的，是相互促进的。学生只有在教师的有效指导下才能更好地进行学习，变学为思、变学为悟；只有充分调动教与学两方面的积极性，才能保证教学活动的顺利进行。同时，良好的师生关系对教学活动具有直接的影响，它是学生个性和谐发展的重要条件，也是促进教学活动成功的因素之一。

思考题：

1. 简述教学中教师的主导地位。
2. 简述护理专业教师专业培养的原则与途径。
3. 简述建立良好师生关系的意义。

第四章　护理教育的目标体系

　　护理教育目标体系是一定时期教育事业、医疗卫生和护理事业对护理教育工作的要求，是护理教育理论和实践中的一个重要问题，是护理教育工作的出发点和归宿。包括教育目的、培养目标及教学目标三个层次。它对于护理教育任务的确定、制度的建立、内容的选择以及全部护理教育过程的组织都起着指导作用。正确认识、了解护理教育目标对护理教育者的活动有着极其重要的指导意义。

第一节　教育目的

　　目的性是人类认识实践活动的根本特征。教育目的是教育工作的出发点和归宿，教育目的的问题关系到教育活动培养什么人的问题。它是制定各级各类学校教育目标、确立教育内容、选择教育方法、评价教育效果等的重要依据，贯穿于整个教育活动的始终。

一、概念

　　教育目的（aims of education）即教育要达到的预期结果，是社会和教育者对受教育者的一种价值预设，反映教育在人的培养规格标准、努力方向和社会倾向性等方面的要求。教育目的有广义和狭义之分：广义的教育目的是指人们对受教育者的期望，即人们希望受教育者通过教育活动在身心诸方面发生的积极变化结果；狭义的教育目的特指一定社会为所属各级各类教育人才培养所确立的总体要求。

　　教育目的是由国家根据社会的政治、经济、文化、科学技术发展的要求和受教育者身心发展的状况确定的，它制约着整个教育体制和教育过程的方向，体现了对新一代人才素质的全面和一般要求，对所有学校都具有普遍的指导意义。

二、教育目的的内在结构

　　在教育学的理论中，跟教育目的有关的概念有教育目标、培养目标、课程目标、教学目标等。它们的关系是：教育目的与护理专业培养目标之间的关系是普遍与特殊的关系，而教学目标与教育目的、培养目标之间的关系是具体与抽象的关系。教育目的和护理专业培养目标落实在一系列实现教学目标的行动上，而所有的教学目标都运行在通向教育目的和培养目标的轨道上，按照次序，积累渐进地向教育目的和培养目标接近。这样可以保证每一项教学活动都指向教育目的。

　　教育目标的体系可分为在教育总目的的指导下，护理教育须确定更为专门的、具体的培养目标，而教育目标和培养目标又可细化为一系列更为具体的课程教学目标。因此，护理教育目的内在结构分为四级目标：一级教育目标（教育目的）——国家培养人才的总目标；二级教育目标（培养目标）——各级护理院校的教育目标；三级教育目标（课程目标）——各个学科、各门课程、各个领域的教育目标；四级教育目标（教学目标）——教学活动要达成的教育目标。

三、关于教育目的的主要理论

制定教育目的的理论依据反映的是教育目的提出者或从事教育活动的主体，依据自身需要对教育目的的价值取向。纵观中外教育思想史，其中有代表性的关于教育目的的理论主要有以下几种：

1. 个人本位论　盛行于 18 世纪到 19 世纪中叶，持这种教育目的理论的教育家与哲学家以法国的启蒙思想家卢梭（Rousseau JJ）、德国的福禄贝尔（Froebel F）和瑞士的裴斯泰洛齐等人为代表。其主张教育目的应根据人的发展需要来制定。在他们看来，个人的价值高于社会的价值，社会只有在有助于个人发展时才有价值。教育的价值也应当以其对个人的发展所起的作用来衡量。人生来就有健全的本能，教育的职能就在于使这种本能不受影响地得到发展。

个人本位论突出了个人的独立性与能动性，强调了个体自然属性的价值，这对于正确地认识教育在培养人方面的功能、提高人的价值等是有价值的，同时，它也揭露了封建教育的落后、腐朽，批判了封建社会对人发展的束缚摧残，要求尊重人的价值，给人以发展的自由。但是，教育目的取决于人的天性的观点是片面的，他们没有把人看成是现实社会的人，没有看到人的社会制约性，没有认识到个人的个性化过程同时也是个人的社会化过程，个人本位论排斥社会对教育的制约，排斥社会对人才培养需要的观点是不正确的。

2. 社会本位论　社会本位论产生于 19 世纪下半叶，以法国社会学家孔德（Comte A）、迪尔凯姆（Durkheirm E）以及德国的凯兴斯泰纳（Kerschensteiner G）和那托普（Natorp P）等人为代表。其基本观点是主张教育目的应当根据社会的要求来确定，把满足社会需要作为教育的志趣。在他们看来，社会的价值高于个人的价值，个人只是教育加工的原料，个人的存在与发展依赖并从属于社会。教育的职能在于把受教育者培养成符合社会准则的公民，使受教育者社会化，保证社会生活的稳定与延续。评价教育的价值只能以其对社会的效益来衡量。社会本位论的产生同样有其社会根源。

社会本位的教育目的重视教育的社会价值，强调教育目的要指向于国家利益和公民培养，并据此来满足社会需要，有一定的历史合理性。但他们忽视了个人发展的需要，看不到个人能动性在社会变革和发展中的巨大作用，过分夸大了社会的地位和作用并把教育的社会目的绝对化，完全割裂了人与社会的关系，使人工具化，这是不足取的。因而也不可能科学地阐明人的本质和教育的价值。

3. 全面发展理论　人的全面发展理论是教育目的的最基本的理论。古今中外，只要是真正的和正确的教育，无不是以促进人的全面发展为出发点和归宿。亚里士多德提出了身体、德行、智慧和谐发展的思想，被认为是全面发展教育理论的先驱。法国卢梭、狄德罗、爱尔维修等教育家都主张教育要注重儿童的智力和道德的发展，以期通过"健全的教育"培养"健全的人格"。然而将全面发展教育科学化的是马克思和恩格斯。马克思主义关于人的全面发展学说为社会主义教育目的的确立奠定了科学的理论基础和方法论指导。马克思和恩格斯批判地吸收和继承了历史先哲们关于人的全面和谐发展的思想，揭示了人的发展与社会发展的一致性，提出了人的全面发展所依赖的条件，使人的全面发展由空想变为科学。

全面发展教育论是对人性的完美追求，所以当今世界各国的教育目的无不体现着这一要求。

4. 辩证统一论 这是马克思主义的教育目的论。其主张教育是培养人的活动，教育目的要考虑人的身心发展的各个要素。需要给予个体自由、充分地发展并予以高度重视；同时提到不能抽象地脱离社会和历史来谈人的发展，而是要把个体的发展放在一定的历史范围之内，放在各种社会关系中来考察，因而把两者辩证地统一起来。此观点准确地揭示了社会需要与个人发展的辩证关系及其对教育目的的意义，克服了以往个人本位论与社会本位论的片面性。其观点是作为教育实践活动，首先要服务的是社会，适应社会的需要，为一定社会培养人才；而社会对人的需要必然要涉及人才的发展问题。二者共同作为教育目的的客观依据，并且根据两者之间的辩证关系认识各自在教育目的确定中的具体作用，为解决教育目的的依据问题确定了正确的途径。

四、确定教育目的的依据

教育作为培养人的活动，能对社会、对人产生多方面的影响，又受多方面的制约。要使教育更好地为社会服务、促进人的发展，在选择确立教育目的时，必须考虑社会和人的因素。

1. 教育目的要反映社会发展的需求 个人的发展是以社会的发展为基础，要受到社会发展的制约，服从社会发展的需要，这就决定了教育目的必然被社会所制约，被社会历史发展的客观进程所制约。生产力是人类征服和改造自然，获取物质资料的能力。生产力发展水平体现人类已有的发展程度，又对人的进一步发展提供可能和提出要求。生产力和科学技术的发展以及产业结构的变化就成为制定教育目的的重要依据。从社会发展的根本原因看，生产力起最终的决定作用，但生产力的要求只能通过生产关系的中介作用，在教育目的上反映出来。因此，在阶级社会中，教育目的总是带有鲜明的阶级性，反映了统治阶级的政治经济利益。以上事实说明，教育目的的制定必须依据社会的生产关系与生产力发展状况与需要。我国的教育目的要依据社会主义现代化建设与发展的需要，依据社会主义物质文明、精神文明建设的需要，依据社会主义民主建设的需要来制定。

2. 教育目的要符合受教育者的身心发展规律 对受教育者身心发展规律的认识是确定教育目的的前提。首先，教育目的直接指向的对象是受教育者。人们提出教育目的是期望引起受教育者的身心发生预期的变化，使受教育者成长为具有一定个性的社会个体。离开了受教育者这一对象，既不能构成也无从实现教育目的。其次，受教育者在教育活动中不仅是教育的对象，也是教育活动的主体。受教育者作为教育对象在教育活动中的主体地位是教育活动对象区别于其他活动对象的显著特点。教育目的的制定必须考虑这个特点，从而为受教育者能动性的发挥与发展留下广阔的余地。在制定教育目的时，还需要考虑受教育者的身心发展规律。事实上，对受教育者身心发展规律的认识是制定教育目的的必要条件。教育目的所勾勒的受教育者所要形成的素质结构，是社会规定性在受教育者个体身上的体现，它不仅表明社会规定性，而且也包含着个体的生理、心理特征，是这两方面的统一。但是需要注意的是，受教育者的身心发展特点并不决定教育目的的社会性质和社会内容。

五、教育目的的功能

（一）导向功能

教育目的无论是对受教育者，还是对教育者都具有目标导向功能。教育目的为教育对象指明了发展方向，预定了发展结果，也为教育者指明了工作方向和奋斗目标。具体体现为：一是对教育社会性质的定向作用，对教育"为谁培养人"具有明确的规定；二是对人的培养的定向作用；三是对课程选择及其建设的定向作用；四是对教师教学的定向作用。

（二）调控功能

教育目的对整个教育活动的全过程具有调控作用。教育目的对教育活动的调控主要借助以下方式来进行：一是通过价值的方式来进行调控，这一点主要体现在对教育价值取向的把握上；二是通过标准的方式来进行调控；三是通过目标的方式来进行调控。

（三）评价功能

教育目的既为教育活动指明了方向，又为检查和评价教育活动的质量提供了衡量尺度和根本标志。无论是过程性评价还是终结性评价，都必须以教育目的为根本依据。因为一种能够实现的教育目的，总是含有多层次的系列目标，这使得它对教育活动不仅具有宏观的衡量标准，而且还具有微观的衡量标准。依据这些标准，能够对教育活动的方向和质量等做出判断，评价教育活动的得与失：一是对价值变异情况的判断与评价，二是对教育效果的评价。

（四）激励功能

教育目的是对受教育者未来发展结果的一种设想，具有理想性的特点，这就决定了它具有激励教育行为的作用。在教育活动中，当受教育者意识到教育目的对自身未来成长的要求或意义时，就能把它作为努力方向，不断地按照教育目的的要求发展和提高自己。

六、我国教育目的及基本精神

每个时期的教育目的都具有时代特征，反映了当时的社会经济政治面貌。我国的教育目的是在马克思主义关于人的全面发展理论指导下，党和国家根据我国社会主义的政治、经济、文化、科学技术和生产力发展的需要而制定的。

（一）我国教育目的的历史发展过程

1949 年 12 月，教育部在北京召开第一次全国教育工作会议，确定了全国教育工作的总方针是："中华人民共和国的教育是新民主主义的教育，它的主要任务是提高人民文化水平，培养国家建设人才，肃清封建的、买办的、法西斯的思想，发展为人民服务的思想。这种新教育是民族的、科学的、大众的教育，其方法是理论与实际一致，其目的是为人民服务，首先为工农兵服务，为当前的革命斗争服务。"这个方针后来被称为新民主主义文化教育方针。

1957 年，毛泽东同志在《关于正确处理人民内部矛盾的问题》中指出："我们的教育方针，应该使受教育者在德育、智育、体育几方面都得到发展，成为有社会主义觉悟的有文化的劳动者。"1958 年，中共中央、国务院在《关于教育工作的指示》中规定我国的教育目的是"培养有社会主义觉悟的有文化的劳动者"。

1981 年 6 月召开了党的十一届六中全会，并通过了《中国共产党中央委员会关于建国以来党的若干历史问题的决议》，重申指出："加强和改善思想政治工作，用马克思主义世界观和共产主义道德教育人民和青年，坚持德智体全面发展、又红又专、知识分子与工人农民相结合、脑力劳动与体力劳动相结合的教育方针。"

1982 年，第五届全国人民代表大会第五次会议通过的《中华人民共和国宪法》中规定"国家培养青年、少年、儿童在品德、智力、体质等方面全面发展"。

1985 年 5 月 27 日，颁布了《中共中央关于教育体制改革的决定》，对我国的教育目的做了全面而细致的表述："教育必须为社会主义建设服务，社会主义建设必须依靠教育""教育要为我国经济和社会发展培养各类合格人才"，所有这些人才，都应该"有理想、有道德、有文化、有纪律，热爱社会主义祖国和社会主义事业，具有为国家富强和人民富裕而艰苦奋斗的献身精神，都应该不断追求新知识，具有实事求是、独立思考、勇于创造的科学精神"。

1993 年，中共中央和国务院印发的《中国教育改革和发展纲要》指出："教育改革和发展的根本目的是提高民族素质，多出人才，快出人才。各级各类学校要认真贯彻教育必须为社会主义现代化服务，必须与生产劳动相结合，培养德、智、体全面发展的建设者和接班人的方针，努力使教育质量在 20 世纪 90 年代上一个新台阶。"

1999 年 6 月 13 日，中共中央和国务院颁布《关于深化教育改革全面推进素质教育的决定》提出，"实现素质教育，就是全面贯彻党的教育方针，以提高国民素质为根本宗旨，以培养学生创新精神和实践能力为重点，造就有理想、有道德、有文化、有纪律的德智体美等全面发展的社会主义事业建设者和接班人"。这是对教育目的新的表达。

2002 年，中共十六大报告明确了全面建设小康社会的教育方针，即坚持教育为社会主义现代化建设服务，为人民服务，与生产劳动和社会实践相结合，培养德智体美全面发展的社会主义建设者和接班人。

2004 年，全国人大通过的《中华人民共和国宪法修正案》再次明确规定"国家培养青年、少年、儿童在品德、智力、体质等方面全面发展"。

2006 年 4 月 12 日，第十届全国人民代表大会常务委员会第二十二次会议通过新修订的《义务教育法》，在对义务教育目的的修改中规定："义务教育必须贯彻国家的教育方针，实施素质教育，提高教育质量，使适龄儿童、少年在品德、智力、体质等方面全面发展，为培养有理想、有道德、有文化、有纪律的社会主义建设者和接班人奠定基础。"这一法案增加了"素质教育"的内容。

2010 年，《国家中长期教育改革和发展规划纲要（2010—2020 年）》指出："全面贯彻党的教育方针，坚持教育为社会主义现代化建设服务，为人民服务，与生产劳动和社会实践相结合，培养德智体美全面发展的社会主义建设者和接班人。"并提出了高等教育阶段要"牢固确立人才培养在高校工作中的中心地位，着力培养信念执着、品德优良、知识丰富、本领过硬的高素质专门人才和拔尖创新人才。"

不难看出，我国社会主义教育目的的表达几经变换，但基本精神是一致的，都要求受教育者在品德、智力、体质等方面得到全面发展，成为具有独立个性的社会主义建设的合格人才。

（二）我国社会主义教育目的的基本精神

我国教育目的在基本内容的表述上虽不尽相同，但基本精神是一致的，概括地说，包括以下几个基本点。

1. 培养社会主义的建设者和接班人 教育目的的这一规定明确了我国教育的社会主义方向，也指出了我国教育培养出来的人的社会地位和社会价值。建设者和接班人是对社会主义劳动者两种职能统一要求，即社会主义劳动者，在社会主义物质文明和精神文明建设中，是合格的建设者，在社会主义革命事业中，是合格的接班人。把坚持社会主义方向作为我国教育目的的根本，才使教育活动始终能为社会主义服务，为我国的社会发展和经济建设培养各方面的人才，保证了社会主义事业的全面发展。

2. 使受教育者在德、智、体等方面全面发展 我国的教育目的决定了我国的社会主义教育是全面发展的教育。要求德、智、体等方面全面发展是我国教育目的的素质结构，充分体现教育促进人的发展的功能。

（1）德育：德育是实现全面发展教育目的的保证，也是全面发展教育的重要组成部分。德的发展，在教育学里的含义较广泛，除了伦理学上所说的道德品质外，还包括思想观点、政治态度，主要指受教育者能够从广大人民的利益出发处理个人与自然、个人与社会的关系。在全面发展教育中，德育对其他各育起着充当灵魂和指导的作用。

（2）智育：智育是社会主义全面发展教育的核心，是授予受教育者以系统的科学文化知识技能，发展智力，培养能力，培养科学精神和创新思维习惯的教育，是使受教育者掌握建设社会主义具体本领的教育。它是科学知识再生产和人类精神财富发展的重要条件，是开发人的智力、培养各级各类人才的重要手段。

（3）体育：体育是社会主义全面发展教育的基础，是通过体育课、各种体育活动和保健措施，授予受教育者体育运动、卫生保健的基本知识和技能，从而增强体质、提高运动能力的教育。体育还是丰富学生业余生活的客观需要。通过体育运动，培养受教育者良好的锻炼身体的习惯；培养受教育者的组织性、纪律性、合作精神、勇敢顽强的优秀品质和革命乐观主义精神。

（4）美育：美育也是社会主义全面发展教育的重要组成部分，美育是社会主义精神文明和物质文明建设的客观需要，美育能培养学生正确的审美观点，使他们具有感受美、理解美以及鉴赏美的知识和能力；培养学生艺术活动的技能和兴趣；培养学生美好的情操和文明行为习惯。

（5）劳动技术教育：劳动技术教育有利于促进学生的全面发展。劳动技术教育培养学生正确的劳动观念和良好的劳动习惯；促进学生身心健康发展。通过劳动技术教育，增强学生的体质，陶冶学生的情操，促进学生身心的健康发展，并注意在劳动中培养学生的观察、思维、想象能力和创造精神。

德育、智育、体育、美育和劳动技术教育是我国全面发展教育的基本构成要素。它们各自有各自的特点、规律和功能，是相对独立的，缺一不可，不能相互代替。其彼此又相互依存、相互渗透、相互制约，共同形成全面发展教育的统一整体。

第二节 培养目标

所谓目标，是指人们想通过行动而达到的目的，指称由此而出现的任务，也指称发生行动之后并且作为终点而表现出来的结果。国家提出的教育目的是各级各类学校要实现的人才培养规格的总要求，护理教育的培养目标是在总的教育目的指导下，各级各类护理院校制定的培养人才的具体质量规格与培养要求。

一、概念

培养目标是指各级各类学校、各专业培养人才的具体质量规格。

培养目标是教育目的的具体体现，是根据特定的社会领域和特定的社会层次的需要制定的，是针对特定对象提出的，并随受教育者所处学校的类型、级别而变化。各级各类学校要完成各自的任务，培养社会需要的合格人才，就要制定各自的培养目标。

护理教育的培养目标是指护理院校培养人才的具体质量规格与培养要求。其总目标要以我国社会主义教育目的及专业教育培养目标为依据。根据实际需要，制定科学、合理的护理培养目标是开展护理教育教学工作的必要前提。护理教育的培养目标一经确定，护理院校的各项工作就要紧紧围绕这一目标而展开。

二、制定护理教育培养目标的原则

（一）必须全面贯彻党的教育方针

党的教育方针是国家根据社会政治、经济发展的要求，为实现教育目的所规定的教育工作总方向，是教育政策的总概括。在制定护理教育培养目标时，必须以我国的教育目标为依据，全面贯彻、落实党的教育方针，以保证具体培养目标的方向性，避免发生各种偏差。

（二）必须有明确的专业定向和人才层次规定

在培养目标中，应有明确的专业定向，应反映不同层次护理人才的具体培养规格和要求。遵循教育规律，尊重学科专业发展的基本体系，突出学科的内在逻辑、核心概念、思想与方法，吸收学科专业发展的新进展，以适应经济社会发展对人才需求的新变化，体现时代发展的新特点。在制定护理教育培养目标时，应有明确的层次定向，注意护理学专业不同层次人才培养的区别。

（三）坚持国家标准，突出办学特色

各专业培养目标必须在遵循国家颁布的教育标准和《高等院校本科专业目录和专业介绍》基础上结合学校实际制定，培养规格必须符合国家专业规范；既要遵循学校整体的办学思路，又要突出本专业人才培养的优势和特色。

三、不同层次护理教育的培养目标

我国现行的护理教育分为两个等级4个层次，两个等级是高等护理教育和中等护理教育，4个层次为研究生护理教育、本科护理教育、专科护理教育和中专护理教育。各层次培养目标都是根据国家的教育方针和卫生工作方针制定的，并从德、智、体、美几方面提出了具体要求。各层次的培养目标分别是：

1. 护理学研究生教育的培养目标　包括护理学硕士研究生和护理学博士研究生的培养目标。其中护理学硕士研究生的教育又包含科学学位和专业学位两个培养类型。

教育部依据《中华人民共和国教育法》《中华人民共和国高等教育法》《中华人民共和国学位条例》，制定的《2016年招收攻读博士学位研究生工作管理办法》规定高等学校和科学研究机构（以下简称招生单位）招收攻读博士学位研究生的培养目标是为了培养德智体全面发

NOTE

展，在本门学科上掌握坚实宽广的基础理论和系统深入的专门知识，具有独立从事科学研究工作的能力，在科学或专门技术上做出创造性成果的高级专门人才。

目前我国护理学博士研究生教育以科学学位为主。国家对护理学博士研究生的培养目标尚未形成明确的统一规定，缺乏具有指导性、专业性的培养目标。

《2016 年全国硕士研究生招生工作管理规定》明确招收攻读硕士学位研究生的培养目标是：为了培养热爱祖国，拥护中国共产党的领导，拥护社会主义制度，遵纪守法，品德良好，具有服务国家、服务人民的社会责任感，掌握本学科坚实的基础理论和系统的专业知识，具有创新精神、创新能力和从事科学研究、教学、管理等工作能力的高层次学术型专门人才以及具有较强解决实际问题的能力、能够承担专业技术或管理工作、具有良好职业素养的高层次应用型专门人才。

2010 年 5 月教育部规定护理学专业学位硕士研究生培养目标是：培养具备良好的政治思想素质和职业道德素养，具有本学科坚实的基础理论和系统的专业知识、较强的临床分析和思维能力，能独立解决本学科领域内的常见护理问题，并具有较强的研究、教学能力的高层次、应用型、专业型护理专门人才。

2. 护理学本科教育的培养目标　2014 年在教育部高教司指导下，由教育部高等学校护理学专业指导委员会组织的专题研究组制定的《护理类护理学专业类教学质量国家标准（修订稿）》，提出了护理学本科教育的培养目标是"培养适应我国社会主义现代化建设和卫生保健事业发展需要的德智体美全面发展，比较系统地掌握护理学的基础理论、基本知识和基本技能，具有基本的临床护理工作能力，初步的教学能力、管理能力及科研能力，能在各类医疗卫生、保健机构从事护理和预防保健工作的专业人才"。

3. 护理学专科教育的培养目标　2003 教育部和卫生部共同颁布的《三年制高等职业教育护理学专业邻域技能型紧缺人才培养指导方案》中规定的培养目标是"培养拥护党的基本路线，德智体美全面发展，具有良好的职业道德，掌握护理学专业必需的基本理论知识和专业技能，能在医疗卫生保健和服务机构从事临床护理、社区护理和健康保健的高等技术应用型护理专门人才"。

4. 中等护理教育的培养目标　1982 年 8 月，卫生部《关于修（拟）订中等卫生学校十三个专业教学计划的几点意见》中提出，中等医学学校学生的培养目标是"为我国四化建设培养德、智、体全面发展，又红又专的中等卫生技术人才"。教育部颁布的《中等职业学校专业目录（2010 年修订）》规定中等护理教育培养目标是培养从事临床护理、社区护理和健康保健的专业人员。

第三节　教学目标

教学目标（objective of teaching）是特指"与教学或训练有关的行为目标"。是指师生通过教学活动预测达到的学习结果和标准，是对学习者通过教学以后能够做什么的一种明确的、具体的表述，主要描述学习者通过学习后预期产生的行为变化，是一切教学活动的出发点和最终归宿。

教学目标将较为复杂的学习行为分解为从简单到复杂、序列分明的几个部分，它不但规定了教学活动应达到的最终结果，而且提出了达到这一最终结果的一般教学活动的程序，对教学活动的深度和广度有明确的具体的指导作用，确保教学目标落到实处，从而提高教学效率。教学目标总是以一定的课程内容为媒介，它的确定与课程内容的选择和组织紧密地联系，并和具体的教学内容一起呈现给教师和学生。对教师而言，它是教授的目标；对学生而言，它是学习的目标。理想的教学目标应该是教授目标和学习目标的统一体。

一、分类理论

20 世纪以来，世界各国许多心理学家和教育学家都对教育领域中教学目标分类问题进行了深入研究，提出了自己的主张和观点及分类体系，形成了关于教学目标的若干理论。其中影响最大的是布卢姆（Bloom BS）的教育目标分类理论（taxonomy Of educational objectives）。

1956 年，美国学者布卢姆出版了《教育目标分类手册一·认知领域》。他认为教育上达到的目标应分为三大领域，即认知领域、情感领域和动作技能领域。每一领域内，又细分为若干层次，这些层次具有阶梯关系，即较高层次目标包涵且源自较低层次目标。每一层次又规定了具体目标。认知领域分为知识、理解、应用、分析、综合、评价，这六个项目中的第一项目主要要求学生用记忆的方法记住所学的事实和现象，后五个项目则为不同层次的能力目标。

1. 认知领域（cognitive domain）　认知领域涉及一些心理及智力方面的能力和运算。按认知技能从低级到高级的顺序排列，分为 6 个层次：

（1）知识：在这一层次中，只训练学生最基本的记忆能力，换言之，就是让学生将学习到的各种基本事实、资料、术语、公式、学说及原理原则等，牢牢记住，奠定学习的基础。知识水平的目标要求学生记住和回忆所习得的知识，如复述脉搏、血压的正常值。常用行为动词如复述、陈述、描述、列举、阐明、认出等。

（2）领会：指领悟知识材料意义的能力。可通过 3 种形式来表明：一是转换，即用自己的话或用与原先不同的方式来表达所学的内容；二是解释，即对一项信息（如图表、数据等）加以说明或概述；三是推断，即预测发展的趋势。领会水平的目标要求学生不仅要记忆知识，而且能理解、解释知识，如学生能区分前置胎盘和胎盘早剥的临床表现。常用行为动词如摘要、举例、估计、区别、解释、转换等。

（3）运用：指将所学知识运用于新的情境，解决实际问题的能力，包括概念、原理、方法和理论的运用。运用以记忆和领会为基础，是较高水平的理解。运用水平的目标要求学生会应用所学的知识，如运用公式计算静脉输液所需时间。常用行为动词如示范、发现、预测、解决、修改、计算等。

（4）分析：指把复杂的知识整体分解为组成部分并理解各部分之间联系的能力，包括要素、关系、结构原理的分析。分析代表了比运用更高的智力水平，既要理解知识材料内容，又要理解其结构。分析水平的目标要求学生能够对事实、观点、假设或判断进行分析，从而进行比较和对比，如分析静脉输液故障发生的原因。常用行为动词如分解、对照、选择、辨别、选出、分析等。

（5）综合：将所学知识的各部分重新组合，形成一个新的知识整体，包括归纳个人所要表达的见解、拟订一项操作计划或概括出一套抽象关系等。它强调的是创造能力，即形成新的模式或结构的能力。综合水平的目标要求学生能融会贯通地掌握知识，并能超越给定的信息，独立解决新问题，如"一位右上肢截肢的青年男性病人即将出院，请为他拟定一份出院计划"。常用行为动词如重组、综合、联合、编制、创造、筹划、设计等。

（6）评价：指对学习材料做出价值判断的能力，包括对材料的内在标准（如组织结构）或外在标准（如某种学术观点）进行价值判断。例如，判断实验结论是否有充分的数据支持，或评价某篇文章的水平与价值。这是最高水平的认知学习结果，包含了前 5 种能力要素，要求学生创造性地对客观事物进行判断、权衡、检验和分析。如"运用马斯洛的需要层次理论分析某病人的需要，并提出满足该病人的方法"。常用行为动词如评定、断定、支持、推测等。

2. 情感领域（affective domain）　　情感是人对外界刺激的肯定或否定的心理反应，如喜欢、厌恶等。人的情感会影响人做出的行为选择。情感学习与形成或改变态度、提高鉴赏能力、更新价值观念、培养高尚情操等密切相关。这是学校教育的重要组成部分，然而，人的情感反应更多的表现为一种内部心理过程，具有一定的内隐性和抽象性，因而这个领域的教学目标相对难以编写。1964 年，美国学者克拉斯沃尔（Krathwohl DR）等人制定了情感领域的教学目标，根据价值内化的程度将情感领域的教学目标分为 5 个层次：

（1）接受或注意：指学习者愿意注意特定的事件、现象或刺激，例如静听讲解、参加班级活动、意识到某问题的重要性等。学习结果包括从意识到某事物存在的简单注意到选择性注意，是低级的价值内化水平，可分为发现、接受的意愿、受控和有选择的注意 3 个亚层次。常用行为动词如回答、描述、使用、把握、认识、选择、发问等。

（2）反应：指学习者主动参与，积极反应，表现出较高的兴趣，例如完成教师布置的作业、参加小组讨论等。可分为默认（如阅读指定的教材）、愿意反应（如自愿阅读未指定的教材）和反应中的满足（如为满足兴趣而阅读）3 个亚层次。常用行为动词如顺从、讨论、提出、表现、实施、遵守等。

（3）价值评价：指学习者用一定的价值标准对特定的现象、行为或事物进行评判，例如欣赏文学作品，或在讨论问题中提出自己的观点、刻苦学习专业课等。学习者在行为上可表现出一致性和稳定性，可分为领会一种价值、选择一种价值及确信一种价值 3 个亚层次。常用行为动词如判别、解释、探究、追随、评价、区别等。

（4）价值观念体系化：指学习者在遇到多种价值观念呈现的复杂情境时，将不同的价值标准组合、比较，确定各种价值观的相互关系，克服它们之间的矛盾，形成一致的价值观念体系，可分为价值的概念化和价值系统的组织化两个亚层次。常用行为动词如指出、修改、规划、整理、安排、保护、统合等。

（5）价值体系个性化：指学习者通过对价值观念体系的组织，逐渐形成个人的品性。个人的价值观、信念及态度等应该形成和谐的系统，内化为个性的一部分，最终形成个人世界观，例如保持谦虚态度和良好的行为习惯，在团体中表现出合作精神等。

3. 动作技能领域（psychomotor domain）　　动作技能涉及骨骼和肌肉的运用、发展和协调。在实验课、体育课等科目中，这是主要教学目标。1956 年，布卢姆在创立教育目标分类时仅意识到动作技能领域的存在，但并未编写出这一领域的目标分类。后来辛普森（Simpson EJ）等人提出了几种不同的分类方法。1972 年，辛普森提出将动作技能领域教学目标分 7 个层次：

（1）感知：指运用感官获得信息以指导动作，主要了解某动作技能的有关知识、性质、功用等。可分为感觉刺激、线索选择、转化 3 个亚层次。常用行为动词如感知、选择、确定等。

（2）准备：指为适应某种动作技能的学习做好准备，包括心理准备、生理准备和情绪准备三方面。常用行为动词如了解、区分、举例、转换等。

（3）指导下的反应：指能在教师指导下完成有关动作行为，是复杂动作技能学习的早期阶段，包括模仿和尝试错误两个亚层次。常用行为动词如尝试、修改、解决、试述等。

（4）机械动作：指学习者的反应已成习惯，能按程序步骤完成动作操作，不需要指导。常用行为动词如表现、示范、操控等。

（5）复杂的外显反应：指能熟练地完成全套动作技能，操作熟练性以迅速、连贯、精确和轻松为标志，包括消除不确定性和自动化操作两个亚层次。常用行为动词如熟练完成、联合等。

（6）适应：指技能达到高度发展水平，学习者能修正自己的动作模式以适应具体环境、条件及要求等方面的变化。常用行为动词如编制、重组等。

（7）创新：指创造新的动作模式以适合具体情境，要有高度发展的技能为基础才能进行创新。常用行为动词如评价、鉴别、断定、推断等。

二、功能

1. 标准功能　教学目标有助于教师清晰、准确地描述教学目标、要求，使之具体化、可操作化，能够为教学评价提供标准。教学评价的对象是多方面的，涉及教师的教、学生的学等，因此教学评价的标准也是具体的，有针对性的。但教学评价的核心部分，主要就是看学生的发展变化是否符合预期的目标，由于教学目标的表述通常是围绕学生的发展变化来进行的，对教学效果的评价，可以以教学目标为依据，分解目标的达成度为教学效果的测定提供客观的标准和衡量尺度。所以，教学目标具有标准功能。

2. 导向功能　教学目标能够引导教学的方向，其导向作用在于：一是教学目标能使教学活动不至于陷入盲目的状态，而有助于使教学活动自觉地进行；二是教学目标能够使教学活动集中于有意义的方向，而避开无意义或者不符合预定方向的事物，有助于有意义结果的达成；三是教学目标能够提高教学活动的效率，使教学活动做到事半功倍。

3. 激励功能　教学目标能够对师生产生激励作用。从学生角度看，教学目标对学生的知识与能力的发展提出了不断递增的等级要求，可使学生对所学的学科产生浓厚的认识兴趣和强烈的达标动机，从而提高教学效率。从教师角度看，由于教学目标是清晰而具体的，所以教师每次教学之后，都能够及时了解目标的达成情况，看到学生的发展变化和不断进步，这有助于教师及时的肯定自我，增强前进的信心。

4. 调控功能　教学目标能够对教学过程起到调节和控制的作用。教学目标是具体的，能够对预期结果的标准和要求做出描述，用教学目标可以检测教学的效果，及时发现问题，诊断问题的成因，并对教学过程进行有针对性的调控，从而保证教学活动顺利地开展，取得实际的成效。

三、护理教学目标的编制技术

（一）基本原则

1. 系统整体原则　编制护理教学目标时，必须要认真学习和全面理解培养目标，以培养目标为指导，理清学科的教学目标与培养目标的关系，体现出培养目标的具体要求，使教学目标与培养目标相互联系、相互支持。

2. 全面包容原则　编制护理教学目标时，教师必须认真分析教材，找出那些具有一定稳定性，包含本学科中对学生从事护理工作最有用、最重要的知识和技能作为教学目标。

3. 可行可测原则　护理教学目标的编制，必须考虑护理师资的经验能力、学生的知识背景与能力水平以及可利用的教学时间与设备条件等实际情况。过高或过低的教学目标都会挫伤教与学双方的积极性，浪费宝贵的时间与精力。在描述教学目标时，应将可随意推论的动词如熟悉、了解等转换为可测量的行为动词如写出、复述等。

4. 明确具体原则　护理教学目标必须明确、具体。护理教师在教学实践中要根据培养目标，制订课程目标、教学目标，在此基础上进行目标分解，编制课堂教学目标或实训教学目标、单元目标或周目标，以便于实施。

5. 与非目标教学结合原则　再具体、再完整的教学目标，也不可能包括护理教学活动可能达到的所有成果。要注重教师自身思想情感、人格魅力对学生思想品德、态度情感的非目标教学作用。

（二）编制步骤

1. 了解教学对象　在编制护理教学目标时，首先了解学生的层次、身心发展规律、已有知识掌握程度、已修课程有哪些，才能因材施教，准确表达教学目标。

2. 研究上一级目标　编制教学目标前必须深刻理解学生的业务标准，同时分析该课程对学生的特定专业要求，确定"教什么，学什么，学得怎样"。然后按照认知、技能、情感领域进行教学目标编制。

3. 分析教材　教学目标是介于教学大纲与教材之间的指导性材料。它依据教学大纲规定的原则，把教学大纲的目的要求细目化，并根据教材结构来制定。根据目标分类理论对教材进行分析，划分知识点，确定学习水平层次，编制测试题。按这个要求设计的教学目标体系，一般是比较科学的，也是可行的。分析教材的目的是找出学科知识点及知识点之间的相互联系，确定每个知识点在学科教学中占据的相对重要程度，根据学生的接受能力和上一级目标的要求，编制教学目标使之与上层目标保持一致。

4. 确定教学目标等级层次　根据护理教学特点，可将教学目标分为 3 个层次水平，即识记、理解及运用。识记，要求的是记忆能力，学生要回答的是"是什么"的问题。理解，要求学生掌握教材的内在联系和新旧知识的联系，能回答"为什么"的问题。运用，是学生该"怎么做"，包含两种水平：①直接应用，要求学生将习得的护理学知识应用于与教学情境相似的情境中，要求学生具有水平迁移的能力；②综合运用，要求学生能将习得的护理学知识应用到与原先教学情境不同的新情境中，要求学生具备在不同水平上进行纵向迁移的能力。避免使用了解、熟悉、掌握等内涵较广的词汇，例如"举例说明医嘱的种类"。

5. 描述教学目标　一个表述得好的教学目标应具有 3 个基本要素并符合 3 条标准。

（1）3 个基本要素：①提供构成目标的具体内容；②规定学生实现目标的具体行为方式；③规定学生完成目标的合格标准。

（2）3 条标准：①陈述的是学生学习的结果，而不是教师做了什么；②明确、具体，避免应用含糊和不可测量的词语；③反映出学生习得知识的水平层次。

思考题：

1. 思考教育目的、护理教育培养目标和护理教学目标三者之间的关系与相互作用是怎样的。

2. 根据我国教育目的的基本精神，讨论护理教育如何提高受教育者的整体素质。

3. 在护理教育中，如何正确处理四育的关系？

4. 试评价社会本位论和个人本位论两种教育目的理论。

5. 运用教育目标分类理论编制护理专业有关课程的 3 个领域教学目标各两条，并按合格教学标准相互进行评价。

NOTE

第五章　护理专业课程设置

　　课程是学校教育的基础，是将宏观的教育思想、观念、目的、宗旨等转变为具体教育实践的中介，师生之间的教学活动是通过课程来完成的。课程的设置和改革，既要顺应社会和科学技术发展的要求，又要遵循教育自身发展的规律和受教育者的身心发展需要。合理的护理课程设置和改革，对于提高护理专业人才的培养质量具有非常重要的意义。

第一节　课程设置概述

　　课程是教学活动的内容，课程与教师和学生一起构成教学活动的三个基本要素，也是学校教育联系社会的纽带，因此，课程非常重要，是学校教育的核心。课程设置是学校选定的各类各科课程的设立和安排，包括规定课程类型、设立课程门类、确定各门类课程的顺序及学时分配等。符合护理专业教学指导思想，具有护理专业特色，科学的护理课程设置是培养优秀护理专业人才的基础。

一、课程的概念与类型

（一）概念

　　课程就是指课业及其进程。在我国古代，课程一词就包含有学习的范围和进程的意思。在西方，课程一词的英文是 curriculum，来源于拉丁文 racecourse，原意为"赛马者的行程"，在教育上指学校的课程，是学校学生所应学习的学科总和及其进程和安排。虽然不同教育学家对课程的定义不尽相同，但大多数学者认为对于"课程"一词，广义的定义是指为了实现各级学校培养目标而规定的所有教学科目及其目的、内容、范围、分量和进程的总和。狭义的定义是指某一门学科，如对护理专业的学生来说，指所学习的护理理论课程、基础护理课程等。

　　课程与学科和教材之间既有联系，又有区别。学科（subject）是根据教学目的而划分的教学内容的各门科目，但有时也和狭义的课程混用；教材（subject－matter）为各门学科的具体内容。广义的课程包括学科和教材。课程是受教育者认识世界的"桥梁"，也是教师和学生开展教学活动的基本依据。

　　课程受一定社会生产力和科学文化发展水平以及学生身心发展规律的制约，因此反映一定社会的政治、经济的要求，所以课程会随着社会的发展而演变，同时具有一定的继承性。课程作为学校育人的规划，是实现教育目的、培养合格人才的重要保证。学生通过学校教育所形成的思想观念、道德品质、个性特征以及知识和能力结构，都与他们所接受的教学内容的性质、范围及结构密切相关。

课程论是研究学校课程设置体系和内容结构的理论。研究范围包括课程设置、教材编写和安排的指导思想、原则和方法等。

（二）类型

课程的类型是按照课程设计的不同性质和特点形成的课程类别，典型的课程类型主要有：

1. 学科课程与经验课程　从课程内容所固有的属性出发，将课程分为学科课程与经验课程。

（1）学科课程：学科课程又称分科课程，是以学科科学体系逻辑为中心编排的课程。起源于古代中国和古希腊。如中国的孔子提出的"六艺"，即礼、乐、射、御、书、数，这是最早的分科教学。在西方，古希腊的亚里士多德和捷克的夸美纽斯均有分科教学的主张。这种课程论又称为传统派，因其思想历史悠久，一直左右着欧美各国的课程设置，影响深远，至今仍被各国广泛应用。

学科课程的优点在于：①学科课程是把公认的科学概念、基本原理、规律性和事实作为授课内容，所以学科课程具有科学性、系统性和规律性的特点。②学科课程是将各门学科知识固有的逻辑体系加以组织，把各门课程包含的事实、法规、结论配置在一定的程序和系统中，有助于学生正确认识客观世界。③教育者按照各级各类学校的教育目标、各门学科的现有水平和受教育者的接受能力预先编定学科课程，应用教学大纲和教科书限定学科课程的内容。④编写学科课程是以把教育作为培养学生参加社会生活的手段，即教育是未来实践的准备为理论依据，所以学科课程具有强大的生命力。

学科课程也存在着一些缺点：①分科过细，容易忽视学科间联系。科学的发展趋势既在继续分化，又在相互渗透，因此产生了交叉学科、边缘学科或跨学科的学科。而学科课程由于分科过细，容易忽视各学科之间的联系。②强调知识体系，忽略学习者因素。学科课程强调按知识体系为中心来编排课程，至于学生对这些课程的心理准备如学生的兴趣、需求和接受能力，关注不够。它只顾学科逻辑系统而忽略学生的心理发展，只顾社会需求而不考虑学生的个体差异和需要，只强调理论学习而忽略亲身实践，容易造成学生被动地接受学习。

（2）经验课程：经验课程又称为活动课程，是指围绕着学生的需要和兴趣，以活动为组织方式的课程形态，即以学生主体性活动的经验为中心组织的课程。经验课程是和学科课程相对立的一种课程理论，由美国实用主义教育家杜威和克伯屈提出。其理论依据是实用主义教育学派，主张"教育就是生活，生活离不开活动"，他们要求以活动为中心组织教学，叫作"经验课程"。

学科课程以教材为中心，而经验课程则主张采用以学习者为中心。经验课程的基本出发点是学生的兴趣和动机，尝试利用学生的某些动机作为组织教学的中心，而不是以学科作为课程的基础。经验课程主要是帮助学生解决他们当前认为重要的问题，并且扩展和加深他们已有的兴趣。因此，这种课程具有偶发性，教育者不可能预先规定学生必须学的内容。经验课程不可能完全不用教科书，但是教科书和系统的教材仅是学生为解决疑难问题或满足某种兴趣而利用的参考材料。

经验课程的优点在于：①经验课程强调学生当下直接经验的价值，把学生的经验及其成长需要作为课程目标的基本来源，充分满足学生的需要、动机、兴趣，因此，在经验课程中，学生是真正学习的主体。②经验课程把人类文化遗产以学生的经验为核心整合起来，要求把学科知识转化为学生当下鲜活的经验，强调教材的心理组织。因此，经验课程有利于学生在与文化、与学科知识交互作用的过程中实现个性的发展。③经验课程的主题和内容源自于现实生活，容易激发学生的学习兴趣，有助于发展学生的实践和创新能力。

经验课程的缺点在于夸大了学生的个人经验，有很大的偶然性和随机性，忽视了知识本身的逻辑顺序，只能使学生学到一些片段、零碎的知识，不能为学生提供系统的文化科学知识，缺乏系统性和连贯性。关于学科课程和经验课程的区别，见表 5-1。

表 5-1　学科课程与经验课程的比较

比较项目	学科课程	经验课程
理论价值取向	知识本位	经验本位
课程内容组织形式	按学科逻辑组织课程	按学生心理逻辑组织课程
设置方式	主张分科设置课程	主张综合设置课程
知识的传递	间接经验	直接经验
课程的作用	把各门学科中的科学概念、基本原理、规律性和事实教给学生	帮助学生解决他们当前认为重要的问题，并且拓展和加深他们已有的兴趣
课程的优点	科学性、系统性、规律性	注重学生，与学生实际生活紧密相连
课程的缺点	分科过细，忽视学科间联系；忽略学生因素	缺乏系统性和连贯性；有很大的偶然性和随机性

实际上，学科课程和经验课程各有特点，各有侧重，相辅相成，相得益彰。例如，我国当前高等护理教育以分科教学为主，同时开设一些经验课程，如临床见习、实习以及毕业设计等，都是操作性、综合性和自主性极强的经验课程。

2. 综合课程与核心课程　根据课程对学科的组织形式不同，可以将课程分为综合课程与核心课程。

（1）综合课程：综合课程又称广域课程，是把若干相邻学科内容进行筛选、充实后按照新的体系组织在一门综合的学科中。这种课程超越了学科课程和经验课程，其主导价值在于使学生掌握综合性知识并形成解决问题的能力。

综合课程具有以下优点：①打破了分科课程固有的界限，实现了课程内容以及教育价值的有机整合，体现了学科知识间相互作用、彼此关联的发展需求。②减少分科，克服了学科课程分科过细的缺点。③综合课程能够增进课程内容与现实生活的联系，鼓励学生在实践中进行学习。④实现学生心理的整体发展。综合课程能够为学生提供更多潜在的机会，使其知识和技能得到提高，从而增强学生的自我效能感和学习动机，提高学生的兴趣。

虽然采用综合课程的结构，减少了课程设置中的分科数目，使教给学生的知识不至过于琐碎。但综合课程的实施有以下困难：首先是编写教科书时，如何将各学科的知识综合在一起；其次是目前的师资难以胜任综合课程的教学。

（2）核心课程：核心课程是在综合课程的基础上，以比较重要的学科或内容为核心，其他学科或内容围绕核心组织起来的主体结构型课程，在一定时期内，学生的学习有一个中心，这样编订的课程就叫作核心课程。

核心课程具有以下优点：①核心课程是以社会的需要，特别是以一些重大的社会问题为中心，以解决实际问题的逻辑顺序为主线，具有明显的跨学科性质。强调课程内容的统一性和实用性。②课程内容源于学生周围的社会生活和人类不断出现的问题，学生积极参与学习，容易产生学习动机。③核心课程具有自身内在的逻辑性和系统性，有助于知识的综合化和教学内容的更新。

核心课程的缺点是对学科知识缺乏系统性、连续性和统一性。

核心课程同活动课程的共同之处是师生共同规划学习活动，研究学什么。不同之处是核心课程以预先规定的教材作为基本的教学资料。随着教学工作的进展，可以随时补充教学材料，使用各种教具。对学习成绩的考核可采用综合评定的办法，进行评估各方面的进展情况。

3. 必修课程与选修课程　根据课程计划中对课程实施的要求不同可以将课程分为必修课程和选修课程两种类型。

（1）**必修课程**：必修课程是学习某一专业必须掌握的知识和技能，以保证所培养人才的基本规格和质量。

必修课程的优势主要有：能够全面反映课程目标的要求，是实现既定教育任务的主要途径；有助于组织课程实施和课程管理与评价。

必修课程的不足之处在于过分注重学生的共性发展，而忽视了学生的个性发展。

（2）**选修课程**：选修课程是指某一教育系统或教育机构中，学生可以按照一定规则自由地选择学习的课程种类。它是为适应学生的个性差异而开发的课程。其主导价值在于满足学生的兴趣、爱好，培养和发展学生的个性。选修课程一般分为限定选修课程与任意选修课程两类。

选修课程优势在于可以比较迅速地把科学技术的新成就、新课题反映到教学中来，有利于学生扩大知识面，也可以把不同专业方向及侧重的课题内容提供给不同需要的学生，以增加教学计划的灵活性。

4. 理论性课程和实践性课程　从课程的性质划分，课程可以分为理论性课程和实践性课程。理论性课程是指加强基础理论知识的课程，它可以通过间接的方式帮助学生掌握本专业所需的基础理论；实践性课程是指加强基本技能训练的课程，例如护理学专业的实验、实习和训练课程等。

5. 显性课程和隐性课程　根据课程是否有明确的计划和目的，可将课程分为显性课程和隐性课程。显性课程又称正式课程，是指一个学校或教育机构中要求学生必须通过学习并通过考核，达到明确规定的教育目标，以获取特定教育学历或资格证书的课程，包括学科课程和经验课程。隐性课程指学生在学校环境中无意识获得的经验，它不作为获取特定教育学历或资格证书的必备条件，但可以潜移默化的影响学生的价值观、信念、情感和行为，从而完善学生的综合素养。隐性课程包括学校组织、校园文化、社会过程和师生相互作用等。护理院校的隐性课程包括聘请校内外专家围绕时事、政治、社会热点、人文素质、个人修养等方面开展专题讲座；护理基础知识大赛、护理技能竞赛、临床志愿者等活动；创新创业教育，参加国家级、省级有关竞赛，参加学校创新创业训练项目、大学生科技创新基金项目等。

6. 公共基础课程、专业基础课程以及专业课程　从层次构成上，可将课程分为公共基础课程、专业基础课程以及专业课程。公共基础课程指医学院校学生必须学习的课程，如政治、英语、计算机等课程；专业基础课程指护理学专业学生必须学习的课程，如人体解剖学、组织学与胚胎学、生理学、病理学、医学免疫学、药理学、医学微生物学等；专业课程指护理学专业的主干课程，如基础护理学、健康评估、内科护理学、外科护理学、妇产科护理学、儿科护理学等课程。

7. 大、中、小、微型课程   根据课程规模大小，可将课程分为大、中、小、微型课程。

100学时以上的为大型课程，60~80学时的为中型课程，40学时左右的为小型课程，少于30学时的为微型课程。

二、课程设置的概念及课程模式

（一）概念

课程设置是学校有计划、有目的地组织实施教育教学活动的重要步骤，是各级各类学校或其他机构关于课程安排的方案，包括开设哪些课程、在哪个学习阶段开设以及开设的时间等，以便组织教育教学活动，它反映了学校课程的整体结构。

（二）课程模式

根据对课程定义的不同理解及所依据的不同教育思想，教育学家们总结了多种课程模式。在此介绍3种常见课程模式，即系统模式、行为目标模式和过程模式。

1. 系统模式   课程的系统模式就是将一般系统理论的观点应用于课程设置过程。系统理论1945年由美籍奥地利生物学家L. V. 贝塔郎菲提出，是被多个学科领域广泛应用的哲学方法论。系统是指由相互作用和相互制约的若干要素组成的具有特定功能的有机整体。系统理论强调系统与要素、结构与功能、系统与环境这三方面辩证统一的关系。主张系统由要素组成，要素间的关系形成系统结构，系统处在一定的环境中，与环境有物质、能量和信息的交流。系统分为开放系统和闭合系统。开放系统指通过与环境的持续相互作用来改变自己达到目标。闭合系统指不与环境相互作用的系统，绝对的闭合系统是不存在的，只可能有相对的、暂时的闭合系统。

课程的系统模式是将课程设置过程视为一个开放的系统。该系统的输入部分是学校及教师所具有的教育思想、观念、理论等。过程部分指的是根据一定的知识技能，将这些思想和观念转化为具体的并准备实施的过程，这个转化过程就是"课程设置"过程。输出部分则是预期课程，包括教学计划、教学大纲、教学材料和教学活动的安排。同时，输出部分还对输入部分进行反馈，判断输出的预期课程是否与输入部分的教育思想和观念相一致，是否在转化过程中由于某种因素的影响而改变了原来的思想和观念，如果出现这种情况应进行调整。如图5-1所示。

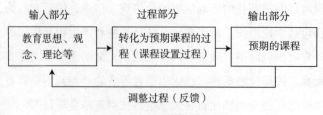

图5-1   课程系统模式图

由于人们教育思想、观念和有关知识都在不断地变化，因此，课程设置系统处于一种动态的循环往复的过程中。而且，课程系统是一个开放的系统，随着社会的发展、科技的进步以及心理学和教育学本身的不断完善，课程系统也在不断发生变革。

2. 行为目标模式　是以目标为课程设置的基础和核心，围绕课程目标的确定及其实施、评价而进行课程设置的模式。美国著名课程专家泰勒在1944年出版的《课程与教学的基本原理》一书中提出了行为目标模式。行为目标模式是以目标为课程开发的基础和核心，围绕课程目标的确立、实现及评价而进行的课程设置。泰勒认为，在课程设置过程中必须考虑4个基本问题，也就是课程设置的流程：①学校要达到的教育目标是什么；②学校应该提供哪些课程才有可能达到这些目标；③怎样能够把这些课程有效地组织起来；④怎样才能确定这些目标正在被达到。其中，第1个问题指的是教育目标和目的；第2个问题是教学内容是否能达到预定目标；第3个问题与课程的组织有关，讨论课程安排的先后顺序；最后一个问题讨论教学评价。舒伯特用4个术语高度概括了上述流程，即目标、内容、方法和评价，并称之为课程设置的"永恒分析范畴"。

（1）目标：在行为目标模式中最重要的是目标的设置，最困难的阶段也在确定目标阶段。泰勒认为，课程目标应根据学生本身需要、当代社会生活需要及学科专家建议等3个方面提出。强调用描述学生行为的词语来阐述目标，学习的目标是对学生行为发生变化的陈述，陈述的形式既指出要使学生养成哪种行为，还应说明这种行为能在其中运用的生活领域。因此该模式的核心部分是制订目标。

（2）内容：内容即如何选择与目标相一致的课程。泰勒认为，教育目标必须通过特定的教育经验才能实现，学生通过经验学习才能达到教育目标。泰勒对学习经验的提出和选择提出了以下5条原则：①必须创造条件使学生有机会去实践课程目标中所包含的行为；②学生在实践上述行为时常体验到满足感；③课程选择的经验应在学生力所能及的范围内；④需要组织多种不同经验共同达到同一个目标；⑤充分挖掘资源，使同一经验产生多种结果。泰勒还指出，课程必须具备如下特征：①这些课程能发展学生的智力；②有助于获得构成各种知识的原理、原则以及这些原理和原则的各种实验、证据、观念、事实等，有助于发展学生的社会态度和兴趣。

（3）方法：如何对课程进行有效地组织和安排，是制订了目标、内容之后的第三阶段工作。要使课程组织有成效，必须符合以下3条标准：①连续性：指的是在课程设置上应使学生有重复练习和增进提高所学技能的机会；②程序性：指的是后一经验在前一经验基础上的广泛和深化；③统合性：指的是课程的横向联系，它考虑各种课程的关联性以及学生行为与所学内容的统一和连贯，即把学生某一学科的能力作为学生全部能力的重要环节并加以促进，而不是把它作为孤立的能力。例如，在某护理学院的课程设置中，将医学基础课和护理学基础作为临床课程的前期课，体现了课程组织的连续性，即学生在护理学基础课程中，所学到的知识和技能仍可以在临床课程的学习中得到重复、练习和发展的机会；程序性，即学生对医学基础课的学习是进一步学习临床课程的前提和基础；统合性，即临床课程（内、外、妇、儿等科）横向彼此相关联，学生能够为护理对象提供整体护理是这些科目的共同培养目标。

（4）评价：指的是如何评价课程的效果。课程评价是课程设置的重要环节。只有通过评价，才能发现学生获得的经验是否达到了满意的效果，也可以发现课程在哪一方面产生了效果，在哪一方面还有待改进。课程评价至少需要两次，一次是在教育方案实施前期，另一次则在教育方案实施后期，这样才能测出变化的程度。评价不等于课程的考试，要通过观察、谈话、收集学生作业等方式来进行。评价的结果还应该有合理的解释。

行为目标模式在课程设置过程中占主导地位，是一个循环往复的过程。随着社会政治经济和科学技术的发展变化以及新的教学研究成果的不断出现，课程将永远处于变化状态之中。行为目标模式实施过程是按泰勒课程设置的4个基本原则进行的，循环反复，不断发展（图5-2）。

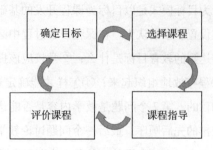

图5-2 泰勒行为目标模式

客观地讲，行为目标模式有其独特的优越性，即为我们提供了一个清晰、明了的课程设置示意图，有效提高了课程工作的效率，对课程设置有广泛的影响，但其始终以实用主义哲学为价值取向，以学生行为改变为基本目标，使得这种模式存在着机械主义、忽视学生主动性等不足。表5-2对行为目标模式的优点和局限性进行了概括。

表5-2 行为目标模式的优点和局限性

优　点	局限性
1. 为学生学习提供了明确的方向	1. 使教育的领域变得狭隘
2. 促使教师更加详细地检验目标	2. 确定高水平的目标很难，因此学习只集中在低水平的目标上进行
3. 通过观察学生的行为，使学生较容易达到目标	3. 要在情感领域确定明确的目标几乎是不可能的
4. 目标可以帮助学生们进行自我指导性学习	4. 忽视了对不可预测的结果进行指导
5. 为课程设计提供了一个比较合理的系统	5. 不可能陈述每一个学习结果的目标
6. 学生更喜欢有明确的目标来指导其学习生活	6. 只能反映训练的领域，不能反映教育领域
7. 可以为不同机构相似课程的比较提供基础	7. 只促进统一性而忽略了差异性
8. 为教师提供了评价学生行为的系统	8. 对个别教师及学生应有不同的目标

3. 过程模式　针对行为目标模式的不足，英国著名的课程论专家斯腾豪斯（D. Stein House）提出了过程模式。他不主张以一套设计好的计划来进行课程设置，然后实施、评价，而是对这个过程进行研究。过程模式是以知识为中心的模式，其特点如下：

（1）课程设置目标与行为目标模式的目标不同，它只是作为课程设计的方法及指导思想，是一般性的、宽泛的教育目标。

（2）课程内容上，必须立足于课堂上的现实状况，过程模式的逻辑起点是内容的选择而非目标的预设。

（3）系统上，课程领域是一个开放的而不是封闭的系统。这种开放性一方面表现为发展学生的主体性、创造性，另一方面则表现为赋予教师充分的自主权。

（4）学习评价上，强调两点，即形成性和发展性，应以教育本体及知识内在的价值及标准为学习评价的依据，在学习评价中教师的作用是一个诊断者，而不仅仅是打分者。

过程模式认为课程是通过教育过程的不断调试来达成的，是一种动态的目标，关注过程，因此这种模式可以培养批判性思维、发散性思维和创造性思维，可以提高学生讨论问题、理解问题、分析和解决问题的能力，可以养成学生虚心听取他人意愿、接受少数服从多数的决策原则等。但缺点是缺乏系统性、全面性；由于完全否定预设目标，也会导致课程设置缺乏计划性和科学性；且难以对学生的学习情况进行评价。由于过程模式中存在着这些缺陷，所以在课程设置模式中不起主导作用。

三、课程设置的依据

（一）以教育目的和培养目标作为护理课程设置的出发点

我国总的教育目的以及专业教育的培养目标是制定护理教育培养目标的依据，也是护理学课程设置的基本依据。我国现行的护理教育分为两个等级（高等护理教育、中等护理教育）、4 个层次（中等护理教育、护理专科教育、护理本科教育、护理研究生教育），每个层次的培养目标各有侧重。在进行护理课程设置时，应合理安排好德、智、体课程在全部课程中所占的比例，也要按照护理教育不同层次的培养目标设置相关的课程。此外，在中医药院校的高等护理教育还肩负着弘扬优秀中国传统文化，继承和发扬祖国医学，尤其是推广和研究中医护理理论、技术的任务，因此，中医药院校护理专业的课程设置除了需要达到上述护理学的基本培养目标外，还应突出中医护理的优势和特色，如目前我国多所中医药院校不仅开设有中医护理的必修课，也增设了养生保健、饮食调护、养生康复、情志调摄等方面的选修课。

（二）护理课程设置应符合科学技术发展的要求，特别要顺应医学和护理学的飞速发展

当今社会科学技术的飞速发展是教育和医学发展的强劲动力，相应地也推动了课程和护理学的发展。首先，随着生活和健康水平的不断提高，民众的健康意识越来越强，需要更高质量的卫生保健服务，相应地对护理专业也提出了更高的要求。其次，由于我国的老年人、慢性病患者和肿瘤患者不断增多以及卫生保健工作重点的下移，护士的工作场所不再局限于医院，需要更多的护士走进社区、家庭，服务于上述群体，护士的工作重心从对疾病的治疗、护理逐渐转向对疾病的预防、控制，因此，要求护士要具有良好的临床决策和人际沟通能力。再次，临床医学的知识和技术更新周期愈来愈短，与此相对应的护理新理论和新技术也层出不穷。最后，国务院学位委员会将护理学升级为与临床医学并列的国家一级学科，下设 4 个二级学科：基础护理学、临床护理学、社区和家庭护理学、护理心理和人文学。综上所述，护理课程设置要紧跟科学技术发展，特别是医学和护理学的发展，课程设置应突出护理专业特色，从护理的角度设置课程，才能保证所培养的学生符合社会的需求。

（三）护理课程设置要符合教育学的发展

教育理念、教学原则、课程载体的发展和变化要求课程设置也要随之不断更新。如现代信息技术大大丰富了课程载体的形式，在传统纸质版教科书和教学资料的基础上，出现了多种形式的电子版的学习资料，如数字化图书馆、数字化教材等，此类数字化学习资料的第三方应用程序（Application，APP）不仅可以在电脑上使用，还可以在智能手机和平板电脑上使用。同时，现代信息技术也使远程教学得到了进一步的推广，如精品课程、网络课堂以及近些年兴起的慕课、微课等，可以让学生通过网络资源学习自己感兴趣的课程。如何积极有效地利用现有教育资源进行合理的护理课程设置，是值得广大护理教育者深思的问题。

（四）进行护理课程设置时，应重视并利用护理教育研究成果

近年来，护理教育方面的科学研究，特别是关于护理课程设置的研究越来越多，护理院校应重视并利用这些教育研究成果，因为通过此类研究可以发现现有护理课程设置中的不足，从而进一步完善护理课程的设置。

四、课程设置的原则

教育目的以及各门学科的性质不同，其课程设置的原则也就不尽相同。在护理专业课程设置时应着重考虑以下三个原则。

（一）囊括和统整

指该课程包含的一切相关因素，应从广泛的知识范围来编制课程，而不是仅限于每一项知识范围。课程设置时应进行知识的统整，通过对本专业相关课程的组织，达到已明确规定的培养目标。为此，首先要了解本专业知识的性质，才能进行相关知识的统整。护理学涉及自然科学、人文科学和社会科学，这三个领域的相关知识应当进行统整。

（二）连贯和系统

强调每一项连续的经验，即前面所学的知识是后面知识的基础，知识点之间没有矛盾和冲突。进行护理课程设置时，应考虑每门课程的安排顺序以及不同层次学生的认知特点，便于学生对所学知识的理解和掌握。例如，关于"无菌"概念的持续性的学习经验，必须以先行的课程（基础护理学）的学习为基础，随着课程的系统展开（临床护理课程），使学生的无菌观念进一步强化。

（三）可行

指护理课程设置能够按计划顺利实施，实施后的效果能够达到预期的护理专业培养目标。

五、课程设置的步骤

课程设置的4个步骤依次为指导阶段、形成阶段、实施阶段和评价阶段。

（一）指导阶段

指导阶段为整个课程设置过程提供了明确的方向，是其他三个阶段的基础，也是课程形成的保障。这一阶段的主要工作包括确定护理教育理念和护理学专业培养目标，统一术语以及选择课程设置的框架，因此需要通过收集大量的资料，做出决策，并且能够为后续各阶段提供指导。指导阶段主要特点是不制订具体讲授内容，只勾画出课程设置的方向。

（二）形成阶段

形成阶段是根据指导阶段的课程设置方向，制订每一部分的具体内容。它包含三部分：①教学大纲的形成；②确定层次目标与科目目标；③课程内容一览表。首先设计教学大纲，根据教学大纲制订层次目标，层次目标的制订又产生了科目目标及课程计划，层次目标与科目目标用于形成阶段的评价，而课程内容一览表则表示护理课程是如何达到层次目标与科目目标的。

（三）实施阶段

实施阶段是课程设计过程中的实践阶段，也就是把前两个阶段的内容付诸实践。通过具体的实践，有可能发现前两个阶段设置的内容不够完善，在实施过程中需要不断地进行调整。教师是实施阶段的主体，因此需要全体教师的通力合作。

（四）评价阶段

评价阶段是课程设置过程中的最后阶段，对课程计划完成程度进行分析，通过评价判断学生是否最终达到了护理专业培养目标，并找出没有达到预期目标的原因。

六、课程设置的模式

为了使课程与教学内容既能实现培养目标，又能够便于教师教和学生学，就需要对所选择的课程进行合理的组织，并以适当的形式呈现出来。在进行护理课程设置时应考虑各门课程开设的顺序，目前我国护理院校的护理课程结构主要有以下三种形式。

（一）"建筑式"课程设置模式

"建筑式"课程设置模式表示基础学科课程在 4 年制中前两年修完，后两年修完护理学课程，前两年课程为后两年课程的基础。如图 5-3 所示。

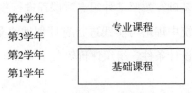

图 5-3　"建筑式"课程设置模式

（二）"渐进式"课程设置模式

"渐进式"课程设置模式表示在 4 年学制中，大多数基础课程和部分护理课程要求前两年修完。随着课程的进展，护理学必修课比重增加而其他学科内容比重下降。如图 5-4 所示。

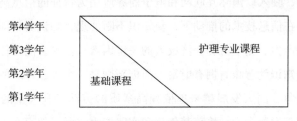

图 5-4　"渐进式"课程设置模式

（三）"平行式"课程设置模式

"平行式"课程设置模式是指 4 年学制中基础学科课程与护理学专业课程同时开课，以一定比重同时修完。如图 5-5 所示。

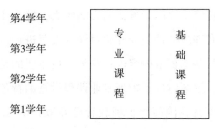

图 5-5　"平行式"课程设置模式

第二节   课程改革

课程改革是在不断变化的社会大背景下进行的，社会、经济和科学技术的发展会推动课程的改革。课程改革以一定理论为基础，有目的、有计划地对课程和教材进行改造。课程改革是教学改革的重要内容之一，也是教学改革的实质性阶段。护理课程改革应重视并借鉴已有的课程改革的经验和成果，充分考虑课程改革的影响因素，对现有护理课程体系进行改革。

一、课程改革的概念及必要性

（一）概念

课程改革是以一定理论为基础，按照某种观点对课程进行集中一段时间的有目的、有计划地改造。其本质上是对课程系统中理论与实践进行有计划地改革，使其达到预期目标的过程。它包括界定目标、制订计划、设计条件、组织评价等各个方面。

（二）必要性

经济和社会的变革是教育发展的强劲动力。因为经济和社会发展水平决定了对教育的投入，决定了教育所培养的人才质量。经济和社会的发展方式，也深刻影响着教育的理念和学习模式。回顾人类的发展史，我们会发现教育总是伴随着人类社会的每一次重大变迁而进行着自身的变革与创新。以计算机科学为代表的信息技术产业在世纪之交的迅速崛起，促进了现代工业社会转入信息社会，驶入以国际互联网和电子商务应用为特征的信息高速公路，使人类进入了信息全球化时代。在信息技术的推动下，新知识不断涌现，知识更新周期越来越短，知识生产力成为决定整个生产力、竞争力和经济成就的关键因素。世界各国比任何时候都更加关注知识与创新。因为拥有知识就意味着拥有财富，而创新则是一个民族发展的原动力，因此，国际竞争已经成为人才竞争，国家发展越来越依赖高素质的劳动者和大量的创新人才。对学生而言，学习的侧重点在于发展个性，培养其创新和实践能力，所以教育在个人生活中的地位越来越重要。

社会的变革需要教育变革，教育变革必然引发其下位概念的课程进行改革。护理教育课程改革是伴随着护理学科的发展而进行的，二者相互作用。新的护理理论和知识的出现推动了护理课程改革，护理课程改革又促使护理学吸收其他学科的相关知识让自身进一步得到发展。我国高等护理教育课程设置受传统生物医学模式的影响较大，较为注重知识的传授，随着现代护理模式的转变，我国目前已有许多护理院校开始对课程设置进行改革，而且改革的幅度和力度也较大，不只是在微观上对某些课程或内容进行修补，更重要的是从宏观上打破了以生物医学模式为基础的学科设置体系，逐渐体现了护理专业课程设置的特色。

总之，我们应该要重新审视我国高等护理教育已经取得的成果，再进行高等护理教育改革，特别是护理课程改革时要不断适应社会对护士职业素质的新要求，在确定目标的基础上重新组织和修订护理课程。

二、影响课程改革的因素

（一）政治因素

课程改革会受到社会政治因素的直接影响。不同的国家或地区制订课程设置的权利方面是不同的。有的是集权制，实行全国统一；有的地方则授权各个院校，院校有相当大的自主权。显然，由院校自主设置课程将会比全国统一的方法更有灵活性和选择性。

（二）经济因素

经济因素对课程改革有直接的推动作用。经济领域要求劳动力要具备宽厚的基础知识、扎实的基本技能、健全的心理社会功能和创新意识，课程目标要据此要求进行调整，相应地，课程要按照课程目标进行改革。其次，课程改革受经济的地区差异性影响，不同地区的产业结构不同，所以受教育者需要掌握的知识和能力也有差异。

（三）文化因素

课程是社会文化的缩影，但社会文化需要通过教育机构的筛选才能进入学校课程。文化对课程变革的影响表现在，当新文化增加、旧文化改变时，课程设置就应及时做出相应调整，文化突变时，课程就要进行大的变革。

（四）科技革新因素

科技的进步与更新对课程的影响愈发显著。首先，促使学校课程目标从注重传授知识转变为注重发展能力；其次，科技革新影响着人文学科与自然学科在课程系统中的相互关系，科学的纵向分化促使课程不断增加，科学的综合又推动课程的综合化；再次，科技更新的速度影响着课程变革的速度；最后，生产力与新技术革命使整个知识基础发生了根本的变化。陈旧的课程观念，如一次性教育、单纯知识教育等已被终身教育、以培养能力为主旨的新教育思想和观念所取代。这些教育思想和观念上的转变，必然也带动课程发生相应的变革。

（五）学生发展因素

学生的发展状态与心理特征，尤其是学生的智力水平、心理倾向在进行课程改革时要考虑。课程改革必须在学生现有水平的基础上满足学生身心发展的全面需要，因此个人需要在当代各国高校课程设置和内容安排上，受到越来越多的关注。如增加学生选修课程的自由度，选课制和学分制的创立和广泛采纳。

三、护理课程改革的趋势

护理课程的改革趋势主要涉及课程目标、课程设置、课程内容、课程结构和课程评价等几方面的内容。

（一）课程目标的改革

课程目标是指课程本身要实现的目标及在一定的教育阶段（包括课内与课外）的学生全面发展可望达到的程度。护理课程目标的设定，要以现代护理观和现代教育观为基础，是教育目标的具体体现。

现代护理观强调，护理应从人的基本需要出发，以人为中心进行身心护理，应重视社会和环境因素在疾病中的作用，强调护理工作的独立性、科学性、整体性，认为护理工作的全过程是以解决人的需要为目的、以科学的护理程序为手段的护理行为。现代教育思想的根本是"以人为本"，承认人的价值和主体地位。教育中要注重促进个人的成长和发展，使个人的潜能得到最大的发挥。综上所述，护理课程目标改革应体现在以下三个方面：

1. 重视能力的培养　以学生为中心，以促进学生的学习和生活为宗旨。培养学生学会学习和指导学生怎样学习，从传统的以"教"为主，转到以"学"为主。将强调激发学生的学习兴趣和主动的探索精神为课程目标改革的主要方向。

2. 重视利他主义、尊重他人价值观的培养　课程目标趋向于从行为目标模式转变为人本主义关怀模式。

3. 重视个人的发展　将学生个人的成长和发展纳入课程目标中，把学生的个性发展突出出来。使每个学生都能得到适合自己特点的发展，让学生学会学习、学会发展、学会创造、学会关心。

（二）课程设置的改革

课程设置是将课程的基本理论转化为产品（教学计划、教学大纲、教科书等）的一个中间环节。如何使课程设置更加突出护理专业特色，更加与社会需求紧密衔接，更有利于培养高素质的护理人才，是长期以来护理教育改革的热点。有关部门多次组织专家进行研讨，对高等护理专业的课程编制进行反复的修订并在实践中加以论证，各高等院校也都非常重视护理专业课程的建设，组织有关人员进行编写，尽量使课程编制更适合学生的学习和符合社会发展的需要。中医护理界也在这方面做了大胆的尝试，以中医整体观和辨证施护为指导思想，在中医护理课程编制中体现出中医护理特色，初步形成了具有中医护理特色的高等中医护理专业的课程体系，并在实践中取得了较好的成效。随着科技的不断发展和社会的信息化和经济化，未来护理专业课程设置的发展趋势将是使其既考虑到社会利益、价值标准，又考虑到地区实用性及个性发展的特殊性。

（三）课程内容的改革

护理课程内容的改革必须顺应国内外课程改革的趋势。护理课程内容的改革方向主要体现在：

1. 增加道德教育　道德教育已成为世界各国普遍关注的问题，强调学生的公民意识教育、社会责任感的教育。

2. 注重人文素质课程的开设　护理课程的人文化是护理课程改革的重要内容之一。在护理教育中，要注重与国际接轨，更要从我国的实际情况出发。在全面推行素质教育的方针指导下，护理教育应加强对护理专业学生综合素质，特别是人文素质的培养。

3. 注重课程内外知识的结合　将两者视为完整的内容。应重视隐性课程的建设，如学校组织、校园文化等，将显性课程与隐性课程有机结合起来。

4. 注重基础课程，拓宽新课程内容　在强化护理专业基础知识的基础上，护理课程内容必须及时更新，体现护理专业最新的研究成果，剔除陈旧的、不合时宜的内容。同时，加强护理课程与现代信息技术的结合，使课程实施方式多样化，拓宽人才培养渠道。

5. 注重课程内容的综合化　护理课程内容应积极探索，有机综合部分课程，充分体现以人为中心的整体护理理念。

（四）课程结构的改革

课程结构的改革涉及课程的两个侧面，即横向关系和关联性。横向关系是指课程的分化与综合，关联性是指课程的排列顺序。

1. 改革护理课程结构，优化课程体系　课程改革应注重课程之间的有序衔接，优化课程设置和教学内容，凝练核心课程，适当压缩课时总数。避免单一的学科课程，设置一定数量的综合课程。

2. 加强实践教学，突出学生实践能力培养　护理教学的关键是培养学生解决临床实际问题的能力，通过早临床、多临床和反复临床，提高护理专业学生的实践能力和社会适应能力。

3. 深化创新创业教育改革，注重学生职业精神培养　在课程建设工作中，要把创新创业教育贯穿于专业教育教学的全过程，用创新创业教育理念推动课程体系、教学内容、方法和手段的改革，开设创新创业教育课程。通过课外科技创新活动、创新创业项目训练、各类学科竞赛、志愿服务和社区实践等形式，强化学生综合素质和职业精神培养，提高学生创新意识和实践动手能力。

4. 运用新信息技术，使课程实施方式多样化　改变传统教育观只强调老师的"教"而忽视学习者的学习自主性的弊端。从改革高校人才培养方式入手，利用新的信息技术和网络技术，如数据库、数字图书馆、网络课程等，使课程实施方式多样化，成为高校课程改革的一个重要目标。

（五）课程评价的改革

课程评价的改革是护理课程改革的一个重要方面。首先，要明确课程评价的目的。课程评价是为决策服务的，通过评价为改进课程提供方向。其次，课程评价应根据三个相互作用的标准（每个学生的需要、社会的需要和学科的需要）来进行。课程评价的改革，应充分发挥考核与评价体系的"指挥棒"作用，实施不同课程类别的考核方式改革，坚持考试形式多样化、考试内容综合化、评价方法质性化的原则，采取形成性考核与终结性考核相结合的考核模式，重视对学生学习过程考查和学习能力评价，探索建立多元的有利于学生个性发展的考核与评价体系。

四、护理课程改革的策略

课程改革是一项复杂的工程，涉及教学以及课程管理与政策的诸多方面。课程改革策略是拟定课程改革计划的过程和步骤，也是协调个人、组织和机构之间关系的办法。综合国内外课程改革的经验，护理课程改革的基本策略有：

（一）加强理论研究和指导，做好课程改革和发展的师资准备

课程改革必须以一定的理论为指导。没有理论指导的改革是盲目的，而盲目的改革势必引起混乱。课程的施教首先靠老师，面对课程演变的趋势，需要对教师的知识和能力结构进行调整，鼓励和提倡有条件的教师开设新的选修课，组织相关学科之间的横向联系，通过进修、学术活动和出国留学等多种渠道，为开设新课程、开拓新专业做好师资准备工作。

（二）加强政府、专家和教师的良性互动

课程改革没有政府的支持，改革很难成功；没有课程专家的指导，成功的希望也很小；而没有学校教师的积极参与，更是必败无疑。因此，此三者之间的良性互动是学校课程改革成败的关键。

（三）加强相关领域课程的改革

教材及相关的学习资料和读物与课程改革是紧密联系的。因此，教材等相关的改革也要同时进行。

（四）做好推广工作

要对新课程的推广做出细致计划，并按阶段完成，逐步把新的课程方案从实验验证开始，向更大范围过渡，以取得更大的效益。

第三节　中医药院校护理课程特点

课程设置是整个专业计划的核心，科学、符合专业指导思想并富有专业特色的课程设置是培养专业人才的基础。随着医学的发展，中医护理因其"辨证施护""整体观"理论，更符合未来医学模式，中医院校要培养高素质的护理人才，必须从实现人才培养目标的途径——课程入手。因此，探讨中医院校护理专业课程改革，不仅反映了社会发展的需要，也有助于推动医疗卫生体制的整体改革，也为实现国际中医护理教育质量的相互认可奠定基础。

一、中医护理教育课程体系的形成

（一）起源

中医护理理论与中医理论密不可分，是中医理论的重要组成部分，它随着中医理论的产生而产生，随着中医理论的不断发展而不断成熟，它的形成同中医理论一样经历了一个十分漫长的历史过程。

早在医疗知识和医疗技术萌芽时期，我们的祖先在与人类疾病抗争和自我保护的过程中，常用树叶、泥土、草茎进行外伤涂裹和包扎来控制感染；用压迫的方法进行止血；用抚摸揉按疏通经络、消肿化瘀；用经过甄别无毒的动物、植物充饥和治病等，其实这些都是简易的中医护理方法的出现。在我国历代的古书，尤其是医学理论专著中也有许多中医护理的经验记载。先辈们这些有益的实践累积和经验记载，为以后的中医护理理论和中医护理教育的形成奠定了客观的基础，对中医护理教育的课程设置也起到了重要的指引作用。

（二）形成

随着西方医学理论的形成、进步和发展，现代护理理论由西方逐渐传入中国，并形成了欧美式的西方护理教育体系，课程设置大多借鉴了欧美国家的模式。另一方面，新中国成立前由于多种历史原因，中医护理长期以来尚未形成独立完整的学科，成了中国医学领域尤其是中医学术界的一大遗憾。

20世纪50年代，我国先后在有条件的省市建立了中医学院和中医研究所，有的省市在医学院设立了中医系、中药系，开展了对中医学的挖掘、梳理、继承和提高工作，中医护理的知识、技术也一并被挖掘和梳理出来，为中医护理的发展和进步提供了难得的条件和机遇。1958年，江苏省在中医院创办了中医护士学校，填补了我国中医护理正规学历教育的空白，开创了新中国中医护理教育的先河。该校的前辈们在深入挖掘、分析、研究中华民族传统医学、传统护理理念、传统护理技术与方法、传统护理理念的基础上，对中医护理教学模式和课程设置进行了大胆、有益的尝试，相继编写了《中医护理学》《辨证护理纲要》等教材，为中医护理教育课程体系的形成初步奠定了基础，做出了历史性贡献。此后，有更多的护理教育工作者以高度的责任感和不懈追求的学术精神，投入到中医护理教育课程体系的研究和探索中，相继出版了一批中医护理教材，如《中医护理学基础》《中医内科护理学》《中医护病学》《中医儿科护理学》等，与此同时，其他相关的中医护理参考书籍也不断发布，如《中医整体护理计划纲要》《中医护理古籍摘要》《中西医结合护理学》等，中医护理教育有了一个初步的框架。

改革开放 30 多年以来，国家综合国力和人民生活水平不断提升，国家大力推进全民健康事业，医疗保障体系更加完善，医疗卫生事业得到长足发展，为医学教育事业的发展带来了前所未有的机遇，中医护理教育亦得到了长足的发展。从第一所中专护士学校诞生，到高等职业专科学院设立、本科和研究生学历教育，中医护理教育课程体系初步形成。

二、中医护理课程的特点

（一）中医护理专业的课程体系

由于我国的中医护理教育相对西医护理教育起步较晚，长期以来基本沿用西医护理教育模式，在早期没有突出中医护理的专业特色。随着不断的探索和实践，目前全国范围内中医护理高等教育的课程体系主要有以下的结构：

1. 通识教育模块　培养学生的思想道德修养、身心素质，使学生掌握与护理学相关的人文社会科学基本理论；培养与护理对象及其他卫生服务人员有效沟通交流的能力。包括政治理论、外语、体育、计算机基础与应用、护理学导论、护理美学、护理伦理学等课程。

2. 基础课模块　培养学生必须掌握与护理学相关的医学基础基本理论、中医学基本理论，为逐步形成中医素养，培养应用中医护理的辨证观、整体观理论和护理程序做准备。包括正常人体解剖学、生理学、病理学、药理学、中医学基础、中药学、方剂学、针灸学等课程。

3. 专业基础课模块　培养学生必须掌握护理学的基本理论、基本知识和基本技能及中医护理的基本理论、基本技能，培养应用护理程序对服务对象实施整体护理的能力，为学习专业课程做准备。包括健康评估、护理学基础、中医护理学基础等课程。

4. 专业课模块　培养学生掌握生命各阶段常见病、多发病基本的病因、发病机制、临床表现、诊断、防治原则及相关护理知识；掌握与护理学相关中医学基本理论，掌握生命各阶段的预防保健及健康促进知识；培养应用中医护理的辨证观、整体观理论和护理程序对服务对象实施整体护理的能力；培养评判性思维及分析和解决实际问题的能力；培养初步配合抢救急危重症患者和应急处理突发事件的能力。包括内科护理学、外科护理学、妇产科护理学、儿科护理学、社区护理学、营养与食疗学、中医临床护理学、中医康复护理学等课程。

5. 实践课模块　培养学生巩固中医、西医护理常用的技术操作，提高动手能力，培养独立分析问题和解决问题的能力。包括护理基础、中医护理技能实训、临床技能实训课、第二课堂（含创新创业课程）等。

（二）中医护理课程的特点

中医护理课程与西医护理课程既有相同之处，也有不同特点。归纳起来，主要有以下几点：

1. 中医护理人才培养目标不断明确　我国中医护理本科生的总体培养目标是：培养德、

智、体全面发展的，既能掌握现代护理学的基本理论、基本知识和基本技能，又能掌握中医辨证施护的方法及中医护理技术操作，具有一定的人文社会科学和自然科学基础理论和知识，具备对服务对象实施整体护理及社区健康服务能力的，能在护理学科领域从事护理临床、护理科研、护理教育、护理管理、社区护理等工作的高素质应用型中西医结合护理人才。我国高等中医药院校中医护理学专业本科生对护理人才的总体培养目标是：培养德、智、体、美等各方面素质全面发展，掌握系统的、扎实的中医护理理论知识，接受中医护理临床技能的训练，掌握必备的现代医学和自然科学知识，具备深厚的人文知识，能够熟练运用中医护理方法和技能从事健康卫生服务一线护理工作的多元复合型人才。对中医护理人才培养目标的确立具有科学性、针对性、前瞻性、可行性原则。

（1）科学性原则：培养目标的确定符合护理教育规律，紧密联系卫生保健服务对中医护理人才的需要。

（2）针对性原则：培养目标的确定要突出中医的护理特色和护理的中医特色，注重人才当前的适用性和发展的可持续性相结合，始终贯穿中医护理的核心理念。

（3）前瞻性原则：中医护理人才培养应借鉴和发扬国内外先进教育经验。

（4）可行性原则：应充分认识卫生事业和护理教育发展现状，人才的培养围绕着发展中医护理事业进行，适应社会需求。

2. 课程模式中体现中医护理特色　我国中医药院校中医护理学本科专业课程设置以基础、临床、实习的三段式结构为主，课程设置上除开设西医护理课程同时也开设一定比例的中医护理相关课程。并已初步做到将中医护理理念渗透到中医护理的各课程中。目前的中医护理课程设置出现了课程融合的趋势，如把中医基础理论、中医诊断学等课程融合成中医护理学基础，把中医内、外、妇、儿科护理学整合为中医临床护理学，这种设置方式有利于把理论与实践紧密地联系起来。

3. 构建中西医结合课程体系，增加中、西医优势互补　《全国护理事业发展规划纲要（2005—2010年）》明确提出要发展中医护理，突出中医整体观和辨证施护，加强中、西医护理技术的有机结合。近年来，各高等中医药院校的专业课程体系中，体现了中、西医护理基本理论、基本知识和基本技能等内容，加强培养整体观和辨证施护等中医护理思维的培养。在教材建设中，加入中西医结合护理理念，构建中医护理专业中西医结合的新模块。

三、中医药院校护理专业课程设置的特征与发展趋势

2016年8月19日，习近平同志在出席全国卫生与健康大会时的讲话中谈到"要着力推动中医药振兴发展，坚持中、西医并重，推动中医药和西医药相互补充、协调发展，努力实现中医药健康养生文化的创造性转化、创新性发展"。《全国护理事业发展规划纲要（2011—2015年）》中，明确指出要"大力发展中医护理，提高中医护理水平，发挥中医护理特色和优势"。由此可见，我国对中医和中医护理的重视，这既是机遇，也是挑战。中医护理的发展需要在实践中不断完善，中医药院校护理专业课程在发展中面临诸多挑战，课程设置的特征与发展趋势如下：

（一）深化中医护理学的内涵，建立完整的中医护理理论体系

加强中医经典理论的学习，提高中医理论水平和临床水平，重视中医文化传承，在此基础

上，深化中医护理学的内涵，建立完整的中医护理理论体系。中医护理学的内涵包括护理理论层面、护理方法层面和护理技能层面三个方面。中医护理学属于中医范畴，也属于护理学的范畴。中医的经典理论也是中医护理学的理论基础，深化中医护理学的内涵，需要认真学习和研究中医学理论，理解中医文化，贯彻中医方法，应用中医技术。在继承与发扬中医学经典理论体系的同时，借鉴现代护理学和现代科学技术前沿的新成果和新技术，建立新的适应时代进步和社会发展的完整的中医护理学理论。

（二）突出中医护理专业特点，继续优化课程体系

在中医护理教育发展中，教育模式的探索，教学方法的改革，教育理念的创新，有利于解决临床需要和培养目标的矛盾、理论和实践的矛盾、师资和教学的矛盾。在课程设置中，要做到科学合理，合理设置中医课程，融合西医护理教学内容，避免教学内容的重复，提高教学质量。要协调中医护理学和现代护理学的教学关系，整合中、西医护理的内容，体现中医护理的专业特点和优势，把握临床护理发展的最新动态，优化课程体系，不断适应社会对中医护理人才的需求。

（三）建立科学化、规范化、标准化的中医护理工作方法

具有丰富护理方法的中医护理学，不能仅停留在经验层面，需要建立一套科学化、规范化、标准化的中医护理工作方法，同时应用循证护理方法，制定出符合中医护理学自身规律的、科学有效的中医护理临床质量标准评价体系。在教学中，增加相关内容的实用性，强化中医护理思维能力和临床工作能力的培养，保证中医护理人才的培养质量，培养融合中、西医优势的高级护理人才，推动我国的高等中医护理教育事业不断向前发展。

思考题：

1. 简述学科课程和经验课程的区别有哪些。
2. 泰勒认为要使课程组织有成效，必须符合哪些标准？
3. 试述中医药院校护理专业课程设置的特征与发展趋势。

第六章　护理教学方法与教学媒体

教学方法和教学媒体是教育系统中重要的组成部分，也是护理教育研究的重要领域。教学是教师的教和学生的学所组成的双边活动，是教师和学生共同完成教与学任务的过程。教学方法和教学媒体是教师完成教学计划、提高教学质量的重要途径和手段。

第一节　教学方法概述

教学方法是教育研究的重要领域。研究教学方法的目的，在于使教师认识教学方法的理论基础，掌握学生身心发展规律，坚持按照学生的认识活动规律进行教学。教学方法在教学中具有不可忽视的地位和意义，它影响着学生的身心发展，是连接教与学的重要纽带，也是实现教学目标、完成教学任务、提高教学质量的重要保证。

一、概念

教学方法是教师和学生为了实现共同的教学目标、完成共同的教学任务，在教学过程中运用的方式与手段的总称。教学方法包括教师教的方法（教授方法）和学生学的方法（学习方法）两大方面，是教授方法与学习方法的统一。

广义而言，教学方法是教师与学生之间相互联系、相互作用的方式，并通过这种联系和作用使教师对学生进行传道、授业、解惑。狭义而言，教学方法是教师给学生传授并指导学生掌握知识和技能、培养学生健康成长的方式。

二、教学策略与教学方法的选择

（一）教学策略

教学策略是实施教学过程的教学思想、方法模式、技术手段这三方面动因的最优化框架式集成整体，是教学思维对其三方面动因进行思维策略加工而形成的方法模式。

选择何种教学方法，是由教学策略决定的。教学策略分替代性和生成性。

1. 替代性策略　在学习过程中，教师代替学生处理信息，为学生提供学习目标，选择教学内容，安排教学顺序以及设计教学活动，比如讲授法、示范法。

2. 生成性策略　让学生作为学习的主要控制者，自己形成学习目标，自己对学习内容进行组织加工、安排学习活动的顺序，并鼓励学生自己从该教学中构建具有个人风格的学习。学生在学习过程中可以积极主动构建认知结构，对信息的处理过程比较深入，有利于知识的记忆和迁移，使用个性化的学习策略，可以提高学生的能力，还可以激发学生的学习兴趣。当然，这种策略也有局限性，对学生的认知能力有较高的要求，具有较高的智力投入，这可能导致一部分学生认知超载和情绪低落，需要学生花费大量的时间进行学习，学习周期较长，学习的成功依赖于学生以前具有的有关内容的知识和学生具有的学习策略水平，按照这种方式获得的学习结果具有明显的个人风格，对学习内容的理解带有较浓厚的个人色彩。比如小组教学法、以问题为基础的教学方法。

由此可以看出，不同教学方法的选择，不能说哪一种更科学、更可取，而是应注重如何在教师控制和学生控制两级之间，选择一个恰当的控制点，把这两种策略结合起来使用，取长补短，从而用最适当的策略实现教学目标。在决定教学策略，或选择教学策略控制点的时候，要根据所面临的教学实际情况而定，应考虑具体的教学目标、教学内容、教学对象、教学条件及环境因素，根据问题想办法，根据问题想策略。

（二）教学方法的选择

教学方法的选择需要把握以下原则：

1. 总体把握原则　教学方法要服务于教学目的和教学任务的要求。不同领域和层次的教学目标的达成，要借助于相应的教学方法和技术，教师可根据具体的可操作性来选择和确定具体的教学方法。

2. 师生共明原则　教学方法是师生双方共同完成教学活动的手段。学生的知识基础和特点直接制约着教师对教学方法的选择，这就要求教师能够科学而准确地分析学生的特点，有针对地选择和运用相应的教学方法。

3. 双效统一原则　教学方法是教学活动中师生双方行为体系。教师在选择教学方法时，要结合自身的优势扬长避短，最大限度地发挥教学环境条件的功能与作用。

教学方法运用中应注意：运用教学方法必须坚持以启发式为指导思想；必须做到最佳选择和优化组合；必须做到原则性与灵活性相结合。为了完成一项教学任务，教师可以选择多种教学方法组合。

第二节　护理教学方法

护理教学中，有诸多的医学原理、护理知识、操作技术内容，其教学方法也有着自身的特点。高等护理教育的人才培养目标，不仅仅是具有广博的护理知识，还要有独立思考和解决问题的能力。因此，以培养自学能力为目标的独立学习方法和以培养专门技能为主的实验教学方法常为高等护理院校采用；高等护理教育注重学生研究能力的培养，学校的教学内容无论已经确定或不确定的学科知识，都需要教师带领学生以研究者的身份去考察、去质疑、去分析和研究，因此教学方法渗透着研究特点；高等护理教育还注重学生实践能力的培养，学生毕业后要服务社会，所以教学过程与社会实践和社区服务结合，能够提高解决实际问题的能力，为学生职业生涯奠定基础；科技迅猛发展的今天，创新知识领域需要多学科协同发展、精诚合作，所以在教学中培养学生的合作精神非常重要。

NOTE

护理教育作为一种包括成人在内的多层次、多轨道的教育，教学方法亦多样化，除传统的讲授法、示教法、实验法、课堂练习法、课外练习法以外，还有诸如小组教学法、经验学习法、以问题为基础的教学方法、多媒体教学、远程教学、个别辅导、开放式学习、学导式教学和标准化病人的教学等方法。每一种方法都有其不同的特点。

一、讲授法

讲授法是教师运用语言系统连贯地向学生传授知识、进行教育教学的方法。通过讲授可以完成一系列的教学任务，例如向学生传授知识、控制学生掌握知识信息的过程、促进学生认知能力的发展。讲授法作为一种主要教学方法广泛应用于各类教学系统，护理教育的大部分教学活动也是通过讲授法完成的。

讲授法作为传统的教学方法，它的优点在于：教学效率高，能够在较短的时间内对众多学生同时传授较多的知识信息；教学支出经济，讲授法的成本相对于其他教学方法来说是很低的，有时除了教师本人外，甚至不需要其他的设施；教师运用方便，讲授法不受时间和空间的限制，教师在任何时间、任何场地均能使用。

讲授法的不足在于：以教师为中心，忽视了学生学习的自主性、参与性及个体差异，不利于学生综合能力的培养；学生注意力集中的时间有限，连续长时间听老师讲课会使学生兴趣降低，甚至感到疲劳、乏味、枯燥。

讲授法是教学活动中最基本的教学方法，教师要提高这一基本功，必须有良好的语言表达能力和艺术修养。采用讲授法时切忌冗长、乏味、缺乏条理性，课前认真备课、制定周密的授课计划是提高教学效果的保证。

（一）制订授课计划

讲授法适用于传授现成的或是其他材料中已经被证实的知识，所以讲授法成为传播某种特定题材的常用手段。教师在确定了使用讲授法教学后，还要进行教学设计、制定周密的授课计划才能确保授课的效果。必须考虑的是影响授课计划的相关因素。

1. 学生因素　学习者是教学活动的中心。进行护理教学时必须先了解学生原有的知识、技能、态度等，即学生参加学习时所具有的认知发展水平、一般特点和起点水平（起点能力）；必须了解学生的生理、心理和社会背景等特点，同时，其间的智力个性差异也不可忽视。

在多层次多轨道的护理专业教育中，特别是部分成人教育以及在职护士的继续教育，学生对每节课所需要的知识不尽相同。因为，在受教育的学员中，有些学生可能还不具备任何正式资格，而另一些却已具有相当高实践水平的专业证书。在这种情况下，对教师而言，只能把目标定在中间，因为要使讲授内容适合于每一个学生很困难。对那些处于两个极端的学生则需要配合个体化的指导，以保持其学习热情促进其长进。

在分析学生的认知发展水平时，最为重要的理论指导就是皮亚杰关于认知发展阶段的学说，他认为，学习者的认识和思维发展过程都是从具体到抽象。教学设计中将具体的事物或概念作为认识抽象事物的基础，引导学习者的思维向抽象的逻辑思维发展。

在分析学生智力的个性差异时，最常用的是智力量表测量法。借助这种方法，教学设计者了解学习者的智力差异，以便为教学设计提供一定的依据。

在护理教学设计中有必要分析学生的一般特点，包括年龄、性别、种族、文化背景等，例如，居住在偏远山区的学生和生活在都市的学生在文化背景上存在差异。

研究表明，学习者的学习风格、动机、人格因素等都会有不同程度的差异，这些差异对学习和教学的不同方面影响不同。护理教学设计者应熟悉学生的学习风格，考察各种教学策略与不同学习风格的适应程度；分析学生的学习动机，以了解他们对学习的态度和心理状态，并根据其态度和心态对教学活动进行适时调整。

2. 题材因素 所选题材的培养目标对讲授计划会产生极为深远的影响。教学的题材直接影响着讲授方法的选择，护理教学中的问题千差万别，选择哪一种教学方法要从这几个方面考虑：原来的护理教学中是否有不能满足学生学习目标的；现存的护理教学传送方式是否有效；教学内容是否吸引学生；教学方法能否提高学生学习的兴趣、耐力和动机；教学中是否明显地表现出没有达到护理教学目标；护理课程中是否增加了新的学习目标。

如果确定题材目标主要是与学习精神运动技能或是态度的改变有关，那么讲授法就不是这些题材最好的教学方法。但是，在学生进行实践之前给他们演示精神运动技能，或是在小组讨论之前介绍病案或某一特定问题时，仍然可以采用讲授法。

3. 环境因素 环境因素对讲授计划有一个实践性的约束。因为环境因素不仅仅包括视听教材、黑板等教学辅助用品，也包括学习场所等因素在内。

讲授的课堂环境要求安静、清洁、明亮、空气好、座位舒适、视线清楚、师生气氛和谐。为学生提供身心舒适的学习环境，才能保证授课的效果。

4. 心理因素 在制定讲授计划时，需要考虑许多心理因素。讲授内容的组织要有逻辑性，富有意义；讲授顺序的安排应从简单到复杂，从具体到抽象，从已知到未知。在讲授过程中要不断地改变活动方式并注意给学生一定的刺激，以保证听讲者的注意力不至于很快下降。比如，提出学生感兴趣的问题，以唤起学生的注意力；插入性的课堂小测验可以检查学生对所学新知识的掌握情况，并及时解决存在的问题。在讲授结束时要进行重点内容的重复，使学生能够多次接触某一信息，起到举一反三的作用，这样，学生在讲授结束后的一段时间内还能保持信息记忆。此外，师生间的关系也会直接响授课计划和授课效果，因此教师要注意建立良好的师生关系，以促进授课计划的实施。

（二）课前准备

课时备课即课堂教学设计，是指上课前对整节课的准备，它起着制订蓝图、预先谋划的作用。备课的精细程度决定了教学效果的雏形。护理教师，特别是年轻教师，需要认真细致地备好课。课前准备包括准备教材、准备学生、准备教法、准备教具，即要求教师上课前要钻研教材、考虑教学方法、选择教学媒体等。

1. 钻研教材 包括钻研教学大纲、教材，并根据教学大纲和教材的要求，有目的地参阅参考资料。

教学大纲对护理教师进行课程教学具有指导作用。护理教师要准确完整地掌握教学大纲，包括弄清所教学科的目标、方法要求、学科内容体系结构、重点难点关键及进度安排等。

教材是护理教师进行课程教学的根本依据。首先，教师对教材要达到懂、透、化的程度，即护理教师要深刻地理解教材、消化教材，上课时教师方能自如地运用教材，达到左右逢源的境界。其次要抓住教材的重点、难点和关键。对这些部分要分析、设计，确定讲解的方法，准备一些相关的实际例子。此外，要查阅教学参考资料，这一点对于护理教育来说至关重要。医学科学、护理学专业发展非常迅速，知识更新是日新月异，由于护理教材本身的滞后性，教材上的部分内容可能已不适宜，甚至某些观点已被淘汰，或某个问题已有新的进展。因此广泛参阅资料是不可或缺的一部分。可供参考的资料包括：相关内容的书籍、期刊，特别是原版外文书籍、杂志。同时，对于一些尚未被认可的观点，在介绍给学生时应加以说明。

2. 了解学生 了解学生情况是必不可少的工作。对学生情况的了解有助于护理教师因材施教，以避免教学上的盲目性，而且也是建立良好师生关系、创造和谐的课堂氛围的前提。应尽量全面了解学生的情况，包括听课学生的人数、学生的个性特点、学习态度、学习能力及程度、基础知识、课堂纪律以及学生对任课教师教学的适应性、评价和期望。教师可以通过与班主任、其他任课教师或学生交谈，观察学生，批改作业，考试以及发调查问卷等方式了解学生，并在此基础上对学生的情况进行分析。

3. 课堂设计 课堂设计是指对一节课的教学过程中各个环节、各个步骤、各个方法进行认真地研究，拟定出较详细的教学实施构想。

内容包括：①确定课程的教学目的和任务；②确定课程的重点、难点和关键；③确定课程的类型和结构；④选择合适的教学方法和教学媒体；⑤设计教学语言和教态；⑥设计提问、练习和课外作业；⑦确定各个教学环节和步骤所使用的时间。

4. 编写教案 编写教案就是用文字把上述研究、设计和构想表达出来，它是在前述工作基础上进行的。常见的教案种类有讲义式、提纲式、综合式。教案根据教学内容的不同，可以用不同的形式表现出来。下面是常用的教案格式（表6-1、表6-2）。

表6-1 教案（1）

班级		章节		时间		教学方法	
教学要求	教学目的和要求						
	教学内容						
	教学重点和难点						
	教学媒体						
教学过程	复习旧课						
	讲授新课						
	课堂提问						
	课堂小结						
	布置作业						
参考书目							

表 6-2　教案（2）

授课章节				学时	
授课教师			授课对象		
教学目的					
教学重点、难点与对策					
教学方法与手段					
教学过程					
授课内容			教学方法及手段		时间
作业及练习					
课后小结					

（三）讲授过程

讲授过程包括讲授的开始、讲解、衔接、提问、讲授结束等环节。

1. 讲授的开始　好的开始是成功的一半。教师如果精心设计好开始环节，可以起到激发学生的兴趣、牢牢吸引住学生的作用，从而为整堂课的讲授打好基础。一般来说，讲授开始要具有针对性、启发性和趣味性，同时要具有简洁性。讲授开始的具体形式和方法是多种多样的，下面介绍一些常用的形式与方法。

（1）各种新知识都是从旧知识中发展、演变而来的，"温故知新"的过渡式开始成为教师教学常用的方式，护理教学中常也采用这种教学方法。例如讲解消化性溃疡病人护理的内容时，可从回忆消化道生理解剖与功能开始。

（2）用精心设计的提问语开头，再通过学生回答和教师给出答案而引入课题。教师所设的"疑"能使学生的求知欲由潜伏状态转入活跃状态，有力地调动学生思维的积极性和主动性。如在讲授"健康的基本概念"这一内容时，可以这样导课："我们几乎每天都谈到健康，是否住院才叫不健康？没病就是健康？到底怎样才算健康呢？"这样以提问的形式将"健康"的问题提出来，从而引出本节课的教学内容。

（3）教师通过叙述一个寓意深刻的故事作导入语段，既能使学生头脑中形成鲜明生动的形象，又能引起学生极大的兴趣。在讲述临床护理课程时，可以引用临床中典型病例的护理作为故事导课。

（4）在护理教学中，有时遇到这样的情景，你要讲的课题与当时的天气、环境或情景、周围的人和事等正好有某种联系，教师应注意充分利用，即兴发挥，以调动学生学习新课的积极性和主动性。例如，讲解哮喘病人护理的内容时，可以联系外面春暖花开、游人如织，而有的人则对其过敏引发哮喘的例子。

（5）在上新课之前，教师有选择性地展示挂图、实物、标本、模型，或播放一个录像片段，或做一些启发性强的实验、练习，最好让学生也参与，以调动学生的积极性和主动性，使学生直观形象地进入新课。

2. 讲授中的言语表达　教学语言是教师教学的基本功和必要修养。据统计，在传统的、比较正规的课堂中，平均有70%的时间是教师在讲授。因此，良好的教学语言和艺术修养应成为每一个教师的自觉追求。教学语言的表达方式包括讲述、讲解、讲评和描述等。

（1）讲述：讲述是教学中口头的叙述；是教师向学生介绍、叙述和描绘事物，它是教学中传播知识的首要方式。

（2）讲解：讲解是教师解释、说明和论证有关概念和原理，讲清道理，包括讲析和解说。讲析和解说都是教师通过口讲、使用说明分析的方法来解释概念的定义，阐释概念的内涵和外延，解说现象、分析现象或解释事物的原理成因。讲析重在分析，解说重在阐释，讲析说明的是"为什么"与"怎么办"的问题，解说则说明"是什么"的问题。

（3）讲评：讲评是在讲授过程中评价有关教材或学习的内容。评是"评判"，是以教师的认识和价值标准为尺度去衡量、评断某一知识的价值和意义，带有很浓的教师主观色彩。

（4）描述　教师使用描写的方法讲授，就是描述。描述可以增加教学语言的生动，具体形象，从而增加教学的美感，引发学生的兴趣。

3. 提问　提问是教师教学的重要手段和教学活动的有机组成部分。教师教学提问水平的高低直接影响着教学质量和效率，教师应明确问题的功能和掌握提问的技巧。

提问的形式是多种多样的，按不同的标准可分为多种类型。教育家特内根据布鲁姆《教学目标分类学》的基本思想创设"布鲁姆－特内教学提问模式"，这种模式将教学提问分成由低到高6个水平，每一水平的问题都与学生不同类型或水平的思维活动相联系。

（1）知识水平的提问：这一水平的提问可用来确定学生是否已记住前面所学的内容，如定义、公式、定理、具体事实和概念等。这是最低层次、最低水平的问题，在这类提问中，教师最常使用的关键词是：谁、什么、哪里、什么时候等。

（2）理解水平的提问：这一水平的提问可用来帮助学生组织所学的知识并弄清其含义。要使学生能够回答这一水平的提问，就必须事先把提问所涉及的必要知识提供给学生。在这类提问中，教师常使用的关键词是：请用你自己的话叙述、比较、对照、解释等。

（3）应用水平的提问：这类问题可用来鼓励和帮助学生应用已学知识去解决问题。在这类提问中，教师常用的关键词是：应用、运用、分类、选择、举例等。

（4）分析水平的提问：这类问题可用来分析知识的结构、因素，弄清事物间的关系或事项的前因后果。这类问题要求学生用评判性思维去分析资料。在这类提问中教师常用的关键词是：为什么、什么因素、得出结论、证明、分析等。

（5）综合水平的提问：这类问题所考察的是学生对某一课题或内容的整体性理解，要求学生创造性地解决问题。在这类提问中，教师常用的关键词是：预见、创作、结果、总结等。

（6）评价水平的提问：这类问题可帮助学生根据一定的标准来判断材料的价值。在这类提问中，教师常用的关键词是：判断、评价、证明、你对……有什么看法等。

另外根据提问的信息交流形式分类，可以将提问分为特指式提问、泛指式提问、重复式提问、反诘式提问和自答式提问。

4. 讲授的结束　讲授的结束是课堂教学的最后环节。结尾好坏也是衡量教师教学水平、影响教学效果的标志，故讲授应做到善始善终，结课应遵循"画龙点睛、首尾呼应、适可而止"等原则。结课的形式与方法很多，教师可根据教学内容、学生情况或课堂临时出现的情况灵活运用、机变创新。

（1）自然式结束：这种结课方式是按照讲课需要，讲到哪里就到哪里结束，自然又简洁明了，不必组织构思，所谓"水到渠成"。这种方式看上去顺理成章，自然而然，似乎没讲究什么技巧，其实，往往要求教师具备娴熟的教学艺术技巧，精心设计教学内容和结构，准确把握教学进程和时间，才能游刃有余地驾驭这种结课方式，从而达到恰到好处的艺术化境界。

（2）回顾总结式结束：使用较准确简练的语言，提纲挈领地回顾整节课的主要内容，并加以归纳总结和概括，给学生以系统完整的印象，促使学生加深对所学知识的理解和记忆，培养其综合概括的能力。回顾总结可以由教师做，也可以先启发学生做，教师再加以补充、修正。

（3）设置悬念式结束：教师在讲授结束时常使用设立悬念的方法，使学生在"欲知后事如何"时却戛然而止，从而给学生留下一节有待探索的未知数，激起学生学习新知识的强烈欲望，使学生对下一次课的内容充满期待。一般上下两节课的内容和形式有密切联系的，用悬念式结课比较好。

（4）提问式结束：讲授结束时，教师通过提问学生或让学生提出问题来了解教学效果，澄清讲授中的疑惑，也可以用小测验等方法来得到教学效果的反馈。

（5）发散式结束：有些课讲完后，不应是学生学习的结束，而应将课题内容延伸、扩展到课外去，既可启迪学生的思维，又可开阔学生的视野、拓展学生知识的覆盖面和使用面。

5. 增进讲授效果的措施　讲授不等于注入，讲授法与灌输法之间没有必然的联系，造成学生被动学习的原因是使用者而不在于讲授法本身。事实上，系统化连贯地讲授，本身就蕴含着一定的知识结构，经过学生们思维加工的过程，可以形成或改造学生的原有知识结构，而且讲授的"语言流"中的逻辑性能启发学生的思路，讲授中的布疑、设问或解决问题的过程展示，均可激发学生思考或给学生以示范、启示。讲授中的论证推导过程也有助于学生掌握科学的思维方法。教师在讲授中所体现的思想、观点，所流露的情感对学生有潜移默化的影响。下面介绍一些能增进讲授效果的措施，供教师参考。

（1）教学内容科学性：要具有高度科学性和思想性。每次讲授的内容必须充实且系统，所讲的内容应该属于基本的具有指导性（方法性）的系统知识。对于高等院校，尤其是高年级的学生，要注意及时补充科研新成果，介绍科研动态，补充新信息，促使开拓学生的评判性思维。也就是说，教师所讲授的知识要少而精，强调基础性、原则性、关键性的必要知识，突出重点，解析难点。教师要把注意力集中在如何启迪和发展学生智能的潜力上。

在讲授时也要注意教学语言的表述要符合科学或事实。护理是一门学科，护理专业的教学中，涉及大量的科学原理和专业术语，教师要用准确、规范的语言将其表述出来。例如，注射不能说成"打针"。教学语言还要精练、言简意赅。不要说半截话，不讲口头禅。教学语言的科学性还包括讲授的逻辑性和系统性。

（2）教学语言艺术性：讲授是借助语言进行的，从这种意义上讲，讲授的艺术就是语言的艺术，讲授的效果很大程度上取决于语言，并强调语言清晰、生动、简练、准确。心理学研究表明，讲授语言的清晰度与学生的学习效果呈正相关。

口语被称为活的语言。教师教学时，要将教案、讲稿的内容转化成口头的教学语言，才能通俗易懂、引人入胜。教学语言的口语化并非等同于方言，反之，教师要用尽量规范的普通话进行教学，做到发音准确、吐字清晰、自然流畅。

教师所讲的内容应该使学生容易听懂、理解和消化，因此教师的教学应富有讲解性。对重点内容给予强调，对难点部分通过例子进行解释，对没说清楚的地方进行重复，以增加教学语言的时值。增加时值就是将某些字念得重一点，或念得慢一点，或念得响一点，以便使信息有效、准确地传送到学生的感觉器官。

心理学家提出，上课开始阶段，学生比较容易集中精力，其最佳状态一般能维持 15～25分钟，时间一长，注意力便会分散。教师要避免平铺直叙，需用生动、形象、富于情趣的语言吸引学生的注意力。

（3）教学中的非语言表达：教师在讲授中的一些非言语因素对语言表达起着重要的补充作用，同时又是相对独立的。非语言表达由副语言、手势、面部表情、眼神、体态等组成。

副语言由辅助语言和类语言组成。辅助语言是指言语的非词语方面，即声音的音质、音量、声调、语速、节奏等，它常用来辅助词语的表达，以便准确表达其意义和情感。类语言是指无固定语义的发声，如笑、哭、叹息、咳嗽、口哨、哼哼等，特别是各种各样的笑声十分具有感染力。善意的笑是师生之间关系协调的润滑剂。

手是人体中强有力的表情器官，它的活动可以描摹复杂的事物状貌、传递丰富的内部心声、表达特定的含义。手势按其构成方式和功能的不同可分为象征性手势、会意性手势、指示性手势、强调性手势、描述性手势和评价性手势。

面部表情以最灵敏的特点，把具有各种复杂变化的内心世界最迅速、最敏捷、最充分地反映出来。教师要学会控制和利用表情来教育学生，同时要善于察言观色，通过观察学生的表情以获得学生的反馈信息。

眼神是面部表情中最富于表现力的部分。在教学中眼神的灵活变化和丰富内涵有时比语言表达还微妙。教师对学生的注视可吸引学生的注意力，教师对学生凝视的形式和次数对课堂管理和课堂教学都十分重要。与教师对视较多的学生其考试成绩也较好。因此教师应用眼神尽量与每位学生沟通，不要忽视坐在远处和角落的学生，以免出现注视"盲区"。

体态包括体形和姿态，是一个人精神和个性的直接体现，同时又是构成其风度美的重要因素。教师应注意讲课时体态端正、步履稳健，不得扭捏造作、矫情招摇。

（4）教学气氛的和谐性：无论何种讲授，教师都应当为学生提供一种具有心理安全感的氛围。如果教师给人的印象是和蔼可亲的，同时又富有幽默感，那么他的讲课将会是充满活力给人以振奋。事实证明，教师的兴趣和热情为学生所推崇，教师的行为直接影响讲授的效果。教师可以运用语言进行强调，也可以用无声的手势来说明某些含意，将各种行为结合使用，会使得讲授更为生动。

（5）教学过程周密性：教师进入教室，在正式开始上课之前，花几分钟检查一下教学用具的准备情况，如投影仪是否打在屏幕的理想位置等。这一点很重要，讲课之前一切就绪，对学生来说是很有吸引力的。

在讲授伊始对内容做一个概括性介绍，可以激发学生的兴趣并吸引其注意力。也可以先询问以前是否接触过有关的题目，以便讲授内容更贴近于听众。把讲授计划的顺序或提纲写在黑板上也是一种很好的方法，有助于保证学生跟上每一部分的进度。

教师应当安排一个理想的结束时机，而不是在突然询问"有什么问题"之后马上结束讲授。结束性总结可以让学生抓住重点，也可以通过口头提问有关重点问题或采用某种形式的测验进行。此外，还可以预告下次讲授的内容，指导学生进行课前预习。

（6）保持学生的注意力：实验资料证实，在讲授开始 10 ~ 15 分钟后，学生注意力会很快下降，所以要运用各种方法维持学生的注意力。许多资料表明，运用视觉教材是提高注意力的有效方法，尤其是色彩鲜明的幻灯片。

提高学生注意力的方法有很多，比如让学生在讲授过程中休息 2 ~ 3 分钟，使他们伸展放松活动一下。在讲授的最后采用不完全填空的形式测验学生，也可以增加学生对内容的注意力。

此外，还要注意讲授速度也是引起学生注意力下降的一个重要因素。通常是由于紧张而使讲授速度太快，教师要有意识地进行讲授速度的训练，在正式讲授之前进行练习，并形成个人惯用的语言格调。

（7）维持课堂纪律：纪律在教育领域中带有权威性含义，纪律问题则是教育领域中一个极为常见的问题。例如护理教师经常遇到学生上课迟到的问题，还有就是学生在课堂上窃窃私语。

教师当众处罚迟到者的做法是不妥当的，这样不仅得不到多数学生支持，反而会转移大家的注意力，不符合授课的真正目的，况且教师应当想到大多数学生是准时出席的，对待迟到者的最好办法是私下里找他（她）交流看法，共同寻找解决问题的办法。

学生在课堂上窃窃私语，是常常令护理教师恼火的问题，然而，如果教师知道学生多数情况下是在讨论有关讲授的问题，绝大多数的悄悄话不是闲聊时，情况也许就会好多了。许多资料表明，学生有时不同意教师的某些见解，又没有机会表达时，只好将自己的观点讲给邻近的同学听。这种做法往往会打断教师的思路，应该让学生知道，最好的做法是找个合适的时机与教师讨论自己的观点。

当然，要讲好一堂课，教师必须有周密的计划，课前的充分准备很重要，并十分熟悉讲课的内容，真正做到"讲"，而不是"念稿"。作为一名教师还需要有适当的应变能力，根据学生在课堂中的反馈随时调整自己的计划，采用多种技巧，充分发挥讲授法的作用。

二、示教法

示教法是教师通过展示实物、直观教具、实验或动作示范，使学生获得知识或巩固知识的方法，也是培养学生技能的主要方法。由于护理专业的教学涉及许多临床技能操作，所以示教法是护理专业教学中很常用的一种方式，自从有了电化教学手段以来，示教法在护理专业教学中的作用更为突出。

护理技能操作是护理实践整体的一部分。绝大多数场合下，护士在对病人实施护理，特别是护理程序的评估和实施这两个步骤中，都涉及各种基础和专科操作技能，它们是重要的护理措施。刚毕业的护士常常因为"缺乏动手能力"，而使护理教育的质量受到怀疑。故操作技能的教学是护理教师应该充分重视的问题。本节主要介绍操作技能的演示教学。

示教法的特点是形象、具体、直接和真实，可以帮助使学生获得丰富的感性资料，帮助学生感知、理解书本知识，加深对知识对象的理解；可以帮助学生形成正确的观念，也能引发学生的学习兴趣和积极思维，易于巩固已学的知识。

示教分两类：一是演示单个物体，如实物、标本，或示教某种现象或行为过程，如实验的演示。二是实际操作的演示。

（一）教学过程

1. 示教前的准备　示教操作技能前，护理教师要进行全方位充分的准备。首先要制定教学目标，准备好用物、环境，并使学生明确示教的目的、要求与过程。根据教学目标分类法来描述每次示教课的教学目标，并对技能进行分析，即对一项操作的步骤进行分解。用物应事先准备齐全，放置于适当的地方。环境方面，场地应宽敞，保证学生的视野从不同的角度都能观察到老师的示范。温度应适宜，空气流通，光线充足柔和。此外，教师还应提高自己对操作的熟练度，达到自如而准确的程度。有研究证明，教师操作示范的准确性是影响教学效果的决定因素。

2. 示教　示教开始时教师可采取先总体演示、再分解演示各个步骤的方法。对整个过程的演示宜用常规速度，分解演示时速度应减慢。通过整体示范，可以使学生了解操作动作的全貌，留下整体印象；分解示范则可以突出重点，有助于学生有效观察。演示过程中，注意观察学生的非语言行为，以获得演示效果的反馈。

言语讲解在技能形成过程中也起到重要作用。讲解与示范要结合使用，两者的结合有利于准确的、稳定的定向映像的形成。当然，如何结合要视具体操作而定。如果强调操作的结构及其活动方式，则应以示范为主、讲解为辅，讲解时提示观察要点。如果强调学习操作的法则与原理，则应以讲解为主、示范为辅，以示范印证讲解。无论何种形式的示范和讲解，最关键的是要保证所提供、传递的信息的准确性。为此，可以借助于录像、VCD、计算机模拟等现代化技术手段，使信息的呈现更准确、更方便、更易于接受。目前已有多种护理操作的视听教材及计算机辅助教学课件可供选择使用。

3. 练习　演示完毕，要让学生进行充分的练习。练习是形成各种操作技能不可或缺的关键环节。在练习过程中，练习的量与方式不同，所达到的操作技能水平亦不同。

首先从练习量来看，过度学习（Over Learning）是必要的。过度学习在操作技能形成中，即指过度练习或过度训练，也就是指实际练习时间超过达到某一操作水平（标准）所需练习的时间。过度练习对操作技能水平的保持也十分关键，但过分的过度练习也无必要，甚至导致相反的结果，使个体产生疲劳感，失去学习兴趣，使错误动作定型化等。具体过度次数应根据达到某一操作水平所需的基本练习次数而定，有人认为100%的过度学习是最保险的。

其次要考虑练习的方式。练习的方式有多种，根据练习时间分配的不同，分为集中和分散练习；根据练习内容的完整性不同，分整体练习和部分练习；根据练习途径的不同分为模拟练习、实际练习和心理练习等。研究表明：对一个连续性的操作任务而言，分散练习的效果优于集中练习；而对于非连贯的操作任务而言，集中练习的效果优于分散练习。操作任务不太复杂且各动作成分的内在联系较强时，使用整体练习可以产生较好的学习效果；当操作任务较复杂且其内在联系较弱时，采用部分练习容易产生较好的学习效果。将实际练习与心理练习、模拟练习相结合，可以有效促进操作技能的形成、保持与迁移。

决定练习的频率和方式的因素包括：学生的年龄、技能的复杂程度及劳累性、特定的任务目标、学生已经具有的经验和水平、练习的环境。

4. 反馈　反馈在操作技能学习过程中的作用是非常关键的。反馈可分为内、外反馈两种。内反馈是个体自身感觉系统的感觉反馈，即个体通过自身的视觉、听觉、触觉、动觉等获得的反馈信息，尤以动觉反馈信息最具代表性。外反馈是个体自身以外的人和事给予的结果知识，即由教师、示范者、录像、计算机等外部信息源对学习者的操作结果及其操作过程的反馈。外反馈较内反馈的作用更为突出。准确的外反馈可以引导学生矫正错误动作，强化其正确动作，还可以鼓励学生努力改善其操作。

（二）技巧

1. 明确观察目的、内容及要求　引导学生将注意力集中到观察演示对象的主要特征和重要方面，不要把注意力分散到一些繁枝末节问题上。教师还应提出一系列思考题，引导学生结合演示内容进行思考，这样更能突出重点，使学生获得更深刻印象。

2. 确保演示项目的效果　教师要选择好场所，保证演示时每个学生都能看清楚。在演示时，尽可能让学生运用各种感官去感受学习的内容、对象，集中注意力于教师的演示过程。如果在学生观看的同时又能听到或触摸到，或条件允许时学生能亲自做一下，教学效果则会更好。

3. 演示要适时　演示内容应密切结合授课内容进行，过早展现教具会分散学生注意力，降低学习兴趣。过迟展示会产生"马后炮"感觉，或显得内容不紧凑，因此演示时机要恰当。教具使用后应立即收存，以免分散学生注意力。

4. 示教过程要正确　教师示教要注意规范自己的动作。在教授一种新技能时，强调采用一种正确的方法而不介绍其他错误的做法，以免造成心理和思维上的干扰，冲淡正确技能的记忆内容。

属于精神运动技能的演示内容，必须强调学生即刻反示教。示教仅仅是提供认知信息和影响，精神运动部分必须通过学生自己肌肉活动练习方能掌握。总之，要让学生通过自己动手做的方式真正掌握技能。通过学生的肌肉和关节活动情况来反映学生操作情况。学生掌握技能的快慢不同，教师应有足够的耐心和信心。教师的不耐烦会使学生更加紧张，以至于乱上加错，影响正常的学习过程。教师要清楚，学生存在个体差异，课堂的任务在于每个学生都能真正掌握技术，而不是掌握技术的速度。

（三）优缺点

1. 示教法的优点

（1）示教的视觉效果有助于内容的记忆。

（2）通过示教，复杂的操作过程变得容易理解。

（3）通过专家示教，可以形成技能操作的模式。

2. 示教法的缺点

（1）不同学生对技能学习的能力不一，有些学生能很快掌握，当其他学生仍在练习时，他们会觉得枯燥。

（2）掌握操作技能对学生来说是一件具有压力的事情。

（3）教师在指导学生的练习中，负担较重。

（4）物品及材料（如一次性物品）的消耗会限制学生练习的次数。

三、小组教学法

小组教学法（group discussion method）是学生在教师的引导下，以小组为单位，围绕某一内容进行交流、探讨，以达到预期教学目标的教学方法。

（一）构成

小组教学法的主要构成要素包括教师、学生、小组学习文化三方面。教师是小组学习法中最重要的组成要素，要求教师在小组学习法中贯彻"因材施教，因势利导"的教学思想，充分调动每一个学生，了解每一个学生特点，更好地促进学生个性的发挥、对教学内容的理解。学生是小组学习法中最根本的组成要素。学生是小组学习的主体，要求学生主动参与并可以在小组学习中全面发展与个性发展相结合。小组学习文化，主要包括两个方面制度行为文化及精神文化。制度行为文化是指小组成员为实现小组的学习目标，对小组学习的活动及其成员的行为进行规范制约；而精神文化主要指小组成员经过长期培养逐步形成的精神文化面貌，是小组成员价值观、思想观、工作学习态度、心理面貌等多方面相互磨合而成。

（二）优势

1. 有助于培养学生间的团队意识　团队意识是在大多数职业中都引以为贵、不可或缺的能力。小组学习法通过组内同学配合、组间同学竞争的方式，逐渐培养出学生间的团队意识。这一意识的培养是班级集体授课、学生独自学习等教学方法均无法培养的。

2. 有助于优化师生、学生间的关系，培养学生人际交往能力　小组学习法要求组内师生、学生间互动增强，面临主题内容进行共同探讨、分工、反馈、解答。师生、学生在交流间增强彼此了解，培养出良好的社会关系。

3. 有助于培养学生自主学习的能力　小组学习较班级集体授课等形式，组内成员少、分工明确，更易增强学生的自主学习能力。在教学过程中对学生的个体关注度增高，能清晰地看到每个学生的学习情况，督促学生自主学习。

（三）基本步骤

1. 小组学习的准备

（1）要求教师根据教学内容科学地设计教学目标与教学任务：要求教学目标要明确，具有实际操作性，难度适中，但具备一定的复杂性。难度太大易打击学生的学习主动性，太简单又容易使学生易于达到，放弃进一步学习的想法，产生思维惰性。教学任务的设计具有开放性，形成开放性的教学环境，学生在课堂上勇于发言、积极讨论，培养开放创新的思维环境。

（2）学生要求具备独立学习、团队合作学习的意识及能力：学生首先运用独立学习能力对学习内容有所了解后，可以与团队内同学良好互动，合理分工，共同学习进步解决问题。

（3）教师科学合理分组：教师根据组内异质、组间合作的原则进行合理的小组划分。综合考虑到小组内成员的特点，进行有机组合，保证每组学习能力均衡，实力相当。

2. 小组学习的执行　小组学习的执行阶段总共包括独立思考、脑力共振、提出假设、组内共识、组间交流、教师总结 6 个部分。

（1）独立思考：要求学生在没有教师、同学介入的情况下，根据自己已有的学习经验对学习内容进行分析。可以运用书籍、网络、媒体信息等形式，扩充自己的学习经验。

（2）脑力共振：在主持人的主持下，小组成员对学习材料进行交流，将自己的学习成果与他人学习成果相互交流。这一过程有利于学生之间开拓新思路，激发新思维，摒弃不正确观念、不合理意见。

（3）提出假设：根据独立思考、脑力共振的结果，对学习主题的观点进行归纳，形成初步假设。

（4）组内共识：小组成员通过对前期初步假设进一步分析总结，向小组内成员征求意见，最终形成一致结论。

（5）组间交流：在小组形成一致结论后，小组间进行互相的学习交流。每组选出交流汇报人，依次将小组的学习结果进行介绍，听从他组汇报意见信息，进一步修订、补充自己的结果。

（6）教师总结：在小组交流完毕后，对所有全体小组的学习成果、过程、结论进行归纳总结。

3. 小组学习的评价与反馈 及时有效的小组评价对于小组学习起着导向与激励作用，而及时的反馈有助于小组进一步内化知识、归纳结论，有利于小组取长补短、相互促进发展。此时应发挥小组组长及教师的重要作用，小组组长在组内、组间应多进行相互的知识反馈。教师及时评价监督，促进小组学习向着正确方向进行。

四、以问题为基础的教学方法

以问题为基础的教学方法（problem - based learning，PBL）是一种以临床问题激发学生学习动机并引导学生把握学习内容的教学方法。由美国的神经病学教授霍尔德·巴罗斯（Howaard S. Barrows）于 1969 年在加拿大的麦克马斯特（McMaster）大学首先创立。目前认为，PBL 可以提高学生分析问题、解决问题的能力，能够较好地促进学生的评判性思维的发展，因此被广泛应用于国内外医学教育和护理教育中。

（一）简介

PBL 要求学生以小组为单位进行学习。首先，找出并明确学生要掌握的重要问题，然后向学生提供这套经过仔细设计的问题。这些问题是来自临床实践并适用于某一教育目的。每个问题是由导师小组精心讨论形成的，有明确的学习目标，这些学习问题组成了 PBL 学习大纲。学生的任务是讨论这些问题，并对描述的现象做出合理的解释。学生以小组为单位，每组学生以 8 ~ 15 人为宜，推选 1 位组长，学生在组长协调下进行分工协作。

（二）教学步骤

1. 明确学习问题 由临床案例引出学习问题，以此引导学生思考问题、解释数据或与学习有关的概念。

2. 学生自学 学生接触到问题以后，开始自学。除已有教学资料外，应鼓励学生充分利用图书馆、网络等其他学习资源。

3. 小组讨论 通过小组讨论，学生将自学内容和信息与小组其他成员共享，互相补充，最终得到满意的答案。

4. 评价　教师根据学习目标对学生做出评价。需要注意的是，教师或导师在整个教学过程中，其作用不是给学生提供参考答案，也不是回答学生的提问，而是启发学生去思考，引导学生提出问题，控制学生的讨论时间，指导学生如何去查找有关问题的答案。记录各学生的表现，以便明确不同学生的弱点并给予相应的指导。

（三）优缺点

1. 优点

（1）可以培养护理专业学生的自学能力：继续教育和终身教育是护理专业不断发展的基础，教师和学生必须明确学习最重要的是掌握学习方法，因为在学校所学的知识和技能不可能完全满足今后工作的需要。同时，医学、护理学知识的更新周期越来越短，要求学生具备良好的自学能力。通过 PBL 引导学生主动学习，从而提高其自学能力。

（2）可以提高学生的评判性思维能力：教育家们认为，学生是主动的学习者，而不是信息的被动接受者。学生学会评判性思维是极其重要的，可以让其在今后的工作中探索出解决问题的新方法。教师要明确自身的作用在于引导学生和启发学生，从而增强学生的评判性思维能力。

（3）可以促使护理专业学生获得基础学科知识与临床实践的统一：新的知识必须反复使用，这样才能形成较牢固地记忆。PBL 是经过仔细设计的，它让学生结合病人的症状、体征、实验室资料以及治疗方法等，反复应用基础学科的知识，这样促使学生将基础学科的知识和临床实践需要统一起来。

2. 缺点

（1）缺乏有经验的师资队伍：PBL 需要教师具有较强的基础知识和临床经验。教师要经过培训后才能承担 PBL 教学法中的小组导师工作。由于 PBL 教学法采用小组教学方式，8～15 个学生为一个小组，每组配备一名辅导教师，这就需要一支庞大的师资队伍。而我国的护理师资人员一直短缺，特别是作为 PBL 教学法中的小组导师，必须要有丰富的教学经验和知识水平，这就限制了 PBL 教学法的推广。

（2）对教学条件要求高：要使 PBL 教学法顺利进行，教学资金必须得以保证。充足的教学资金会保证学生拥有足够的教学资源，如教学设备、参考书、图书馆、网络资源等，这样才利于学生获取相关的学习资料。

（3）学生思维特点不利于 PBL 的推广：我国学生从小在传统教学模式下学习，思维方式与 PBL 要求的评判性思维还有一定的差距，同时学生的自学能力和推理能力也比较薄弱。在进行以问题为基础的教学法的教学过程中，要求学生改变既往的学习模式，这对学生来说有一些困难，需要一定的时间来适应改变。

五、学导式教学法

学导式教学法是学生在教师指导下进行自学的一种教学方法。它是国内近年来在教学改革中兴起的启发式教学法。它把学生在教学过程中的认知活动视为教学活动的主体，把教学的重心从"教"转到"学"上来，让学生用自己的智慧主动地去获取知识、发展各自的智能，从而达到在充分发挥学生主动性，同时渗入教师的正确引导，使教学双方各尽其能、各得其所。

（一）特点

1. 学而后导，问题先行 学在导前，这是对传统注入式教学法的彻底否定。把学习和质疑的主动权交给学生，学生在课前预习的时候发现疑难、积极思考，养成自学的习惯。

2. 学生为主，教师为辅 教师的工作集中在"导"上。教师根据学生遇到的难点有分析地加以引导或辅导，教为学服务，教法要根据学法的需求来确定，教法来自学法。

3. 学导结合，教学相长 教师对普遍存在的共性问题给予精讲或演示，对特殊性问题给予个别辅导。因材施教，教学相长。

4. 及时评价，注重效益 课堂上学生分组讨论或在操作过程中，教师巡回及时发现问题随时指导。

5. 开发智能，适应性强 有利于学生养成独立探索未知、追求新知的学习习惯。学导式教学法提倡学生自学，教师的指导贯穿其中。学生自主地、直接地、快速地参与教学全过程，学生主动进行自学、解疑、精讲、演练活动，变"讲"堂为"学"堂，这是对传统习惯的以教师为中心、重教轻学、同步教学和学生被动依赖的注入式满堂灌的彻底否定；是学生被动接受教师的启发不启不发乃至启而不发以及注入并存的重大突破。

（二）教学过程

学导式教学法的教学过程包括自学、解疑、精讲、演练和小结。

1. 课前自学 课前预习、预练，课堂上自学、自练，学生通过反复练习，掌握重点，发现难点，自学为教学提供依据。

2. 释疑 由学生自提问题，通过练习与相互讨论或教师辅导进行答疑。

3. 精讲 教师重点讲解、示范，解析教材的重点、难点。

4. 演练 课堂上反复练习，课后坚持练习运用，力求掌握知识技能。

5. 小结 学生进行自我评价和相互评价掌握"三基"情况，教师也可对学生进行评价，同时提出课外练习和下一次课进行预习的要求。

以上的自学、精讲、演练是主要环节，而释疑、小结是辅助环节，各环节的程序应自然流畅，环环相扣。

（三）原则

1. 科学性原则 教师向学生传授知识、技能，发展增强能力，培养良好的品德。同时选用适合学生的教学方法，在教材的处理、发掘、传达中具有正确性、准确性、逻辑性。

2. 主体性原则 主体性原则是在教学过程中，把学生视作学习的主体，培养和发挥学生学习的自觉能动性、创造性。引导学生去感知、观察和思考问题，使其处于一种能动的学习状态之中，体会到学习的乐趣，增强其学习的主体意识，成为学习活动的主人。

3. 发展性原则 以学生发展为本，面向全体学生，相信每个学生都能发展，相信每个学生通过努力都能达到教学目标。教师要从发展能力出发传授知识，通过传授知识发展能力。

4. 教与学最优化原则 学导式教学要求教学环境和谐融洽，教学过程是真正的师生共同参与的过程。在活动中，通过培养学生积极的学习兴趣，并且在兴趣充分增长起来的时候，学生自己解决问题。

学导式教学法是"学"与"导"的统一，放手让学生自学、自练，不是降低了教师的主导作用，而是对教师的主导作用提出了更高的要求。学导式教学法一般以单元教学为宜。因此，应该制定合理的单元教学计划，设计教材练习的程序，必须依据教材的系统性的原理来编排，设计好学生自学、自练内容，体验动作技术结构的环节，努力做到有计划、有步骤、分层次地进行练习。

在学生自学、自练过程中，教师要善于引导，激疑设问。"学起于思，思源于疑"，要引起思维、探索的兴趣，使学生真正能做到"知其然，又知其所以然"。

认真备课，搞好教案的设计。要了解学生掌握"三基"情况的信息，明确操作的疑点与难点，适当布置课外学习和操作任务。

学导式教学法从实践中看，可以结合普通教育、职业技术教育、专业教育、成人教育与继续教育，因地制宜地加以灵活运用。

六、标准化病人的教学方法

标准化病人（Standardized Patients，简称 SP），又称为模拟病人（Simulate Patients），指那些经过标准化、系统化培训后，能准确表现病人的实际临床症状（含部分体征）的健康人。

标准化病人的教学方法指运用经过培训合格后的标准化病人，训练医学生基本临床技能的一种教学方法。

标准化病人模式始于美国，1963 年 Barrow 教授首次报告了将标准化病人应用于教学中，并成功培养出了第一例神经科标准化病人。1981 年，Barrow 教授将标准化病人引入到医学教育课程中。至 20 世纪 90 年代，美国的 123 所医学院校中，有 111 所院校应用标准化病人作为考试评估和教学方法。1991 年，由美国麻省大学医学中心将标准化病人概念引入我国，在美国纽约中华医学基金会的支持下中国医科大学、汕头大学等高校于 1993 年在浙江医科大学、华西医科大学及九江医学高等专科学校联合培养出我国第一批的标准化病人。此后国内相继开展了标准化病人的培训，并逐渐应用于临床的实践教学中。

（一）SP 的招募

在国外进行 SP 招募的主要形式为"口口相传"，即通过从事 SP 工作者的自我宣传。也可以通过报纸广告、校园通知等形式进行宣传。当需要特殊群体的 SP 时，如青少年、老年人等，可以通过学校或老年中心等进行宣传。在国内，主要通过电视台、报刊等新闻媒体进行宣传。而在校园中，又会出现学生标准化病人（student as standardized patient），主要为在校的高年级学生。

SP 要求具备以下基本素质：

（1）表演能力强：SP 的主要工作是进行对真正病人反映的模拟，所以要求尽可能真实地表现出病人应有的表情、声音、动作等。

（2）良好的沟通技巧，并可以接受身体触碰：SP 在实践中主要用于体格检查及进行教学反馈，若是接受不了肢体接触，则不适宜作为标准化病人。

（3）良好的记忆力：SP 拥有良好的记忆力有助于重复表现病人特征，给予学生反馈意见。

（二）SP 的培训

1. 医学基础知识的培训　要求 SP 具有基本解剖学、诊断学、健康评估学等知识。了解身体基本构造及脏器的部位。能理解不同疾病、不同部位所引起疾病的不同症状，并做出相应反映。

2. 问诊及查体知识的培训　向 SP 详细介绍问诊的内容，包括现病史、主诉、婚姻史、月经史等详细信息。介绍查体知识，使 SP 了解到会被检查到的部位及方式手段，做好心理上的准备。

3. 专科病例培训　培训者会根据疾病要求对 SP 进行专科病例的培训。多数培训时都会有简单的剧本，剧本包括病史、症状、体征与检查结果等，SP 可根据剧本进行表演。

4. SP 作为"评估者""教师"的培训　SP 作为评估者或教师的培训，主要针对 SP 可以真实反馈学生知识掌握情况。SP 可以牢记各项评分内容，公平一致地面对每一位应试学生，合理评价出学生的知识掌握水平。

（三）SP 的管理与使用

1. 管理　对所有 SP 要求有正规培训，且在培训考试合格后才可以录用。详细记录 SP 的姓名、年龄、联系方式等，特别注重对 SP 的个人隐私进行严格保密，在教学活动中，不使用真实姓名，用编码代替。定期对 SP 进行人文关怀，询问其对工作意见。

2. 使用　SP 的应用主要在临床教学中，教师可以使用 SP 对学生进行教学讲解，模拟床边教学活动，而且可以应用到学生考核检查中。SP 的培养，解决了以往临床教学中难以找到针对性病例的问题。且在实际教学中，SP 可以有效规避医学考试中所涉及的道德伦理问题。SP 的出现，使学生在面对同样病人与问题，提高了检测考试结果的规范性。而将这一理念引入护理教学中，也逐渐成为护理教育的热门趋势，在护理教育中 SP 的出现，可以使学生了解到特有病人所表现的特征性症状，根据其症状提出更加科学合理的护理诊断及护理计划。

（四）标准化病人教学法的优缺点

1. 优点

（1）增加了学生接触"病人"的机会，解决了学生实习患者不易合作、不能多次利用的问题，使学生有更多的练习机会。

（2）对学生的问诊检体技巧有了正规训练，确立标准模式。学生亲身体会查体手法，SP 可以逐一纠正错误，提供教学指导。

（3）利用 SP，教师可给大量考生提供统一病例和标准化评分。

（4）能够评价许多笔试不能评价的操作技能；有利于培养良好的职业态度、行为举止和医患沟通技巧。

2. 缺点

（1）SP 应用于教学与评估需要大量的经费投入。

（2）SP 的招收、选择并非易事，高质量的 SP 是教学法成功的前提。

（3）只能完成基本临床训练，不能使学生面对真实病人的复杂情况。

七、实验法

实验法（experimental method）是指为阐明某种现象，合理控制和创设一定的条件，从而验证假设、探究现象成因的一种研究方法。实验法在医学类学科中的应用广泛，主要集中于《生理学》《生物化学》等学科。且诸多先进的教育理念、方法均是建立在长期、反复的教育实验基础上的。随着护理教育学的发展，实验教学法将会体现出更大的作用。

（一）作用特点

实验教学法的主要特点是假设、控制和因果性。假设是根据已知的原理理论对自变量与因

NOTE

变量之间可能存在的因果关系做出的推测假设；控制指可以主动地、人为地操作自变量，这也是实验教学法区别于其他教学法的本质特征；因果性指通过实验法科学论证因果关系，自变量的变化引起因变量的变化。

（二）基本步骤

1. 实验计划　依据课程要求计划实验。包括实验目的、实验步骤、实验器材、实验时间等均有详细描述，备好实验记录本及实验指导手册。根据具体实验情况对学生进行合理分组，每组人数不宜过多。

2. 实验实施　实验的实施分为两部分包括预实验与正式实验的实施。预实验是在正式实验前，运用标准物质或少量样本进行实验，以明确实验过程，对其中可能出现的问题了然于心。避免实验的不确定性对学生造成的危险。

正式实验开始前教师简要说明实验目的、实验要求、实验原理、仪器使用注意事项及实验操作过程，必要时进行实验过程演示。在实验过程中，教师应经常巡视，便于发现存在的问题，给予及时的指导。要求每个同学都可以亲自参与到实验中来。

3. 实验总结　实验结束后，学生可根据实验过程，理解并得出实验结论，独立完成实验记录。教师对实验记录表进行批阅，批阅后总结实验过程中学生理解、操作的难点，分析出现的问题并提出整改意见。

第三节　教学媒体

教学媒体是教学内容的载体和表现形式，是师生之间传递信息的工具。特别是随着科技的发展和学生学习需求的不断增加，教学媒体在传播信息方面的优势日趋明显。作为护理专业教师，应该懂得教学媒体的基本知识，熟悉各种媒体的运用，参与媒体的设计与制作。做到科学运用教学媒体，才能真正发挥其效用。

一、概述

（一）概念

媒体（media）是指承载、加工和传递信息的介质或工具。当某一媒体被用于教学作为承载教育信息的工具时，则被称为教学媒体（teaching media）。教学媒体是教学内容的载体和表现形式，是师生之间传递信息的工具，如实物、口头语言、图表、图像以及动画等。教学媒体往往要通过一定的物质手段而实现，如书本、板书、投影仪、录像以及计算机等。

（二）分类

教学媒体的分类有多种方法，从历史的发展来看，可以分为两类，即传统教学媒体和现代教学媒体。传统教学媒体，又称普通教学媒体，包括教科书、标本、模型、板书及图表等，这些媒体使用方便，历史悠久，是传递教学信息的重要媒体，在未来的教育教学活动中，仍将是不可或缺的工具。现代教学媒体是相对于传统教学媒体而言的，主要指电子媒体，由两部分构成，即硬件和软件。硬件指与传递教育信息相联系的各种教学机器，如幻灯机、投影仪、录音机、电影放映机、电视机、录像机、计算机等；软件指承载了教育信息的载体，如幻灯片、投影仪、电影胶片、录音带、录像带、光盘等。按照媒体作用于人体感官的不同，习惯上又将现代教学媒体分为视觉媒体、听觉媒体、视听媒体及交互媒体等。

（三）功能

教学媒体的功能主要有：

1. 为学习者创设优化的学习环境，使教学更具趣味性，使教学在希望或需要的时空进行。

2. 有利于提高教学质量和教学效率。

3. 有利于扩大教学规模，普及教育。

4. 有利于适应学生个别差异，进行因材施教。

5. 有利于促进老师角色的转变。

6. 有利于探索和实现不同的教学模式，推动教育改革。

7. 有利于开展特殊教育。

二、普通教学媒体

（一）教科书

教科书作为教学的主要媒体，它的作用主要有以下几个方面：①教科书是学生在学校获得系统知识、进行学习的主要材料，它可以帮助学生掌握教师讲授的内容；同时，也便于学生预习、复习和做作业。②教科书也是教师进行教学的主要依据，它为教师备课、上课、布置作业以及学生学习成绩评定提供了基本材料。③根据课程计划对本学科的要求，分析本学科的教学目标、内容范围和教学任务。④根据本学科在整个学校课程中的地位，研究本学科与其他学科的关系，它是理论与实际相联系的基本途径和最佳方式，有利于确定本学科的主要教学活动、课外活动、实验活动或其他社会实践活动，对各教学阶段的课堂教学和课外活动做出统筹安排。

（二）板书

板书（writing on blackboard）是通过教学板呈示教学信息，是课堂教学中传递信息的有效手段。板书通过学生的视觉感官传递信息，在表达教学内容时较语言信息简练、清晰，能弥补语言符号稍纵即逝的缺陷；对教学内容具有高度的概括性，能条理清楚、层次分明地展示教学内容，突出教学重点。另外，书写端正、形式优美、设计独特的板书还能激发学生的学习兴趣。教师在运用板书时应注意：

（1）简明扼要，突出重点。板书应包括授课题目、教学内容的简要提纲和重要结论、讲授中出现的名词术语、重要概念等内容。

（2）布局合理。在板书的安排上，可将题目、简要提纲和重要结论写在教学板的左侧，而名词术语、概念及简图等说明解释性内容可排列在教学板的右侧，并根据教学内容不断更换，而左侧的板书内容应保留至授课小结完毕后擦去。

（3）板书应字迹清楚，书写规范工整，有条理，字的大小及疏密以后排同学能看清楚为准。

（三）图表媒体

图表媒体又称图示教材或图形教材，泛指不需要放映就能供学生观看的教学用视觉材料，包括图画、图表和挂图。图画和挂图能为人、事、物提供生动形象的表达，增强学生的感性认识，增进学生对抽象知识的理解，在形态学科的教学中应用较多，如《人体解剖学》《微生物学》《组织胚胎学》等。图表是将某些事实或观念整理概括后，用一定表达形式的图形和表格使学生对学习的内容一目了然，可以将知识变繁为简，变抽象为具体，在护理各门学科的教学中都具有重要的价值。教师在制作和运用图表媒体时应注意：

（1）制作要规范，绘制应文字工整、清晰。

（2）设计要目的明确、重点突出，尽可能体现知识的内在联系，做到条理清楚。

（3）内容应严谨，具有科学性。

（四）模型与标本

模型（model）是根据教学需要，以实物为原型，经过加工模拟而成的仿制品，具有仿真、立体、可拆卸及反复使用的特点。模型能够帮助学生认识事物的外部形态和内部结构，学生通过观察、使用模型，可获得与实际经验相一致的知识。在护理学专业教学中，模型使用较广泛，如人体复苏训练模型、护理人模型等。

标本（specimen）是动物、植物、矿物等实物，采取整个个体（甚至多个个体，如细菌、藻类等微生物，或像真菌等个体小且聚生一处者），或是一部分成为样品，经过各种处理，如物理风干、真空、化学防腐处理等，令之可以长久保存，并尽量保持原貌，借以提供作为展览、示范、教育、鉴定、考证及其他各种研究之用。通过标本，学生可真切地获得对学习对象形态和结构特征的感性认识，提高学习效果。标本在护理教育中应用较广泛，如解剖课上的人体标本等。

除模型与标本外，护理教育中还经常直接采用实物进行教学，如护理实验室中的各种护理器械、抢救仪器、床单位等。

三、电化教学媒体

（一）视觉教学媒体

1. 幻灯（slide projector）   幻灯是幻灯机和幻灯片的总称。幻灯机是利用凸透镜成像的光学原理制成的一种媒体设备。幻灯机与幻灯片是最早应用于教学，且在 20 世纪后期使用最为普遍的投影型视觉媒体。幻灯媒体在 20 世纪后期发挥了巨大的教学作用，是我国电化教育时代的一个标志。

2. 投影仪（overhead projector）   投影仪是一种可以将图像或视频投射到幕布上的设备，可以通过不同接口的计算机、VCD、DVD、BD、游戏机、DV 等播放相应的视频信号。步入 21 世纪以来，投影仪广泛应用于教学当中，根据工作方式不同，有 CRT、LCD、DLP 等不同类型。传统使用方式的投影机是通过 VGA 线跟电脑相连，这样可以把电脑里的多媒体内容展示在更大的屏幕上，电脑上的各种操作也可以在幕布上同步显示。近几年新型使用方式的投影仪可以跟 WiPlug 相连，然后把电脑、手机或 pad 跟 WiPlug 连到同一个 WiFi 中，然后就可以把自己电脑、手机或 pad 上内容在投影仪的幕布上同步显示。

（二）听觉教学媒体

听觉教学媒体（sound media）是以电声技术和设备为硬件基础，以录音教材为软件基础而构成的媒体系统，能将声音信号记录贮存，经过处理加工后放大播出并进行空间传播。在音响教学媒体中，录音媒体在护理教育中运用较多，如利用录音进行《健康评估》课程的学习，帮助学生感知和辨别各种心脏杂音和呼吸音。目前使用较广泛的是 CD、WAV、MP3、WMA、MIDI、APE、ACC 等格式的音频。其作用特点是：

（1）重现性强：可长期保存，随时调用和重复播放；还可根据需要自行录制或复制音频。

（2）具有一定的编辑能力：可根据教学的需要对音频进行剪辑，自行删除或增添信息。

（三）视听教学媒体

视听教学媒体（audio – visual media）是指能将静止或活动的图像转化为视频信号，并予以记录、传输、放大和播放的教学媒体。视听教学媒体既能呈现视觉信息，又能呈现听觉信息，是一类形象化的综合性教学媒体。此类媒体受众多、覆盖面广，活动画面逼真、形象、直观，有极强的现场感和感染力，可用于表现宏观与微观世界，展现正常情况下难以观察的事物变化过程。另外可以保存重放，有利于学生重复学习，巩固学习效果；可以反复重录，使教学内容适应教学需要。目前视频制作越来越简单化、成本较低，因此在护理教育领域广泛应用于展示疾病的机理，再现各种护理操作技术的方法、过程和步骤。

（四）新型教学媒体

随着新型媒体技术的飞速发展，涌现出的新型媒体显示出越来越强大的自动化特征和智能特性，这使新型教学媒体成为重要的现代教学媒体。

1. 多媒体计算机技术（multimedia computing）　　多媒体计算机技术是指用计算机综合处理文本、图形、图像、动画、音频、视频等多种媒体信息，并在它们之间建立逻辑连接，集成一个具有交互性系统的技术。多媒体计算机辅助教学（MCAI）作为一种有效的现代教学手段，已广泛应用于护理学的各个领域。

多媒体课件制作：主要运用 PowerPoint 软件进行文本编辑，并可利用 Flash 技术加入动画，也可调入相关音频和视频资料进行实时播放，将教学内容形象、生动、直观地展现给学生，显著提高教学效果。近年来多媒体课件已广泛应用于护理教学，包括单机课件和网络课件两种类型。此外，国内护理教育者结合计算机虚拟现实技术，设计出一种能用来存储、传递和处理教学信息的虚拟现实见习系统。学生能通过该系统进行交互式模拟操作，如该系统可通过语言或动画指导学生注射，并对进针角度、深度正确与否做出判断，最终反馈显示操作结果。

多媒体计算机技术的作用特点：

（1）可综合调用各种媒体手段，提供较其他媒体形式更形象、直观、生动活泼的教学形式和表现手法，给学习者多种感官刺激，激发学习兴趣。

（2）可创造出交互作用的教学环境，形成智能化人机对话学习氛围，让学习者有强烈的真实感和参与感。

（3）可通过计算机网络，高速度、大容量地向广域传播。多媒体计算机技术的运用给教育带来了深远的影响。

2. 网络媒体　　网络媒体和传统的电视、报纸、广播等媒体一样，都是传播信息的渠道，是交流、传播信息的工具和载体。与其他媒体比较，网络媒体具有传播范围广、保留时间长、信息数据庞大、开放性强、操作方便简单、交互性沟通性强、成本低、效率高以及强烈的感官性等优点。利用网络媒体的网络教学有着传统教学不具有的优点：

（1）学生可以比较灵活地安排学习时间。

（2）打破了空间限制，可以在有计算机网络的任何地点进行。

（3）既可以在时间上面向不同学期，也可以在范围上面向全校，甚至面向全社会，可以让众多的学习者参与，提高教学资源的利用率，并使教师避免大量重复性的劳动。

（4）更能适应学生的个体差异，学生可以根据自己的需要和能力有针对性地自主选择学习的内容和方式，控制学习进度，有利于培养学生自主学习的能力。这对高等学校的大学生尤为重要。

（5）可以利用庞大的信息库，为学生提供广阔的学习空间，不仅能使学生拓展课程相关知识，加深对知识点的理解，而且能更有效地锻炼学生查找、处理信息的能力。

（6）可以更好地发挥交互性能，通过电子邮件、留言本、论坛和聊天室等形式保持师生互动，学生之间也可以相互交流学习体会。

（7）可以做到让学生匿名提交问题，直抒己见。这使得教师能够比较真实地了解学生的学习和思想状况，教学更有针对性。

（8）网络教学是间接的宽松式管理（指导性的），有利于营造轻松、自由的学习环境。这尤其适用于高等学校的研究生教学。

（9）可以通过共享其他学校和教师的资源，并与其他学校和班级的学生交流学习体会，在一定程度上弥补彼此之间的差异。

四、教学媒体的选择依据与方法

（一）依据

1. 教学媒体的选择要有利于教学目标的实现。同一教学目标，媒体选择不同，实现目标的程度也有差异。教师应选择最能促进目标实现的教学媒体。

2. 媒体对教学的作用是通过其教学功能实现的。由于媒体的特性不同，在教学中所表现出的功能也有所不同。为充分发挥媒体对教学的促进作用，教师必须考虑各种媒体的教育功能，做出合理选择。

3. 教学媒体的成本包括两个方面：一是媒体的购置、安装与制作成本；二是媒体利用时的使用成本。教师必须从本单位的实际条件出发，选择经济有效的媒体。

4. 教学媒体的选择必须适应学习者的学习特征和教学情境要求。如果是成人教育，可考虑应用表现手法较复杂、展示教学信息连续性强的媒体。如果是集体授课，则应选择展示教学信息范围较广的媒体。

5. 选择教学媒体还应考虑到：教师使用媒体时操作控制的难易程度；学习者对媒体使用时的参与程度以及学习者本人的操作难易程度；学习场所、办学单位提供使用该媒体的方便程度。

（二）方法

1. 树立正确的媒体观。没有一种人人适用、处处适用的"全能媒体"，每一种媒体都有各自的长处和局限性，都有其各自适用的某种特定的教学和学习形式，或不利的某种特定的教学与学习。只是在某一特定的教学情境中，一种媒体才会比另一种媒体更有效。

2. 新媒体的出现不会完全取代旧媒体，有的传统媒体在今天的教育中仍发挥着重要作用，如教学板和板书。各种媒体都有各自的特点和功能，在教学中它们是相互补充、取长补短的关系，而不是互相完全取代的关系。

3. 每一种媒体在教学中都有其发挥功能的一套固定法则，媒体只有被正确应用，才能发挥其应有的作用。如电教媒体能否在教学中发挥作用，关键取决于应用的方式是否正确，并不是说，在教学中使用了电教媒体，就一定能提高教学质量。

思考题：

1. 举例说明如何选择和运用教学方法？
2. 试述以问题为基础的教学方法在护理教学中的优势。
3. 请举例说明如何在《护理教育学》中应用小组教学法。
4. 教学媒体的基本类型有哪些？各有何特点？
5. 请分析选择教学方法和教学媒体时应考虑哪些因素？参考哪些依据？

第七章 临床护理教学

　　临床教学是护理学领域中的重要组成部分，是使护理学专业学生获得专业护士证书所必需的基本知识、基本技能、职业态度和职业信念的重要途径和方法。通过临床教学，护理学生将课堂上所学到的理论知识应用到临床护理病人的实践中，提高其发现问题、分析问题和解决问题的能力，并使各种基础技术操作和专科操作技能得到熟练和发展，而且为形成正确的价值观奠定基础。随着现代医学模式的转变，整个社会对护理工作者的综合素质要求越来越高，不仅要有熟练的技能，还要有崇高的人文主义情怀。因此临床护理教学必须具备明确的教学目标、理想的教学环境、雄厚的师资力量、灵活多样的教学方法及科学客观的评价方法，为向社会输送优秀的护理人才奠定基础。

第一节 概 述

　　医学是一门实践性很强的科学，培养合格的医学人才，离不开第一线的临床教学。临床教学的重点强调理论与实践相结合。它是课堂教学的延续和补充，是培养高质量护理人才的重要保证。临床教学质量是衡量高等护理教育的重要标准。

一、概念

　　"临床"（clinic）由希腊语 klinikos 演变而来，"附属在床边"之意。随着社会的发展与进步，人们对健康的要求越来越高，临床已经不能局限于"床边"之意，包括医院、社区、家庭、养老院、幼儿园及其他健康服务场所。

　　临床护理教学是运用多样的教学方法，借助一定的教学工具，在特定的教学环境下将护理学理论知识灌输给学生，并用于指导其临床实践工作，最后使学生达到自己动手进行临床操作的能力。解决患者实际健康问题，处理临床上医护、护患以及护士与患者家属之间的关系，是护理学生从学校到临床的必经路程。临床护理教学的成败直接影响向临床输送护士的质量，影响护理学生对今后护理工作的热爱程度及护理学生处理问题的思维模式。临床护理教学有广义和狭义之分，广义的临床护理教学包括临床护理知识的理论讲授和临床实践，而狭义的临床护理教学只包括临床实践。本章我们讲授的是狭义的临床护理教学。

　　由此可见，临床护理教学重点在于理论联系实际。护理学生可以把学习到的理论知识应用于实践，在临床实践中检验自己、提高自己处理临床问题的能力，同时，还可以从丰富的临床实践中发展理论知识，形成护理科研思维，使理论知识和技能得到新的发展，形成良性循环，推动护理事业的发展。

二、教学内容及重要性

（一）教学内容

临床护理教学内容多样化，有益于提高护理学生的综合素质。

1. 基础知识、基本理论与基本技能　"三基"是护理工作最基本也是最核心的部分，只有掌握最基本的知识，才能向更高层次发展。而且要掌握第一手的资料，把最新、最前沿的知识传授给护理学生。

2. 解决临床出现的问题　临床上出现的事情没有预兆，出现的问题千奇百怪，出现的案例变化多样，临床护理教学通过临床见习、毕业实习等亲身的临床实践，使学生自觉地学习处理临床问题的能力。

（二）重要性

临床护理教学是护理学生将学到的理论知识应用于实践的过程。同时，通过临床实践巩固所学的知识，深化所学的理论，训练所学的技能。可谓学以致用、用以促学、学用相长，在实践中提高自己，具备独立工作的能力。临床护理教学为学生创造现实的教学环境，加强学生对突发事件的应对能力，积累应对紧急措施的经验，为今后走上护理工作岗位奠定扎实的基础。

随着"生物－心理－社会"医学模式的发展，护理学生必须通过临床实践，掌握沟通的技巧，妥善处理医护、护患、护士与患者家属及护士与其他相关人员的关系，更好地适应临床工作的需要。通过护理实践教学，培养学生良好的职业道德和高度的责任心和自豪感，这是医疗卫生事业发展的需要，是高质量护理人才输送的保证，是衡量高等护理教育的标准。临床实践与护理教学相辅相成，共同促进护理事业的发展。

三、教学特点

临床护理教学是课堂教学的延续和补充，但是在教学环境、教学组织、教学内容、教学方法、师生关系、效果评价等方面与课堂教学有显著的差异。

（一）教学环境的复杂性

临床护理教学是在非常复杂的环境中进行的。首先是物理环境，包括医院的结构、设施、护理学生实习的场所等；其次是人文环境，由很多不同角色的人群组成的复杂的人际关系，这些人群包括临床护理教师、临床护士、其他专业人员、护理服务对象、其他实习学生；此外，还受到医院规模、空间结构等自然环境影响。护理学生实习时要轮转不同科室，接触新的环境，因此，护理教师要综合考虑临床教学环境对学生的影响，保证教学任务顺利完成。

（二）教学组织的机动性

护理服务对象是临床教学的重要来源之一。由于服务对象进入教学的环境是随机的，其病情变化较快，难以控制，且受其情绪变化的影响，临床教学组织起来相对困难。所以临床护理教学要根据临床的机动性特点做好四备，即备内容、备方法、备对象和备教具。尽量做到目的明确，方法正确，内容鲜明，思路清晰，重点突出。

（三）教学内容的多元化

临床护理教学是临床护理学生社会化的过程，这决定了临床护理教学不仅是单纯的指导学生，还要使学生把学习到的理论知识应用于实践。学生综合能力的培养，比如实践能力、心理素质、团队意识等和人文素质教育比如哲理教育、法律教育、伦理道德教育同样重要。

（四）教学方法的多样性

临床教学环境的复杂性、教学组织的机动性和教学内容的多元化，决定了临床教学方法的多样性。除了使用课堂教学方法如讲授法、演示法、讨论法以外，还要采用经验教学法、临床护理教学查房、专题讨论会、以问题为基础的教学方法等。在临床护理教学过程中，应根据实际情况，综合运用各种教学方法，以利于学生更好的应用理论指导实践。

（五）师生关系的和谐性

临床护理教学中，师生每天在一起学习、工作，可以增进彼此的了解，建立融洽的氛围。一方面，教师在临床护理工作过程中能根据学生的实际情况做出针对性指导；另一方面，学生也可在临床工作过程中随时调整自己，使自己更好地独立完成各项护理工作，更快地适应护理工作岗位。当然，教师应重视师生关系的和谐性，一旦师生关系破裂，将严重影响护理教学效果。

（六）教学评价的实效性

临床护理教学的评价包括对学生整个临床实习结束的终末评价、单个临床科室实习结束的出科评价以及处理某个临床问题的即时评价。其内容不仅包括对某项临床护理操作的评价，还包括对学生的整个临床实习过程中的表现、处理问题的能力以及为护理对象提供护理服务能力等的过程评价。护理教学评价的及时性和准确性对临床护理教学有着非常重要的意义。

四、教学原则

临床护理教学原则（nursing educational principle）是根据临床护理教学的特点，逐步形成的一套教学原则体系。它遵循一般的教学原则，又具有其独特的专业教学特点。正确理解和执行临床护理教学原则，是提高临床护理教学质量的有效保证，是临床护理教学成功的根本前提。

（一）科学性与思想性相结合原则

临床护理教学的科学性是指临床护理教学内容必须是正确的，能反映事物客观发展规律的，能反映当前先进思想水平的科学知识，而且其教育手段、教学方法、教学组织形式也应该是科学的。思想性是指临床护理教学必须坚持正确的政治方向，在教学内容的安排上结合临床护理教学实践，进行辩证唯物主义和共产主义道德品质教育，包含教学内容的思想性、教育者本人的思想性以及教学组织形式、教学方法的思想性等。

科学性与思想性相结合是用科学知识武装学生的头脑，结合本专业知识教学，做到有的放矢，提高学生的知识水平及综合素质。临床护理教学必须是科学性与思想性有机结合，才能符合教育的目的，才能符合我国护理教育的方向，才能符合临床护理的教学特点。

在科学性和思想性结合过程中，科学性是前提，没有科学的理论与实践，就不会形成正确的思想体系，必然会影响学生处理临床现实问题时的逻辑思维。而思想性是内在属性和根本保证，错误的观点、思维不可能形成正确的理论体系，更不可能用于指导临床护理实践。在临床护理教学过程中，必须将科学性和思想性结合起来，这是临床教师应具备的品格，可以提升教师人格魅力，临床教师以身作则，言传身教，感染学生，对学生产生潜移默化的影响，使学生自觉遵循科学的权威性，保持思想的端正性，形成正确的世界观和方法论。

（二）理论与实践相结合原则

理论与实际相结合原则是临床护理教学的基本原则。临床护理是一门理论性与实践性都非常强的学科，巧妙地将理论与实践结合，不仅可以提高学生的独立动手能力，更有助于学生自我行为的完善。

1. 以理论为主导，发挥科学知识本身的教育力量 临床护理教学首先要使学生掌握科学的理论知识。在临床护理教学过程中，教师要以睿智的眼光分析教材内容，准确无误地阐述教学内容，生动形象地演绎课堂教学，发挥护理学知识本身的魅力，使学生对护理学的基本理论、基本知识产生浓厚的兴趣。

2. 理论结合实际，理论指导实践 临床护理教学是将护理学理论知识应用于临床实践的过程。临床见习是尽早地将护理学理论知识向临床实践过渡的重要手段，而毕业实习是将学习到的理论知识应用于临床实践，指导临床实践。

3. 实践检验理论，二者相辅相成 在临床护理实践过程中，理论指导实践，实践验证理论。临床实践可以巩固学生所学的理论知识，检验理论知识。理论与实践结合，培养学生动手能力以及独立处理问题的能力。学生在解决临床上各种问题的同时又回归理论知识，验证理论知识，使护理学理论知识不断提升、不断更新，相互影响，相互促进。

（三）道德行为导向原则

临床护理教学活动是学生从课堂步入社会的过渡阶段，在临床护理教学过程中，养成学生独立分析问题、解决问题的能力和科学的思维模式，培养学生独立工作的能力，为以后步入社会打下坚实的基础。此外，临床教学环境复杂多变，其服务对象主要是病人，教师应以身作则，指导学生锻炼扎实的基本功，树立整体护理思想，严格遵守职业道德规范，以严谨的科学态度、强烈的责任感，竭诚服务于病人。这样，才能取得病人信任，建立良好的护患关系。总之，临床护理教学必须将临床实践与职业道德培养结合起来，提升学生基本素质，培养德才兼备的护理人才，为提升护理人员总体质量打下坚实基础。

（四）教学形式直观性原则

临床护理教学的主要场所在医院、社区以及其他医疗服务机构，主要的学习途径为临床观察、教师指导、亲身实践、效果反馈等，这种特殊的学习环境和氛围，使教学形式具有多样性、具体性和生动性的特点。学生从广泛的、直观的临床实践和社会实践中，充分发挥自身潜能，调动积极性，增强学习兴趣，激发好奇心，启发创造力和科研能力。因此，教师在临床护理教学过程中，结合临床实际情况，采取丰富多样的教学手段和方法，让学生在直观的教学中获得真实的体验，提升学生的动手能力和思考能力，培养学生独立解决临床问题的能力。

（五）教学过程的综合性原则

临床护理活动的对象是现实中的人，护理活动的目的就是帮助人类恢复健康、预防疾病。而人是由生理、心理、社会、精神和文化等要素组成的统一整体，这就决定了护理活动必须掌握理论知识和操作技能，还必须了解人类心理学、社会学、人文科学等相关学科知识。临床护理教学过程中，加强相关学科之间的联系，各门学科综合运用，各种护理问题综合分析，才能更好地解决护理活动中出现的问题。

（六）教学与科研相结合原则

随着护理学科的发展，护理专业的学习已经不局限于护理学书本知识和临床护理实践，护理科研的发展将成为引领护理学发展的趋势，因此，护理教学与科研相结合至关重要。护理教学与科研相结合是把护理科研引进护理教学，使学生学习护理知识、进行临床实践的同时，接受系统的科研训练，掌握基本的护理科研方法，养成良好的科学精神和科学态度，培养学生严谨的科研思维。

科学研究可以丰富教学的内容、提升护理教学的高度、传播最新知识，因此，教师的科研能力及科研素养对于临床护理教学是非常重要的。临床护理教师必须进行科学研究，掌握最前沿的科学方法，这样才能用新的理论填充教学内容，新的见解解决教学问题，新的思维丰富学生头脑，并且在科学研究方法上给学生以恰当的指导。学生应结合教学内容参与实习调查和科研训练，培养科研思维，为成为优秀护理人才而努力。

五、组织领导

临床护理教学的组织领导是一项复杂而严肃的工作，是护理教学中的重要环节。临床护理教学是护理学生从课堂步入社会的第一步，是理论联系实际向独立工作的过渡阶段，是将知识转化为行为和能力的关键时期，是获得从事护理专业所必需的态度和行为的过程，是学生实现角色转变的重要阶段。因此，必须加强临床护理教学组织领导工作，进行周密的计划、严密的组织、科学的领导，才能保证临床护理教学顺利进行。

（一）建立临床护理教学管理网络

为了保证教学任务的顺利完成，必须建立健全的科学的教学管理系统，领导和实施教学的全部工作，这是教学工作顺利完成的组织保证。

1. 组成　临床护理教学的管理网络应由校领导、护理学院、护理部等领导共同组成，护理教学管理系统成立后，各个机构内人员各司其职，共同完成教学管理任务。

2. 协调性　临床护理教学工作具有统一性、持续性、系统性和自我检查性。随着护理工作的进展，逐步健全护理教学管理网络，明确管理系统的职责，协调管理系统内部的关系，在实践中检验系统的实效性，这是一个连续不断的过程。在学校期间，加强对学生的"三基"（基本知识、基本理论、基本技能）培养；到了医院，重点是理论知识应用于临床实践中，学生的临床见习和毕业实习是医院工作的重要任务之一。因此，为了顺利完成教学任务，保证教学质量的提高，培养高质量的毕业生，必须完善教学管理系统，领导组织和实施教学的全部工作，保证教学管理任务的顺利完成。

3. 运行模式　护理学院、实习医院护理部等领导机构必须把护理教学纳入各部门的重要议程。可以互派成员参加对方的教学管理活动，定期研究教学工作，制定教学计划并组织实施，最后进行效果评价，把评价结果重新应用于指导临床教学管理，不断提高教学质量，共同管理教学。

临床护理教学管理系统组成后，由学校及实习医院护理部负责教学的人员共同挑选并聘任具有理论水平扎实、教学经验丰富、教学态度严谨、管理水平过硬、素质良好的护理人员组成教学委员会，共同研究、布置、检查和总结教学工作，按计划完成教学过程中的全部工作。实习科室成立教学小组，共同管理学生的教学、思想、生活等各个方面的工作。选择科研能力强、善于运用科研思维的护士组成护理论文指导小组，指导临床护理学生毕业论文的撰写工作，提高学生科研能力，实现全面培养目标。

（二）落实临床护理教学管理网络的任务

认真贯彻落实临床护理教学管理任务，使临床带教工作有条不紊地进行，提高护理临床教学质量，培养优质护理人员，保证教学任务顺利完成。

1. 医学院校的任务

（1）对于"院系合一"管理体制的医学院校来说，它负责领导、组织、管理和实施教学过程的全部工作，制定护理学专业教学计划，具体安排临床教学事宜。

（2）建立教学联系和检查制度，医学院校领导与护理部、临床带教科室之间紧密联系，有问题随时沟通，定期开座谈会，掌握学生的实习情况和思想动态，随时调整实习计划。临床教学检查制度是指教学管理部门定期组织召开实习科室护士长、临床教学组长、临床带教老师及实习生组长座谈会，掌握实习进度，了解带教老师对学生的反应及实习生思想动态，以便改进教学方法，提高教学质量。临床教学检查制度是保证实习计划顺利实施的重要步骤，根据教学计划要求，教学管理部门组织有关人员定期到实习科室检查教学任务完成情况。检查内容主要包括以下几方面：①深入临床，向护理人员了解教学中的具体事宜，全面检查教学任务落实情况；对学生进行理论考核和技能考核，了解学生对实习科室常见疾病的了解程度及操作技能的掌握情况，并记录成绩。②定期或不定期的抽查教师，进行护理查房、业务讲座，并根据查房、讲座的内容、形式、方法及效果给予评价。③对带教老师建立教学评估制度，制定评估指标。学生出科时不记名填写教学制度评估表，了解学生对教师水平、职业素养、带领操作、讲解分析等方面的评估，并征求教学改进意见。④实习结束时，及时认真全面地总结教学程序，以书面形式整理分析，肯定成绩，找出不足。对好人好事、好方法、好经验、有创新教学的带教老师，给予表扬和奖励；对于不重视临床教学工作的或者不称职的带教老师，给予适当的批评，情节严重者终止教学。奖惩结果录入教师考核档案，作为衡量教学的业绩之一，同时列为晋级的参考凭据。

（3）学生进入临床实习前学校对其进行岗前教育，使学生了解并遵守医院的规章制度、注意事项，明确临床实习重要性，加强学生自我管理能力，杜绝差错事件的发生。

（4）向学生发放实习手册，要求学生认真完成手册内容，加强对轮转科室疾病掌握和护理程序的了解，为今后步入社会奠定基础。

（5）善于运用人本原理，强化奖励机制，完善奖惩措施，激发带教老师工作的积极性与创造性。

2. 实习医院的任务

（1）医学院校下达实习计划后，实习医院领导要在各种会议上反复强调医院的职责和临床护理教学的重要性。

（2）护理部召开护士长会议，将学生实习计划和科室轮转情况下发各个实习科室，落实临床教学任务，提出具体要求，使全院护理人员都能重视临床护理教学工作的重要性，并做到全员参与临床教学工作。

（3）对承担实习的临床科室实行院级、科级两级管理，管理人员各司其职，共同负责教学工作。医院教学委员会负责安排、检查，科室负责落实教学计划。

（4）为有利于教学，更好地服务于患者，院领导应加强医院科学化管理，为学生创造良好和谐的学习环境。

（5）学生到医院时，向其全面介绍医院的规章制度、科室轮转情况及对实习的要求和生活的管理等，使学生自觉遵守医院的安排，顺利完成实习任务。

（6）为高质量地完成临床教学任务，应建立教学检查制度，每月 1 次小检查，每年 2~3 次大检查，发现问题，及时纠正。

3. 实习科室的任务

实习科室由科主任、护士长及有丰富教学经验的主管护师职称以上的人员共同组成教学管理小组，负责组织实施临床实习计划。

（1）根据实习大纲要求，积极做好科内准备工作，迎接实习生。护理人员要发扬南丁格尔奉献精神，严于律己，以身作则，科室以带教老师为主体，发挥群体带教效应，做到护理教学人人有责，从思想上做好教学的一切准备，为培养优秀护理人才做贡献。

（2）依据实习大纲要求，制定本科室切实可行的教学计划。对于常规的护理操作应指导学生自己动手执行，带教老师做到放手不放眼；对于科室内特殊疾病的检查、治疗及护理技术操作，应鼓励学生参与或者做一些辅助性的工作，充分调动学生的积极性。

（3）做好病区整顿工作，使各项工作制度化、规范化、条理化，以标准化的工作行为影响学生，并要求学生按照规章制度办事。在物品、仪器和学习环境方面为学生创造条件。

（4）积极做好病人的思想工作并向病人宣传，使其认识到配合教学工作是医院承担的任务，是每个人的责任，积极配合教学。同时要求学生要有爱伤观念，对病人负责。

（5）临床护理带教工作是等级医院评审标准中要求的，等级医院评审标准及细则实际上是一套标准的、科学的护理模式，是指导各级各类医院护理工作的行为规范。根据等级医院的要求，二级以上的医院都要承担护理专业临床带教的任务，临床教师在毕业实习中对学生起着表率作用，这要求临床教师要有神圣的使命感、敬业精神、丰富的知识、精湛的技术以及很强的科研能力，保证教学任务的完成，提高教学质量。

（三）加强对实习生的管理

临床护理实习是护理学生从学校到医院，从课堂到病房，从理论知识到临床护理实践的转变过程，其学习环境、学习对象、学习方法都发生了很大变化，所以必须加强对学生的管理，掌握学生的情况，有针对性地做好思想工作，保证临床教学任务顺利完成。

1. 完善学生的基本技能管理　通过临床护理实践，学生能够达到：

（1）掌握基本的护理技术操作及各项专科护理技术，熟悉常用临床医疗设备的使用方法。

（2）能综合运用基础医学知识、护理专业知识、社会人文知识及其他相关学科知识，为患者提供整体护理。

（3）提高专业技术水平，养成符合专业要求的职业行为，树立以人为本的服务理念。

（4）提高学生的人际交往能力、自我管理能力、临床护理能力等，同时要求学生具备基本的社区护理能力、护理管理能力、护理教育能力以及科研创新能力。

2. 加强学生的素质教育　素质教学是指一种以提高受教育者诸方面素质为目标的教育模式。它重视人的思想道德素质、能力培养、个性发展、身体健康和心理健康教育。护理学作为一门为人类健康服务的综合性应用学科，更要求学生在政治思想、职业道德、科学知识、身心健康、操作技能、科研创新等方面具备较高的素质。

（1）培养学生的职业情感：学生的医德信念、医德品质决定着对本职工作和服务对象的根本态度。临床实习期间，寓教育于服务之中，培养学生热爱护理事业、关爱病人、强烈的工作责任心和慎独精神。创造学生与病人交流的机会，积极为学生创造良好的护德修养环境，鼓励学生在临床实践中锻炼自己的意志。

（2）贯彻行为规范教育：严格要求学生遵守医院的规章制度，遵守大学生和实习护士守则。学生实习前，应学习并掌握医院管理条例和规章制度；实习过程中，应严格遵守制度要求，建立一套监督、检查、审核制度，对于违反实习要求者，实习单位有权终止其实习，并按学籍管理进行处理；实习结束出科时，对学生进行客观的、实事求是的点评，要求学生在今后学习工作中不断完善自己。

（3）培养学生的责任心：护理工作对于人类健康肩负着巨大的社会责任，关系着病人的生命安全，牵系着千家万户，所以学生必须通过临床实践不断提升自我，养成严谨的工作态度、高度的责任感和神圣的使命感。

（4）培养学生科研创新意识：在解决临床问题时，鼓励学生发表不同意见，培养多种思路解决问题的能力，激发学生创造性思维，对于同一件事情提出不同的解决途径，培养创新意识。指导学生不仅能借助外部力量获得科研创新能力的培养，也必须有意识地从各个方面把握机会，自觉地提高自己的科研创新能力。

3. 强化学生的特殊素质要求

（1）护士的语言：俗话说"好言一句暖三冬，恶语一句碎心寒"。语言是心灵的窗户，好的语言可以改善病人的心情，缓和病人的情绪。因此，护士说话要和气、文雅、谦逊，并指导学生以轻松幽默的话语与病人交谈消除病人不良情绪，建立良好护患关系，鼓励病人积极主动参与治疗和护理。

（2）护士的作风：护士的作风要正派，做事诚实守信，做到慎独修养，使学生受到潜移默化的影响，自觉要求自己，严格遵守职业道德规范，工作严肃认真，以实际行动取得病人的信赖，使病人放心，家属安心，保证护理职业的尊严。

（3）护士的态度：护士的态度要诚恳温和，面带微笑，指导学生与病人建立良好关系，想病人所想，急病人所急，帮病人所需，解病之苦，取得病人信任，增强康复信心。

（4）护士的业务：指导学生作为一个称职的护士必需熟练掌握各项技术操作规范，努力钻研，精益求精，操作要稳、准、轻、快、安全、可靠，并且要有指导、宣传和教育病人的能力。

第二节　教学环境

临床护理教学环境（nursing clinical teaching environment）是指组成临床护理教学的场所、人员及各种社会关系，是影响临床教与学的各种因素，由人文环境和自然环境两部分组成。根据临床护理教学发生的场所不同，可以将临床护理教学环境分为医院临床护理教学环境和社区临床护理教学环境。

一、医院临床护理教学环境

医院临床护理教学是在一个复杂的环境中进行的，涉及临床教师、学生、患者及其他工作人员在内的众多人员，也与医院的规模、地理位置、物理环境等自然环境密切相关。因此，一个理想的临床护理教学环境应在人文环境和自然环境两个方面满足学生临床学习的需要。

（一）人文环境

临床护理教学的人文环境（cultural environment）是指由临床护理教师、临床护理人员、其他专业人员、辅助人员、护理服务对象、其他实习学生以及由以上人员组成的人际关系、护理类型等。临床中各种人员的态度、言行、作风等都会对学生产生直接或间接的影响，进而影响着临床实习的效果。

1. 临床护理教师　临床护理教师承担着临床护理教学的职能，他们每天与学生密切接触，其言谈举止、思想风貌、专业水平、工作态度等，可直接影响学生实习的心理和行为，其教学水平、责任感、与学生的关系等也会对学生的实习效果产生影响。因此，一个合格的临床护理教师对学生的临床护理实习效果起着举足轻重的作用。

2. 临床护理人员　临床护理人员组成该病区的护理文化氛围，是临床学习环境的主要因素，特别是护士长的角色是影响临床护理教学的重要因素，他们不仅管理和控制着这一实践场所，更是护理实践的角色榜样，其领导方式及性格特征将直接影响学习环境的有效性。临床护理人员良好的职业素养和行为规范将有助于临床护理实习。有利于临床实习的护理人员应具备以下特征，这些特征也构成了临床护理人员和其他工作人员的行为准则。

（1）人文关怀的意识和能力：临床护理教学中所提到的人文关怀，包括对学生的人文关怀和对病人的人文关怀。临床护理人员对学生热情友好、宽容和善、关心体贴、尊重爱护、支持和帮助等人道主义的态度和行为可以促进学生自尊、自信的发展。护理是一门关怀的职业，护理的服务对象是病人，临床护理人员在工作中应加强对病人的尊重、关心、爱护，以身作则、为人师表，为学生树立良好的榜样，促进其形成职业认同感、归属感和积极的专业态度。

（2）教学意识：是指对教学的敏感性和自觉性。临床护理人员作为临床学习环境的一个重要方面，应敏锐地察觉学生的学习需求，积极地利用各种教学机会，主动地采用多种方法进行教学，尽可能为学生提供各种学习机会，如鼓励提问、参与医疗查房、参与护理查房、执行各种护理操作以及参与观察学习新技术的操作过程等。

（3）教学能力：临床护理教学能力不仅包括对护理相关理论知识及实践技能的理解、掌握和应用能力，还包括一定的语言表达能力、调节人际关系能力、观察和了解学生的能力、组织管理和调控教学的能力、运用各种教学辅助工具和教学手段进行教学的能力以及评价学生学习效果的能力等。

（4）合格的护理实践：合格的护理实践是学生临床学习环境中必不可少的条件，合格的护理实践者是护士最基本也是最重要的角色。由于"角色榜样"的作用，临床护理人员自身的实践能力和工作质量将直接影响学生的学习。

（5）小组团队合作精神：护理工作是一个合作性很强的职业，临床护理人员之间相互团结、相互支持、相互合作的良好氛围有助于学生发扬集体主义精神，从而促进教学。临床护理人员应把学生看作是临床护理队伍的成员，使护生有归属感，从而促进团队合作能力的提高。

（6）营造学习气氛：临床护理人员相互学习，积极钻研业务知识，努力提高专业技术水平，为学生创造良好的学习气氛，从而积极主动的学习。

3. 医疗机构中的其他专业人员　学生实践场所中的其他专业人员，如医生、营养师、康复治疗师、化验员等，他们对学生的态度、自身实践能力及教学意识等同样影响着学生的学习。因此，应使他们了解临床护理教学的意义，并认识到自己是学生学习的重要资源，从而尽可能地为学生提供各种学习机会，如让学生参加医疗查房及各种讲座，观看新技术、新操作的演示等。

4. 辅助人员　临床实习过程中，学生会遇到各种辅助人员，如搬运工、修理工、卫生员、配送员、护工等，他们对建立良好的临床学习环境同样有非常积极的意义。因此，临床护理人员与辅助人员应密切配合，建立良好的合作关系。

5. 护理学生　学生不仅被动地接受临床护理教学环境的影响，其本身就是教学环境的重要组成部分。学生身心方面的准备是临床学习的重要因素。一般来说，学生进入临床实习时，会产生激动、紧张、焦虑的情绪。激动、轻度的紧张可以促进学生学习，但是过分的紧张、焦虑则妨碍学生学习。因此，学生应做好充分的心理准备，学校及实习机构也应采取一些措施减轻学生的焦虑，例如实习机构在学生进入临床第一天安排实习指导活动。

一个有效地学习环境会鼓励学生对自己的学习负责，并主动为此寻找机会。应对学生进行全方位、多层次的指导，使他们了解护理专业的发展前景、卫生事业的改革方向，从而激发他们的学习动机。同一领域中还会有不同专业和层次的实习生，他们相互之间也会产生影响。因此，同期安排的实习生人数应恰当，同专业或不同专业实习生之间应相互学习、相互帮助，共同讨论来解决问题，从而使实习成为更加生动、积极、有效的学习过程。

6. 护理服务对象　护理对象的许多性格特征都会对学习环境产生重大的影响。如疾病类型、病区的"情感气氛"、护理对象的性格特征以及是否与医护人员合作等。在急性病区，胆囊炎、阑尾炎患者，住院不久大都能痊愈出院，病人可以创造一种愉快和谐的氛围，与学生及工作人员之间建立融洽的关系和友谊，学生便乐于在这种环境中学习；在慢性病区，特别是血液病房和肿瘤病房，病人的生命受到威胁，有些病人还很年轻，常常会给学生带来压抑的情绪，使学生对生命的价值产生思考。在急诊、ICU（重症监护病房）、CCU（心血管病重症监护病房），病人病情危重，学生实习的工作重点放在了护理技术上，这在增加工作魅力和兴奋性的同时，也会对还没有足够信心来完成技术操作的学生带来压力。

7. 护理类型　临床护理分工方式同样影响学生临床学习的效果。临床上所采用的护理方式包括责任制护理、功能制护理和小组制护理等。功能制护理以任务为中心，在实施功能制护理的病区，护理工作简化成一系列分开的、各不相关的任务，很少考虑服务对象的整体需要，因此学生只学会了如何完成任务，但失去了系统照顾病人的机会。在实施责任制护理的病区，学生可以应用护理程序对病人进行护理评估、做出护理诊断、制定护理计划、实施护理措施并评价护理效果。这样既可以帮助学生学习系统的护理病人的方法，又可以提高学生发现问题、分析问题、解决问题的能力。同时，学生还学会了承担责任和做出决策。

8. 教育机会及教育资源　教育机会及教育资源也或多或少的影响学生的学习，所有临床工作人员都应尽可能地为实习学生提供学习的机会。

教育机会包括：制定一些正式的学习计划，如组织专题教学讨论、请临床专家进行讲座等；为学生提供教科书、专业杂志、网上资源、病历记录等供学生阅读。

教育资源包括人力资源和物质资源。人力资源包括临床护理人员、带教老师以及相关专业人员和辅助人员等，通过不断开展新技术、新方法及护理科研，为学生营造良好的学习氛围。

NOTE

人力资源短缺会直接影响学生获得指导和教育的质量，比如支持性服务短缺时，护士不得不承担所有服务，不但临床教师不能保证指导学生的时间，还会使学生参与许多学习目标以外的非护理专业工作。物质资源指供学生进行学习和讨论的教室、会议室及各种教学媒体等。

（二）自然环境

临床护理教学的自然环境（natural environment）主要指对学生的学习产生直接影响的各种自然因素，包括医院的地理位置、医院的性质和规模以及医院的物理环境等因素。

1. 医院的地理位置　医院的地理位置，如医院所处的地区地段、交通情况、离学生学校或宿舍的距离、医院周围的环境、安全性等都是构成医院自然环境的因素，都会对学生的临床实习产生影响。

2. 医院的性质和规模　医院依据性质不同可分为综合性医院和专科性医院。医院的床位数可以反映医院的规模。医院的性质和规模影响着学生学习对象的种类和数量，因而也是临床护理学习环境中的重要组成部分。教师应该根据教学目标和实习学生人数的多少选择适宜的实习单位。

3. 医院的物理环境　医院的物理环境包括医院的环境、设施、设备等。室内清洁宽敞、光线适宜、温湿度合适、无噪声、无特殊气味等医院环境是学生学习的重要条件。医院的设备和设施先进齐全，可以为学生提供更多的见习和实践机会。

综上所述，临床是一个社会化的场所，是学生经历护理职业社会化的过程。在影响临床护理教学效果的诸多因素中，为学生提供学习和实践的机会最为重要，直接影响临床护理教学的质量。此外，临床工作人员恪尽职守的工作态度、严谨求实的工作作风、丰富的临床专业知识、娴熟的护理操作技能以及尽可能为学生创造有利于学习的环境等对学生的临床学习也起着积极的作用。

二、社区临床护理教学环境

由于社区护理工作具备相对的独立性和自主性，以及社区护理服务对象的不同，社区临床护理教学环境与医院的临床护理教学环境有很大的不同。

社区是由许多家庭、机关和团体组成的，是构成社会的基本单位，是与人们生活和健康息息相关的场所，也是社区护士进行服务的场所。社区护理是将公共卫生学及护理学的知识与技能结合，借助有组织的社会力量，以社区为基础、人群为服务对象，对个人、家庭及社区提供服务。

随着医疗卫生服务模式的推广，人类健康观念的转变，社区护理逐渐成为我国卫生服务事业的重要组成部分，而社区护士需要在社区服务中扮演多种角色，比如服务对象的照顾者、教育与咨询者、组织与管理者、协助与合作者、观察与研究者。因此，开设社区护理教育课程已成为护理教育事业的当务之急，并且是培养社区护士的重要途径。认识社区临床护理环境对教师来说是很有必要的，而有关社区护理课程的内容需要学生到相应的社区学习。社区环境包括社区内各种卫生保健、预防及康复机构，还包括家庭、学校、幼儿园、养老院、工厂及公共场所等。社区护理教学环境也分为人文环境和自然环境。

（一）人文环境

社区临床护理教学的人文环境包括社区专业工作人员、社区护理服务对象以及他们之间的相互联系等。

1. 社区专业工作人员 社区专业工作人员包括在社区各医疗卫生机构工作的专业人员，如社区医院、保健中心、康复机构等。因其工作场所不同，其职责和称谓也不尽相同，如社区护士、全科医生、康复护士等。

与医院工作方式不同，家庭访视是社区护理工作的重要工作内容之一，大量的教学活动是通过学生自己的观察实现的，教师对学生的指导是离开访视家庭后进行的讨论。因此，教师临床教学能力、沟通技巧、人际交往能力、对待社区护理教学的态度以及对护理服务对象的工作方式、服务态度、工作作风等都会影响学生的学习。

2. 社区护理服务对象 社区护理服务对象包括社区内的个人、家庭和社会团体等，主要是健康人、亚健康状态的人或处于疾病恢复期的人。社区的人文环境比医院更为复杂，学生除了面对个人外，还要面对与个人密切相关的家庭、学校、工作单位等社会团体，而且社区内的人口结构、文化氛围、宗教信仰、职业特征等因素，以及社区本身如何面对主要健康问题，如对遗传、发育、心理、性格、疾病预防和传播、康复和保健等方面的态度和方法等都是社区环境的重要组成部分，都会影响学生分析、判断、解决问题的能力。因此，社区工作人员在指导学生学习过程中，应注意各因素之间的相互联系，有效指导学生进行实践。

社区护理服务的对象决定了社区护理工作的性质，社区护理工作面对的情况没有医院紧急，但是它要求社区护理工作者能运用综合的知识处理社区出现的各种问题，这要求社区护理工作者必须具备有关医疗、护理、卫生、保健方面的知识，拥有乐观、开朗、稳定的情绪，豁达的情怀，良好的人际沟通能力，向社区护理服务对象传递正确的信息和积极的心态，这不仅有利于构建良好社区，更有利于养成学生良好的性格、成熟的心态以及独立分析问题、解决问题的能力。

3. 实习学生 实习学生作为社区人文环境的重要组成部分，以一名准护士的身份参与社区护理工作。因此护理学生应理解实习目的、掌握实习内容、明确实习方法，事先做好充分准备，特别是人际沟通方面的技巧。

4. 社区其他工作人员 社区其他工作人员包括社区领导、社会义务工作者、小区安全管理员等，他们也是社区人文环境的组成部分。学生到社区实习时，需要提前与社区相关领导及工作人员取得联系，以取得他们的支持和配合，为他们做好接收学生的准备工作，使学生进入社区实习时充满亲切感，消除陌生和紧张情绪，增强学习积极性。

（二）自然环境

社区临床护理教学的自然环境包括社区的地理位置、社区各护理服务机构的分布、社区的规模、自然景观、温湿度等方面。理想的社区护理教学自然环境应该是绿化良好、交通便利、温湿度适宜、地理环境安全，健康服务的规模能满足学生的需求、具有适合学生学习的项目等。当然，社区自然环境本身也是学生认识和研究的对象。

三、教学环境对学生的影响及对策

（一）临床护理教学环境对学生的影响

临床护理教学的各种环境都会对学生产生一定的影响。影响可能是正面的、积极的，也可能是负面的、消极的。正面的、积极的影响可以促进学生的学习，而负面的、消极的影响可以使学生产生不同程度的压力或焦虑。适度的焦虑具有积极的意义，可以充分调动身体各器官的功能，适度提高大脑的反应速度和觉醒程度。每个人都有其最佳的觉醒程度，在这种最佳程度下自己的工作效率最高。当觉醒程度过高或过低时，完成学习任务的能力就会退化，特别是完成复杂学习任务的能力就更差。

临床教学环境对学生来说是一个陌生的环境，多数学生在进入临床实习时产生不同程度的焦虑，其原因是多方面的。例如，当学生进入一个新的环境或者从事新的工作时，由于不明确物品的陈列、不熟悉操作过程、对工作本身和学习目标感到紧张、担心是否受实习单位欢迎、不知如何与带教老师相处、缺乏交流沟通的技巧、理想教学环境与现实教学环境之间的反差等，都会使学生心理上表现出不同程度的焦虑，从而影响学生的学习。

学生在临床实习过程中会遇到各种各样的问题，例如面对疼痛或濒死的病人时，会产生很大的心理压力。临床护理实践本身也会给学生带来压力，特别是在急性病病区护理病人时，学生会对自身的实践能力产生自我否定的心理。此外，病区护理人员、其他专业技术人员以及辅助人员对学生的态度也会使学生产生焦虑的心理。在焦虑状态下，学生的行为表现会受到影响，在操作中容易出现错误。这时如果学生再受到临床护理教师或者其他专业人员的批评，其焦虑程度就会加重。

临床护理教师应了解学生产生心理压力的原因，识别心理压力的主要表现，并能采取措施预防及缓解学生的心理压力，促进学生的心理健康，提高学生的学习积极性及学习效果。

(二) 预防及缓解实习学生心理压力的对策

学校和医院教学管理部门及临床护理教师应意识到临床实习可能对学生造成的心理压力，并采取适当的方法减轻学生的压力或增强学生应对压力的能力。

1. 学校教学管理部门的对策 学生进入临床实习前，学校应制定合理的实习计划，并做好实习前的动员工作以减轻学生的心理压力；学校教学管理部门应对实习的目的、要求、内容及注意事项做好周密的布置，向学生讲解临床实习的重要性；同时介绍实习中可能遇到的问题和处理方法，例如如何与带教老师相处，如何与患者有效沟通，如何避免在临床实习过程中走弯路以及如何尽快适应临床工作等。临床实习前还应加强技能培训，提高学生的基本技能，使学生做到心中有数，对实习充满信心，尽快适应临床工作。

2. 医院教学管理部门的对策 临床教学机构应尽可能为学生创造良好的、无威胁的学习环境和氛围。学生进入临床实习前，医院教学管理部门组织进行岗前培训，介绍医院环境及规章制度。学生进入实习机构的时候，应热情接待，并做好实习导向工作，例如带领学生参观医院环境，初步了解各部门的组织结构及人员构成等，消除学生陌生感。学生进入临床科室时，向学生介绍本科室的实习环境、学习目标、学习内容以及常见疾病的护理等，以减轻学生因未知而带来的焦虑。

3. 临床护理教师的对策 学生进入临床实习时，临床教师应了解学生的个体差异，采取适合学生个体的教学方法和教学节奏，针对实习对象及实习要求确立实习目标，帮助学生尽快熟悉实习环境，以预防或减少环境因素对学生造成的压力感。在评估学生能力和水平的基础上，为学生安排力所能及的护理工作，并给予指导和鼓励，对于难度较大的护理技术操作，鼓励学生在旁协助或积极参与，增强学生自信心和满足感。在临床护理教学过程中，临床护理教师与学生密切接触，充当学生心理调节者的角色，应设法创造一种谅解和宽容的气氛，采取多种方式与学生进行沟通，组织学生讨论实习中要面对的困难，了解学生的心理压力状况，给学生宣泄压力的空间，使学生能尽快消除不良的情绪，同时对有进步的同学给予积极的鼓励，以积极稳定的心态度过实习阶段。

四、教学基地的选择

选择临床护理教学基地是校方的重要职责，理想的临床护理教学基地是学生进入临床实习必要的前提。因此，在学生进入医院或社区实习前，学校教学管理部门必须对临床护理教学基地进行认真的挑选，保证满足学生临床学习的需要。

（一）医院临床护理教学基地的选择

1. 考虑因素

（1）实习机构的性质，例如医院的级别、类型、床位数等，能否为学生提供足够的学习机会，满足学生的学习需求。

（2）医疗机构的合法性是学生进入临床学习的前提。

（3）医院的教育理念是否与学校一致。

（4）医院工作人员与学校教师和学生关系的好坏直接影响学生学习的积极性。

（5）临床护理教师的质量和数量是满足学生临床学习的基本保证。

（6）医疗机构的要求和规章制度是学生临床学习有序进行的保障。

（7）医疗机构能根据学生的层次和个性特点做好针对性的指导，制定个性化的学习目标，是保证不同层次学生顺利完成教学计划的重要条件。

（8）医院的地理位置是否符合要求，例如实习机构交通是否便利、周围环境是否安全，与学校距离的远近等。

（9）医院的物理设施摆放是否合理、设备是否齐全以及医院内物理环境是否能为学生学习带来正面的影响等。

学校教学管理人员应邀请学校教师、临床护理教师及学生等，根据每个临床实习单位的特点，结合实习目标的要求，制定一系列适用于各个病区有利于学生学习的环境标准。

2. 具备条件

（1）医院的规模适当，具有与临床护理教学相关的科室和护理服务对象。医院的教育理念与学校一致，对临床教学活动有着极其重要的指导意义。

（2）临床护理教师的质量和数量应满足临床教学需求。首先，为了更好地完成临床教学的任务，医疗机构应具备足够数量的临床护理教师。一般要求见习时一个教师可以带教 6~8 名学生，而实习时一个教师只能带教 1~2 个学生。随着护理教育层次的提高，实习学生的层次逐渐由中专、大专为主转化为本科为主，兼有硕士研究生。因此，对临床护理教师的学历及能力提出了较高的要求，要求在满足教师数量足够的前提下，要考虑教师的学历、职称、职业素养及临床经验和教学经验等是否达到要求，以保障临床护理教学的质量。

（3）由临床教学管理机构及管理人员，负责制定具体的临床实习计划，并对临床教学进行质量控制，落实出科考试制度，保证学生分阶段的完成各个实习科室的学习任务、掌握专科操作技能。开展各种教学活动，增加临床实习多样性，定期对临床教学工作进行检查和评价。

（4）实习机构具备良好的学习氛围。临床护理人员刻苦钻研护理学专业知识和操作技能，

NOTE

不断提高临床护理教学水平和管理能力，具备科研思维。同时，医院能够提供继续教育的机会，不断提升护理人员的素质。

（5）学校与医疗机构之间形成良好的合作关系，双方共同参与，制定出一系列适合临床学习的环境要求，为学生的临床学习创造良好的条件。

（6）实习机构为学生的临床实习配备一定的资源，如教学场所、教学设备、教学资料等，具备足够的经济实力为维持一定的教学标准服务。

（二）社区临床护理教学基地的选择

随着医疗卫生服务模式的发展，社区护理日益得到人们的重视。因此社区临床护理教学基地的选择也是十分重要的。理想的社区临床护理教学环境至少应达到三个要求：第一，社区健康服务的类型能够满足社区护理教学目标的实现；第二，社区健康服务的规模能够满足学生人数的需求；第三，社区的地理位置应该是安全、绿化良好且交通便利的。此外，社区护理教师的数量和质量、社区的学习氛围、社区适合学生学习的项目等因素也是选择社区护理教学基地应该考虑的重要因素。

五、专业教师的选择

临床护理学专业教师对学生的临床学习效果起着至关重要的作用，合格的临床教师是临床教学成功的重要保障，这是由临床教师的角色职责决定的。因此，应重视临床护理教师的遴选工作。在选择临床护理教师时，应遵循一定的标准，保证教师的质量。并且有计划地对临床护理教师进行培养，以不断提高他们的综合素质。

（一）教师的角色和职责

由于临床护理教学的复杂性，临床护理教师扮演着多重角色。不仅是现代护士的专业角色，同时又承担护理教师的角色；既是临床护理实践的参与者，又是护理教育者。二者有时是重叠的，有时是分开的。

1. 护理实践的参与者　临床护理教师首先必须具备临床护士最基本的角色，例如护理服务对象的照顾者、健康教育者、管理者和决策者，护理工作的合作者和协调者，病人利益的维护者等。临床实践能力对于临床教师来讲是十分重要的，必须具备较高的理论知识和操作技能以及丰富的临床经验。这些知识、技能和经验可以帮助学生把课堂上的基本理论知识与临床实践技能结合起来，增强其独立工作的能力。临床护理教师必须参加到学生的临床实践并指导其临床工作，在此过程中，临床护理教师可以成为学生的角色榜样，许多学生通过观察临床教师的工作、行为和态度等，理解和建立她们对护理工作的最初概念，并从临床教师身上学到护理人员如何分析问题、解决问题和效果评价。同时，临床教师在学生和护理对象之间有时还起到缓解矛盾和避免尴尬情况的作用。

2. 护理教育者　作为临床护理教师，其教育者的角色是非常重要的。临床护理教师必须具备较强的带教能力、较好的语言表达能力，并善于与学生进行沟通，因材施教。具体职责如下：

（1）评估学生：临床护理教师通过评估学生的层次、基本能力以及在学习环境中的表现等，公平地对学生进行评估，根据学生的个体差异做出针对性的指导。

（2）做好计划：临床教师必须为临床教学工作做好周密的计划，如根据教学目标选择教学内容和服务对象，由易至难、由简至繁，逐步启发学生的内在潜能，协助并指导学生根据患者的需要做出护理计划等。

（3）指导学生：护理学生进入临床学习，对临床教学环境、教学方法、实践操作等都不是很熟悉，因此要求临床护理教师积极主动参与指导学生的临床学习过程、耐心听取学生临床学习的感受、帮助学生释放心理的压力和解决临床学习过程中遇到的困难。同时临床护理教师应帮助学生掌握各种技能操作，指导并协助学生利用各种资源提高自身的临床护理能力及综合素质。

（4）促进学习：临床护理教师应帮助学生发现自己的学习需要，让学生了解自己学业的进步和努力的方向，准确地评价自己的表现，同时帮助学生找到提高临床学习效果的最佳策略。

（5）积极评价课程设置：在临床教学过程中，临床护理教师可以根据学生所学知识的深度和广度，结合目前市场需求判断教学过程中课程设置是否合理，从而为学校课程设置改革提供客观的实践依据。

（6）培养学生科研创新意识：只有不断地进行科研创新，护理事业才能进步发展。临床护理教师必须注重护理学生科研能力的培养，在临床实践中不断讲解疾病相关医疗、护理课题，并及时发现新的科研课题，为向社会输送高质量护理人才服务。

（二）选择标准

选择临床护理教师时，应从临床教师的职业态度、知识结构、工作能力、教学技能、个性特征和创新精神等方面进行考虑。

1. 职业态度

（1）热爱护理工作：临床护理教师首先应该是一名优秀的护士，热爱护理工作，精于患者的护理，这样才能在临床工作中对学生起到积极的角色榜样作用。

（2）热爱教学工作：与普通护理人员相比，临床护理教师为了顺利地完成临床教学任务，须付出更多的经历和心血，如果没有对护理教学工作的热爱，只是为了应付差事而带教，是不可能把教学工作做好的。因此，临床护理教师必须热爱教学工作，对教学工作具有高度的热情和强烈的责任感。

（3）热爱学生：临床护理教师还必须热爱学生，主动与学生建立良好的师生关系。因为只有师生关系和谐，教学活动才能顺利开展，教学目标才能顺利实现。临床护理教师与学生建立良好师生关系，可以从多方面进行体现，例如临床教师尊重学生、爱护学生，满足学生的自尊心；有亲切感，易于学生接近；对学生充满信心，帮助学生树立自信心；承认学生的个体差异，对学生的期待符合实际；真实、坦诚地面对学生，勇于承认自己的不足；对学生实施关怀行为，提供鼓励和支持等。其中，对学生表达关怀行为尤其重要。学生在临床实习过程中，会面临来自各个方面的多重压力，临床教师应关心学生、理解学生，并及时给予支持和鼓励，帮助学生减轻压力。另外，护理学本身就是一门以关怀为核心的专业，护士的职责就是为病人提供关怀，促进康复。如果学生在临床实习过程中能够更多地感受到临床教师的关怀，就会以积极的心态为病人提供关怀，对其今后的人生观和专业价值观产生积极的影响。

2. 知识结构 临床护理教师必须具备渊博的知识，不仅包括丰富的专业知识，还要掌握系统的教育学、教育心理学、教育管理学以及人文科学、社会科学、自然科学等方面的知识。

其中专业知识的掌握对于临床护理教学尤为重要，不仅包括书本知识，还包括医学、护理学学科最新发展的知识，例如有关疾病的诊断与治疗的最新观点和方法，护理新理论、新技术等。有学者认为，临床护理教师的知识应体现在以下方面：①懂得病人护理的概念和理论；②指导学生运用这些概念和理论进行临床护理活动，以便更好地了解病人存在的问题，做出针对性的护理；③了解护理措施的最新发展以及如何将其运用到病人的护理中；④运用自身所掌握的知识帮助学生选择护理病人的最佳措施。

3. 工作能力　临床护理教师必须拥有娴熟的临床护理专业技术、丰富的临床经验，能出色的胜任临床护理工作。否则，她们将无法有效地指导学生的临床护理实践。有研究结果表明，从学生的角度来讲，临床护理教师能胜任本职工作，并且能在现实的场景中示范对病人的护理是优秀教师最重要的特征。优秀的临床护理教师能演绎出专业的临床技能，指导学生如何进行称职的临床护理，做出有效的临床判断，并使学生逐步走向成熟，最终独立胜任护理工作岗位。

4. 教学技能　临床护理教师必须具备一定的临床教学技能。临床教学技能包括：①评估学生的学习需求；②根据教学大纲确定教学目标，制定学生的临床教学计划并加以实施，满足学生的学习需求并达到教学目标；③指导学生进行临床护理实践，使其掌握护理专业知识和临床操作技能，更好地胜任未来的护理工作；④客观、公平、公正地评价学生的表现和临床实习效果。

临床护理教学是学与用并重的过程，要达到有效临床教学必须要有足够的理论知识作为基础，并且要有教育学和心理学背景，这样才能有效发挥教学技能、控制复杂的临床状况。

5. 个性特征　临床护理教师的个性特征也会影响临床护理教学的效果。临床护理教师应该待人友好、善解人意、充满热情和自信、热爱临床护理工作、热爱临床教学工作、公平公正地对待学生。指导学生进行临床护理实践时，应有耐心、有幽默感、机动灵活、相信他人，使学生感到亲切和被尊重，增强学生学习的积极性。同时，临床护理教师在学生面前出现错误时，应坦率承认缺点和不足。临床护理教师应具备高尚的道德品质和人格魅力，能做学生的楷模。

6. 创新精神　临床护理教师应该具备探索创新的精神。临床护理教师应勇于探索，敢于创新，富于进取精神和学术上的开拓力，富有打破传统的勇气，敢于对临床过时的护理技术、教学方法提出质疑，提出自己独特的见解，敢于尝试、大胆创新，把新的护理技术和教学方法应用于临床护理实践，使临床护理技术不断创新、临床教学方法不断进步，这样才能更好地培养学生的创新精神和创新意识。

7. 其他　除上述标准外，在选择临床护理教师时，还应考虑的两个特征即正直和毅力。临床护理教师在对临床学生进行指导和评价时，必须保证公正性和真实性。临床护理教师还要有孜孜不倦、勤于耕耘、不断追求的精神，为实现自己的护理目标、教学目标以及对自己的事业做出不懈的努力。

（三）教师培养

随着临床护理技术水平的日益提升，临床护理教学得到医学院校的高度重视，为适应护理教育的发展和社会的需求，必须不断提高临床护理师资队伍的水平。医学院校、医疗机构及社区保健机构应重视护理专业教师的培养，临床教师自身也要不断学习，以提高自身能力和水平，达到临床护理教师的标准和最高要求。

1. 培养内容　临床护理教师除了必须接受护理学专业知识的培训外，还应受到系统的教育学理论知识、教育技能的训练以及接触国内外最新技术和知识的机会。具体培养内容包括以下几个方面：

（1）掌握和深化护理学专业知识，不断学习临床护理的新知识、新理论和新技术。

（2）教育学理论知识，例如教育心理学、教育管理学等。

（3）教学技能方面的知识，例如临床护理教学目标和教学策略、临床护理教学的评价策略、教学媒体的使用等。

（4）其他知识：与临床护理教学相关的伦理、法律法规、沟通技巧等。

2. 培养途径和策略　医学院校及医疗保健机构可以通过多种途径，采取多种策略对临床护理教师进行培养。

（1）国内外进修和深造：可以选送具有潜质的临床教师到护理教育比较发达的国家或地区参加短期培训班，或者继续学历学位教育等。这种形式的学习，可以使临床教师获得系统的全面的知识和技能，但费用较昂贵。

（2）参加继续教育项目的学习或学术会议：许多教育机构举办临床护理教学师资培训班和医疗机构举办的专题学术会议，可为临床护理教师提供大量的新信息。临床护理教师通过短期的学习，也可获得相对系统的新知识、新技能，开阔自己的视野。

（3）校内、院内与科内培训：医学院校举办带教教师培训班，可使较多临床教师同时受益。同时举办科室内培训，深化临床教师对本科室临床知识和专业技能掌握情况。

（4）自学：临床护理教师可通过各种途径，抓住机会随时进行自我学习，并在实践中不断丰富知识和经验，从而提高自己的教学水平和教学管理能力。

六、教学环境的评价标准

临床护理教学不仅涉及教师的"教"与学生的"学"，还与医院的基本建设、病床数量、仪器设备、病种、病人数量、病人配合度、经费、医院管理、医护人员素质、教学指挥系统的组成等方面都有关系。学校需要针对这些因素制定一些标准来控制学生的临床学习环境，建立健全临床教学环境评价体系，及时反馈信息，提升教学质量。临床工作人员应首先确定现有的临床学习环境的优缺点，因为她们是对其系统进行不断评价和改进的重要组成部分；护理学生作为临床学习环境的直接受益者，也应参与提出建议；临床单位领导也应重视对临床教学环境的评价及改进，为学生提供良好的临床护理教学环境努力。学校的工作人员可以和临床人员及其领导者进一步分析临床教学环境的优缺点，制定一系列既适用于各个病区又对学生学习有利的环境标准。同时，应考虑每个病区的特殊情况，评价标准也应有一定的灵活性。作为满意的临床护理教学环境应具备以下基本特征：

1. 健全的临床教学机构

（1）能够提供良好的医疗护理服务，作为学生进入临床学习的基础。

（2）拥有足够数量的床位、不同病种的患者、齐全的医疗设备，以满足学生临床实践的需要。

（3）结构健全的师资人才及工作人员共同提供足够的教学与指导。

（4）拥有一个具有一定设备的临床护理教育中心，保证学生和教师拥有共同的教与学的场所，拥有独立的空间进行教学活动。

（5）能够提供专业继续教育的机会，满足学生学习的需求。

（6）能够提供足够的经济支持，维持一定的标准服务。

2. 有严密的教学管理组织和培养临床教师专业化机制

（1）保证教学管理组织的严密性：建立健全教学管理组织，加强教学层级式管理、全方位管理，保证教学管理组织的严密性。

（2）提高教师培养专业化水平：教师培养专业化要求在课程设置、培养模式、培养方法、培养目标等方面都有明确的表现。其职前培养是起点，与职后继续教育体系相连接，实现教师职前培养与职后培养一体化，提升教师培养专业化水平。

（3）为教师提供专业发展的机会：为教师提供进修、学术会议、院内培训等方式的继续教育机会，保证教师能不断接触新的知识，从而不断提高自己的专业水平。

（4）给予教师专业方面的自主权：授予专业资格证书，临床教师带教资格的审核、聘用、解聘等应有严格的规定和程序，专业内部有不同的职称，作为区别专业水平的高低。职称的晋升需要经过专家的评审。

3. 教学与护理实践之间应具有成功的合作关系 采用院校联合带教，医院和学校共同管理，医院有临床带教老师，学校有专门教师负责学生的教学管理。具体步骤是：

（1）联合管理：学校老师和临床老师共同管理学生的临床教学活动；

（2）联合带教：学校老师理论性教学为主，医院老师以技能操作为主，学生将理论与实践在临床实习的过程中有机结合起来；

（3）联合上课：学校老师提出选题和采用的教学方法，医院老师负责备课，选择教学环境、教学设施和主讲；

（4）联合评价：医院及学校老师和学生共同参与评教座谈会。

院校联合带教可以提高临床教学效果，安排专科技能操作，增强学生的学习兴趣，满足学生的求知欲，同时能提高教师的带教水平。

4. 临床环境具备良好的学习氛围 临床护理教学环境必须具备良好的学习氛围，主要包括：所有的工作人员都能获得并利用学习的机会；病房护士长应定期对临床教学环境进行检查和评价，保证工作人员在浓厚的学习氛围中工作；在护理实践中应用护理科研领域的一些新发现、新进展；护理人员积极热情地钻研护理专业知识和技能。

5. 教师与学生的比例适当 教师与学生的比例过小，会使教师没有足够的精力完成带教任务，更谈不上高质量的临床护理教学。理想状态的教师与学生的比例为1∶1，学生与所管理病床比例为1∶6。

总之，学校和临床单位应共同合作，制定出一系列临床教学环境的标准，使学生在临床学习阶段拥有良好的学习条件。

第三节 教学方法

临床护理教学与课堂教学有很大的差别，临床护理教学大部分是教师与学生一对一或一位总带教老师负责一个实习小组的形式进行。因此，在临床护理教学过程中，应根据临床教学目标、学生的不同层次和个性特点及临床教学环境的特殊性，采取不同的教学方法。临床护理教学常用的教学方法包括临床带教、经验学习法、临床查房、实习前后讨论、专题报告及研讨会等。

一、临床带教

（一）概念

一名学生在一定的时间内固定跟随一位护理人员实习的形式被称为带教制（preceptorship model）。被选中的临床护理人员承担着临床护士和临床教师的双重角色，因此，必须具备丰富的临床护理经验及教学经验，负责对学生进行指导，作为学生的角色榜样。在这种教学模式中，带教教师对学生提供个性化的指导，并促进其专业角色的习得。

（二）临床带教的方法

在带教制中，学生全程跟随带教老师一起工作，可以全面观察、学习带教教师从事临床护理工作的全部内容和工作方式，包括各种护理操作、对病人的整体护理、与护理对象及其他工作人员的沟通、对病人的态度等，能受到潜移默化的影响。带教教师成为学生临床实习的榜样和随时可求助的资源，学生对在观察中的任何疑问都可以向教师咨询，获得解释。除了学生的观察学习以外，带教教师还要按照教学计划，根据学生的具体情况，安排其动手实践的机会，并及时给予反馈。通过个性化的指导，使学生在基本理论、操作技能、工作态度等方面得到全面发展，能胜任基本的护理工作。除专业带教外，带教教师还要加强与学生之间的沟通，关心学生的思想和生活等方面的情况，与学生建立和谐的师生关系。

（三）临床带教的利弊

临床带教作为一种常用的临床教学方法，对带教老师、实习机构、护理学生各方面来说，都有其优点和缺点。

1. 对带教老师和实习机构的利弊

（1）对带教老师和实习机构的益处：临床带教制对带教老师和实习机构都有很多好处。带教制增强了带教老师的教学意识和责任感，强化了带教教师的专业发展、领导能力和教学技能。在临床带教过程中，带教老师不断与学生分享知识和技能，同时，接受学生对临床中各种复杂现象的提问和自身存在问题的疑问，做出正面的有利的回答，不仅给教师带来压力，也会带来动力，可以发挥教师的自身价值，使教师感受到被学生的需要与受到尊敬，增强工作满意度，同时有利于发展良好的人际关系。临床教师在科研和教学项目等方面还能得到学生的协助。对于实习机构来说，由于临床护理队伍处于紧缺状态，大批学生的涌入可以适当缓解临床工作的压力，同时临床带教为实习机构提供了挑选新护士的机会。

（2）对带教老师和实习机构的弊端：临床带教制给带教老师带来很大的压力。首先，带教老师的责任重大，不仅要对自己的工作负责，还要指导学生的实践，回答学生的问题，为学生临床实习过程中的行为负责。其次，时间的投入会给临床教师带来很大的压力，对学生进行带教要比自己独立完成工作任务要花费更多的时间和耐心，而且根据实习要求按照一定的时间安排学生的科室轮转工作，学生更换频繁，教师需要额外花费较多的时间和精力，增加工作负担，特别是在工作繁忙之时。再次，带教老师与学生的性格、教育背景的差异等都会影响临床带教，给教师带来压力。对于实习机构来讲，由于护理任务繁重，护理人员缺乏以及临床带教的压力，实习机构承受着带教老师和学生的双重风险和负担。

2. 对学生的利弊

（1）对学生的益处：护理学生可以从临床带教中得到许多益处。首先，学生通过与带教老师一对一的方式工作与学习，可以从带教老师身上学到丰富的实践知识和良好的专业行为，发展其专业本领，不断提高工作能力，努力成为一名优秀的护士。其次，学生通过参与临床护理实践的全过程，包括周末、夜班的工作，能清楚地了解一般护理工作的程序，并且对于工作中出现的小错误能得到带教老师及时的反馈。此外，学生还可以在教师的指导下参与一定的护理科研工作，培养其科研与创新能力，为今后步入工作岗位进行科研奠定基础。

（2）对学生的弊端：随着科学技术的飞速发展，临床护理实践的变化日新月异，带教老师的工作程序或工作方法有时会与教材上的标准不完全相符，例如带教老师执行护理操作的步骤、手法等与在学校所学到的知识不同，造成理论与实践分离的假象，使学生无所适从。另外，带教老师的数量和质量以及护理服务对象数量不一定能满足学生的学习需求。

（四）注意事项

临床带教制虽然存在着一些弊端，但它是一种行之有效的带教方法，应用也十分普遍。为了更有效地运用这种教学方法，应注意以下几点：

1. 认真选拔带教老师　在带教制中，为了保证高质量的教学，要注重对带教老师的选择。可根据下列标准进行选择：

（1）具有扎实的理论知识、丰富的临床护理经验以及娴熟的临床护理技能。

（2）具备一定的临床教学经验和教学技能，懂得因材施教。

（3）热爱临床护理教学工作，具有明确的、清晰的教学意识。

（4）具有等于或高于实习学生层次的学历。

（5）具备良好的沟通和协调的能力。

（6）具有成熟的专业角色行为和良好的心理品质。

（7）理解、尊重和爱护学生。

2. 对带教老师进行必要的培训　教学医院要对带教老师的教学意识、教学方法、教学技能等方面进行培训，提高带教老师的教学能力，并促进带教老师综合素质的发展。

3. 学校与实习单位要密切配合　临床实习前，学校应将实习大纲和具体要求发给学生、实习主管部门及带教老师，使大家明确临床实习的目标及各自的任务等。实习过程中，学校和医院之间应加强沟通与联络。学校教师要定期征求学生及带教老师的意见，了解带教过程中出现的问题，讨论解决问题的方法，及时解决问题。带教老师也应将学生的实习情况，特别是实习中存在的问题及时向学校反映。

二、经验学习法

（一）概念

经验学习法（experiential learning）又称体验学习或发现反思学习法，是指在设定教学目标的前提下让学习者在真实或模拟真实的环境中通过自己的经历或对事物的观察，然后通过反思和与他人分享感悟构建知识、技能和态度的一种教学方法。经验学习法的实质是通过"做"进行学习，而不是通过听别人的讲述或自己阅读来学习知识。其最大的特点是以学生为中心，通过积极参与，从自己参加的事件中获得直接的经验。

（二）经验学习法的过程

经验学习法的过程包括：学生首先经历某方面的护理实践，紧接着是一个反应阶段，然后与小组的其他同学讨论这一经验，对感受进行分析、思考和评价，明确自己所学到的知识，进行反思观察，然后把反思和观察的结果进一步抽象，形成一般性的结论和理论。最后学生要考虑这次经验对将来的护理实践所产生的意义，并且在下一次遇到类似的经历时，把这次获得的知识和经验应用于实践。

由此可见，经验学习不仅包括了经历的事件，还包括一系列反思的过程。反思过程可分为以下三个阶段：第一阶段，回到所经历的情境中去（回到经验中去），即"发生了什么事"。在这一阶段，学生被鼓励"回想"已经发生的整个经历，并描述所出现过的失误，但不进行评判。第二阶段，专心于感受（注意感觉），即"学生的感觉如何"。此阶段的目标是让学生体验有关经验的自我感受，并鼓励他们努力运用积极乐观的感受，例如得到患者赞扬后的愉快感受。但是，有些感受会给学生造成压力，例如某些情绪不佳的患者对学生不友好态度的消极感受，需要采取一些方法消除，例如一笑了之或者向老师和同学排解心中的消极感受。这对于促进学习十分重要。第三阶段，重新评价阶段，即"这意味着什么"。最基本的是让学生把这次经验与自己原有的相关经验联系起来，并建立起它们之间的相互联系。这个反应模式需要被反复实践和应用，直到学生能够熟练运用。教师应鼓励学生在经历了某个具体的事件之后，立即进行反思。

（三）经验学习法的形式

几乎所有的临床教学方法都涉及经验学习，临床中的经验学习包括以下几种。

1. 经验学习日记　经验学习日记又称反思日记，在日记中，学生除了记录自己所经历的具体事件外，还要描述自己对事件的认识，是鼓励学生进行反思行之有效的方法。

2. 反思性小组讨论会　每次实习结束时，组织学生进行反思性讨论。在讨论中，学生不仅可以反思自己的临床经历、观点和感受，而且可以讨论其他同学的经历，分享别人的感受，从而积累更多的经验。

3. 实地参观学习　实地参观学习，包括参观医院、敬老院以及进行社区实践，如进行家庭访视。带学生访视前，应向学生解释访视的目的、内容、要求和注意事项。访视结束后，安排时间和地点让学生向其他同学及教师进行汇报，从而促进反思。

4. 应用课题　应用课题包括两种形式：一种是个案研究，让学生对一个案例进行较为深入的研究。通过案例研究，促进学生综合运用各种知识的能力。另一种形式是小型科研，学生在教师的指导下，选择临床小课题进行科研程序的训练。这种方法不仅可以锻炼学生的科研能力，而且能够促使学生对某些临床上出现的问题进行深入的思考。

三、临床查房

临床查房（clinical ward round）包括医疗查房和护理查房，是临床工作中为了提高医疗护理质量及临床教学水平而采取的一种有效的工作行为和教学方式，可以加深学生对某个问题的理解，从而提高学生的认知能力。学生在临床实习期间，通过参加医疗和护理查房可以学到许多书本上学不到的东西。

（一）医疗查房

医疗查房是医生每天的常规工作，以便明确患者的诊断，及时发现患者出现的问题，并做好针对性的检查和治疗。临床护理教师应尽可能地为护理学生创造机会参加自己所负责患者的医疗查房，使学生充分了解患者的一般情况、病情变化和整个治疗计划，理解自身在照顾病人中所扮演的角色以及自身工作的性质和范畴，减少医护不一致的矛盾，并且利于护理计划的制定和实施。

（二）护理查房

护理查房是对一位或若干位患者在床边进行观察、交谈，了解患者的情况，通过对病史和其他资料的回顾，讨论护理方案及其效果，并在此基础上调整护理方案。护理查房是一种常规、有效的护理工作方式。在临床教学中运用护理查房，可以培养学生整体护理能力的发展，促进学生护理患者的综合能力，为学生今后独立工作提供借鉴和指导。

护理查房通常在患者的床边进行，可由护士长或者资深护士主持，也可由接受过护理查房训练或者观察过临床教师主持查房的学生来主持。开始查房时，主持者应将护理查房对象——患者的基本情况介绍给其他参与查房的学生及护理人员，同时，向患者解释以取得其配合。主持查房的学生床边介绍的内容包括：患者的背景资料，患者的生理、心理和社会等方面评估的资料，以及相关的护理诊断、护理措施和护理效果。查房过程中，学生可以与患者进行交谈，对患者进行体格检查，或示范相关的护理操作。学生之间可以相互提出问题并做出解答，对不能回答的问题或者不清晰的答案可以请教带教老师，这时，带教老师角色是作为一个顾问，起到主导和协调的作用，引导学生主动思考，澄清查房中一些不清晰的观点，协助学生使查房围绕预定的目标进行，有效控制查房节奏。教师也可以就关键问题进行提问或强调。对于某些敏感的问题，应在床边查房结束后到其他的地方进行讨论。这样学生可以相互分享自己护理同类患者的经验。

通过护理查房，可以给学生提供很多锻炼的机会。学生可以识别患者存在的问题，制定有针对性的护理计划，评价护理措施的效果，对患者的护理有了新的体会。同时护理查房还能培养学生临床工作能力、灵活运用理论知识能力、技能操作能力、观察能力和职业兴趣等。另外，学生还能评判性的思考自己及同伴对患者所提供的护理，与一同查房的老师、同学交流有关患者护理及护理实践变革的看法，并与同伴分享临床知识，找出自己的差距。

（三）注意事项

1. 临床查房需要采用现实的案例，不能为了教学而对具体的病例进行虚拟而给学生造成不真实的感觉。

2. 学生在参加查房时要使用实习记录本，详细记录查房中遇到的各种问题，避免用一张纸记录的方式，以免丢失，从而使病人或者其他人读到一些应该保密的细节。

3. 查房时，人员不宜过多，时间不宜过长，教师要善于控制查房的进程。

4. 查房结束时，教师需要对某些特殊问题做进一步的讲述，必要时组织讨论。

5. 查房过程应遵循以病人和教育对象为中心的原则，满足患者治疗和护理的需要，同时能满足学生的求知欲。

四、实习前后讨论会

实习前后讨论会是临床护理教学常用的小组讨论形式，为学生提供了理论与实践结合的途径。通过这种形式的活动，学生可以分享观点和经历，提高解决问题和评判性思维的能力，锻炼和提高语言表达能力，培养团队合作的精神。

（一）实习前讨论会

实习前讨论会是在临床活动开始前进行的讨论。讨论会由临床护理教师主导，使学生明确临床实习的目标、安排临床教学的理由和护理学生临床教学的内容等。教师可事先为学生选好病例，学生在讨论中可以提出有关其在临床实习活动中的疑问，弄清楚该患者存在的护理问题，与教师和同伴分享自己所关心的问题。实习前讨论会有助于学生识别患者的健康问题，制定护理计划，为进入临床学习做准备。

实习前讨论会中，教师的重要职责是评估学生是否具备完成临床实习活动所必需的知识和技能，必要时给予指导和建议。实习前讨论会可以以一对一的形式，也可以以一个教师对若干名学生的形式进行。讨论时间因人数多少而异，一般不宜过长，以30分钟为最佳。

（二）实习后讨论会

实习后讨论会是在每次临床活动结束后进行的讨论。讨论会由护理学生自己主持，给每位同学提供了深刻分析其经历的机会，使学生重新认识自我、分析自我。每位同学介绍自己当天对患者采取的主要护理措施，护理措施的有效性及其与护理目标和理论知识的相关性，实习中遇到了哪些问题以及是如何处理的，自己的感受和意见。此外，学生可以将护理患者方面的疑惑向同伴或教师提出，获得指导性意见。同伴既可以提出自己的观点，也可以向进行汇报的同学提出疑问，请求给予进一步的解释，小组成员在讨论会中分享彼此在实习中的经验和情感经历。

实习后讨论会中，教师的重要职责是引导学生踊跃发言，鼓励学生思考和讨论所提出的问题，激发学生的思维，必要时澄清有关的问题，并对讨论进行总结。讨论时间也依照参加讨论人数的多少而定，有学者主张师生按1∶10的比例，实习后讨论会用1个小时为宜。

五、专题报告及研讨会

在临床教学中，可以采用专题讲座及研讨会（subject lecture & workshop）的方式，拓宽学生的视野，提高学生的综合能力，促进学生对现代护理进展的了解。

专题讲座是请在某一专业领域学术造诣较深的专家就临床护理发展的新概念、新理论、新方法、新技术等进行讲座。研讨会是由专家及学生共同对某一个专题进行讨论，各位参与者充分阐述自己的观点，进而加深对这一问题的认识。专题报告和研讨会的主要特点是新颖，这些新颖的知识容易引起学生的兴趣，激发学生对专业的思考和热爱，并可以对临床实习进行评判性分析，为自己今后的工作和学习提供参考。

有关人员要做好专题报告和研讨会的组织工作，依据专题内容和研讨的题目需要事先制定一份详细的计划，与报告人取得联系，报告人准备好报告材料和讨论稿，然后选择合适的时间和地点，组织专题报告和研讨会，鼓励学生积极参与和记录，最后进行总结。在报告会或研讨中，要鼓励学生的创新意识。

六、其他临床教学方法

临床教学中，还有一些较常用的方法可以帮助学生达到学习目标，如临床小讲课、病室报

NOTE

告、病房护理病例讨论、临床学习项目、个案研究、病房交班报告、科研课题及答辩、读书报告会等。

（一）临床小讲课

临床小讲课（small clinical lecture）是临床护理教学的重要方法之一，是集中理论知识和临床实践为一体的教学。临床小讲课根据主讲人不同分为两种形式，一种形式由教师主讲，另一种形式由学生主讲。

教师主讲的临床小讲课一般是将临床护理实践过程中专业的重点问题或疑难问题结合临床进行讲解，促进理论与实践结合。通过系统的小讲课，学生能学到许多临床专科知识，更快地适应临床工作，但这种方式的教学往往使学生处于被动的地位，不利于发展学生的思维。

临床教学中应多开展学生小讲课，即学生模拟教学。带教老师应指导学生选好题目，选题应具有针对性、实用性和灵活性，要求在教学大纲范围内并与临床实习内容相吻合。教师应对教案进行修改，然后安排好时间、地点及参加人员，一般是病区全体实习生和带教老师参加。讲课结束后，所有听课人员对讲课学生的教学内容、教学方法、教学技巧等进行综合评价，最后由带教老师进行总结，进一步强调重点和难点，指出优点和不足，以利于学生在今后的小讲课中不断提升自己的讲课能力。学生的小讲课可以发扬学习的主动性和积极性，锻炼学生的语言表达能力和沟通技巧，提高学生的逻辑思维能力和综合素质等，具有积极的作用。

（二）病室报告

病室报告（ward reporting）是指在每天的固定时间里，所有的护理人员在一起报告每个患者的情况，并对护理进行讨论。当实行责任制护理时，每个护士都要报告自己所负责患者的情况，护士长和其他护士就患者病情、护理措施等特殊情况提出疑问，大家共同讨论，以利于更好地为患者提供优质的护理。鼓励学生参加病室报告会，可以学到更多患者专科护理的知识。

（三）护理病例讨论会

护理病例讨论会（case discussion）是对病室内的疑难病例、典型病例、死亡病例进行分析和研究，并总结护理上的得与失。通常由一位护士介绍案例，包括患者的病情、护理计划、所采取的治疗和护理措施、实施情况和效果等，然后所有的护理人员一起讨论。学生也可以进行汇报，参与讨论，使学生感觉到自己是护理团队的一员，增强归属感和在公共场所自我表现的能力，同时还可以提升学生护理危重患者的能力，为步入临床独立工作奠定坚实的基础。

（四）个案研究

个案研究是对一个患者的健康问题进行全面的分析和研究，因此制定的护理计划也更深入、更具体。临床教学中采取个案研究方法时，教师应把临床患者的病情介绍给学生，学生根据患者病情制定一系列护理计划，然后与真正实施的护理措施进行比较和讨论。临床护理教学中应用个案研究教学法，可以扩展学生的知识面，增强独立解决问题的能力，发展了评判性思维。教师组织个案研究时，尽量使用真实的案例，避免运用模拟的病例。

（五）病房交班报告

病房交班报告是病房日常管理的一部分，报告内容包括出院患者、入院患者、手术患者、危重患者、病情变化患者、死亡患者等。不同病房之间的报告形式有很大的差异，但都包括"互动性"的报告方式，即病房全体工作人员共同参与和讨论报告内容。学生可以参与病房交班报告，了解整个病房的情况，并用于指导临床工作和实践。

（六）科研课题及答辩

护理学生可以做教师科研课题的协助者，或者医院有护理课题结题答辩时做旁听者，来了解临床护理方面的新进展，促进学生对临床学习和工作过程中一些问题的深入思考，锻炼学生的创新能力，培养学生的科研思维。

思考题：

1. 请叙述临床护理教学的特点和原则。

2. 请简述临床护理教学环境的组成及其对学生的影响。

3. 请简述常用的临床护理教学方法及其内容。

第八章 护理教育管理

教育管理是贯彻教育方针，实现教育目标，提高教学质量的前提与保证。护理教育管理是教育管理在护理教学中的具体化，其目的是提高教学质量、向社会输送合格的护理人才。学习护理教育管理，可以帮助学生理解护理教育中的计划、组织、领导和控制等管理过程，明确教育管理的基本理论知识及内容，以更好地维护教学秩序，实现教学过程的良性循环。

第一节 概 述

护理教育管理对完成护理教育目标，提高护理教育质量具有重要意义。要求管理者必须根据国家的教育方针、政策、任务办学，将教学规律作为制定相应管理措施的指导原则，在学习国外先进教育思想及管理经验的基础上，结合我国的实际努力探索具有中国特色的护理教育管理理论、管理制度及管理体系。

一、概念

教育管理学是建立在教育学与管理学基础上的一门交叉性的边缘学科，主要运用管理学和教育学的基本思想、理论和原理，以教育实践活动为对象研究教育系统中的管理问题，揭示教育管理的一般规律。护理教育管理学是将教育管理的一般概念运用于护理专业教育中，研究护理教育系统中的管理问题，揭示护理教育管理的过程及其规律的科学。教育管理者要明确管理中的各种主要矛盾，遵循一定的管理原则，按照管理过程的客观规律进行科学的、民主的、规范的管理。

二、基本原则

护理教育管理原则是正确处理护理教育管理中各种矛盾的指导思想，是护理教育管理者在管理过程中必须遵循的行为准则及基本要求。它是根据护理教育的目的、任务、方法及教育的客观规律而提出的，是护理教育管理经验的高度概括与总结。

1. **方向性原则** 要求护理教育管理必须适应社会主义政治、经济及文化发展的客观规律，将国家的教育方针和培养目标作为工作的出发点，制定教学计划，组织教学过程，进行教学控制，尊重教学工作的基本规律，正确处理理论与实践、政治与业务、知识与智能、课内与课外的关系，以培养社会所需要的护理人才。

2. **有效性原则** 有效性是教育管理中的基本目标，要求教学管理的一切方针、政策、法规、方法等的制定，必须使教学中的人力、物力、财力、时间、信息等资源得到高效利用，用最少的资源获得最佳的教学效果。

对人力资源的管理，要求充分发挥人的作用，注意充分调动人的积极性，挖掘人的潜力。尽量做到人尽其才，才尽其用。并重视对教职员工的培养和提拔，充分发挥员工的潜力。

对于物力方面的管理，要做到物尽其用，提高物资设备的利用率。努力使有限的物力资源充分发挥作用。对于财力方面的管理，要加强财务制度的计划性，周密地进行财务预算。在经费确定的情况下，分清事情的轻重缓急，保证有计划的开支。建立严格的财务管理制度，做到账目健全，事事有细目表，定期公开财务收支情况。

在时间管理上，要学会科学地安排、计划及利用时间，减少时间的消耗。在管理中要做好周密计划，重视时间的使用方法，根据科学规律合理安排时间，注意劳逸结合，保护师生的身体健康。

3. 科学性原则　要求教育工作者要按照客观规律办事，正确处理好主观与客观、理论与实际、传统经验与现代管理科学之间的关系，使管理思想、方法和手段科学化。管理思想科学化即教育领导者要学习护理学、教育学和管理学的先进经验、先进知识，并将学到的知识应用到教育管理实践中。总结自身和别人的经验，找出规律并指导自己的实践。管理方法和手段科学化即从实际出发，结合传统的管理经验和现代化科学技术的发展成果，正确运用各种现代化的管理手段及方法，以提高护理教育质量和工作效率，如应用系统分析的方法、计算机技术和电化教学的手段等。

4. 民主性原则　要求管理者将全体教职工既看成是管理的客体，又是管理的主体，每个组织及成员既接受管理，又参与管理，为实现教育目标而相互合作，相互监督。教学管理中发扬民主，组织全体教职员工关心教学、讨论教学、监督教学。教师是学校教育工作的主力军，也是学校管理的主体。必须信任、帮助、关心和依靠教师，合理安排教师工作，鼓励教师改革创新。深入教师队伍中，真诚互助，交友谈心，充分听取教师对教学的意见，强化其责任感及主人翁意识。

5. 灵活性原则　教育管理的灵活性原则必须以规范性为前提。规范性是指按照国家护理教学的基本目标和方向，执行规定的办学方向和人才规格标准。建立健全的规章制度，稳定学校秩序，真正把护理院校办成好的教书育人的场所。使各项工作有章可循，井然有序，职责分明，奖惩合理，为提高教学质量提供必要的条件。在规范办学的同时又要考虑到国家各个地区发展的不平衡、生源不同、师资力量不同等因素，采取灵活的执行措施。例如对于如何达到教育目标，各个学校可以采取不同的、适合本校实际的管理方法。而且当内外部环境条件基本成熟时，可以对部分计划加以调整或修改。可以制定特色教材，采用灵活多样的教学方法，形成自身的办学及良好的教学风气，并不断改进和完善各种教学管理。

6. 创新性原则　教学秩序要保持相对稳定，频繁改变会在学生和教师心理上产生混乱情绪，也不利于积累经验。但是世界科技日新月异，新技术层出不穷，人们的思想观念也在不断更新，教育必须不断发展变化，进行必要的创新。目前我国的护理教育还不能主动地、完全适应社会的需要，教育思想和理论还有待于进一步完善与创新。只有对护理教育的管理体制、管理方法不断创新、发展，才能使教育面向现代化、面向世界、面向未来，不断满足社会对护理人才的需求。在创新中，要从实际出发，发扬民主，充分酝酿，科学论证，经过试点，不断推广。

三、研究任务

1. 研究教学及其管理规律，树立正确的学校管理思想；用科学的学校管理理念武装广大学校管理工作者。

2. 完善学校的管理体制，理顺关系，健全制度，有效地发挥各级管理组织的作用，强化法制和常规管理。研究并组织实施教学改革，努力调动教师和学生教与学的积极性。

3. 建立稳定的教学秩序，保证教学工作正常运行；充分发挥管理职能，调动人的能动性，有效利用各种管理资料，促进管理方法与手段的科学化、现代化，提高学校管理工作的效能和水平。

4. 建立具有中国特色的社会主义高等医学教育体系，不断提高护理人员的思想素质和业务素质，从定性管理走向定量管理。

第二节　护理教育管理的内容

护理教育管理内容涉及整个护理院校对学生教育的各个方面，还包括对教师和财务的管理等。

一、教学组织管理

（一）教学过程管理

教学组织管理是按教学计划实施的、教学活动最核心、最重要的管理，它是指以教师为主导、以学生为主体、师生相互配合的教学过程的组织管理。

1. 学校教学过程管理　在教学过程的管理中，应抓好中心环节。开学前应以制定计划为中心环节，使各项工作在开学初期能按计划、有条不紊地进行，为教学的开始做好人、财、物等各方面的准备。开学初期以组织教学实施及日常的监督为中心环节，层层落实计划，保证各项教学活动的正常进行。期中阶段应以全面检查为核心，及时发现教学中所存在的问题，以便及时解决及控制。期末应以全面的考核及总结为重点，以计划为标准，对教学的各个环节进行全面的考评。对于教学过程和教学效果的评价，可以由学校教学办公室统一组织进行。在整个教学过程管理中，要注意加强集体备课制，组织教师进行教学方法、教学手段的改革。

2. 临床实习教学过程管理　临床实习的管理要注意选择好基地，实习医院应该具备病员充足、病种较多、带教人员能胜任教学工作等条件。注意做好对临床教学各个环节组织领导，加强定期检查，做好总结工作。总结的内容一般包括实习收获、效果、教学计划完成的程度及质量等内容。在总结的基础上分析实践教学环节中存在的主要问题和解决这些问题的经验教训，并提出今后管理方面应注意的问题等。

（二）教学档案资料的管理

教学档案资料管理是教学管理的一个重要组成部分，是教学工作的信息库，对总结教学经验、改进教学、提高教学质量具有重要的意义。教学档案资料的管理内容及方法如下：

1. 教学文件的管理　主要包括国家及上级教育部门等下发的教育工作方针、政策、法令、条例、规划及制度等；本校制订的各种教学管理条例、规章制度、管理决议；每年的教学运行指令、总结、重要会议记录等。一般由教务处及各教研室派专人负责，进行收集、分类整理及保管。

2. 教学计划、教学大纲及教材的管理

（1）教学计划：教学计划是护理院校培养各类护理人才的总体规划，是组织教学工作的主要依据。我国现行的护理专业的教学计划，是根据国务院批准的专业目录，经国家教育行政主管部门审定并颁发的，是指导性的教学计划。各院校根据本地区和本校的实际与特点，制定具体的执行计划。

护理教学计划的管理主要是要由护理院校的院长和教学副院长负责，根据护理专业的总体培养目标和培养要求制定。教学计划一经制定，就应被视为学校的教学法规，要求相对稳定、认真执行。在执行过程中，如发现有不妥之处，应经过一定的论证和审批手续加以适当修改，防止随意频繁地改变教学计划，引起教学秩序的紊乱。

（2）教学大纲：护理院校的教学大纲是各课程教师组织教学和学生学习的指导性文件，也是考试命题的依据和学生准备考试的复习提纲。要求教师安排讲授和实习实验内容时，必须按教学大纲要求，完成教学大纲所规定的教学内容。教研室和教师可以用不同的教材，指定一些参考教材，或者发放一些教学参考资料，但必须在完成教学大纲规定的教学内容基础上进行。教师安排课外阅读资料，也必须在完成大纲的前提下，发挥教师个人的专长，介绍本学科最前沿的研究成果，拓宽学生的知识面。

教学大纲的管理包括每学期检查各门课程教学大纲的实施情况，同时向有关人员提出修改意见。不但授课教师人人有教学大纲，也要向学生发放大纲，教师不能额外编写复习提纲，教学大纲就是课程的考试大纲。

（3）教材：教材的编写、选择及其质量是影响护理教育教学质量的重要因素。教材管理是行政管理的一个重要方面，教材的编写要根据培养目标和教学大纲的要求及高等护理教育的特点和社会的需求，叙述基本理论、基本知识、有定论的科学资料和最新科研成果，同时编写必要的辅导材料和实习大纲或指导，为更好地完成临床内容的学习和实践创造条件。

教材要根据院校情况择优挑选，首选行业规划教材。选用的教材形式和内容应该体现教育观念的转变和教育改革的成果，体现相关学科发展的水平和要求。教材应具有相对稳定性，符合课程教学大纲的要求，满足教学过程的全部需要。教材选定后要经过教研室主任签字后逐级审批，然后购买。凡列入选用计划的教材，教师不得随意更改。

有时为了更好地适应本地区的特点，需要自编教材。护理自编教材的编写要注意内容少而精，在照顾到地区特点的基础上，尽量减少内容。教材内容的容量要按照国家教育行政主管部门规定的每学时字数安排，不得超出大纲要求，以免增加学生的学习和经济负担。各种教材要注意内容适时，以适应学科的发展和社会的需要。

3. 教务档案的管理　主要包括四个方面：

（1）学生档案：学生档案即学生名册及有关文件，是对学生基本情况的最可靠的文字记录资料的总和，包括学籍档案、在校的学习成绩及其他方面的发展及表现、健康状况的登记等。学生档案一般由教务处负责统一整理及保管。

（2）教师业务档案：包括教师的个人情况、业务考察记录、晋升、奖惩等情况的记录等。

一般由学校的人事部门负责整理及保管。

（3）教学组织资料：教学日历及进度表，各种教学统计、报表、教学总结及各类有关的文件。

（4）教研及教改资料：包括对所有教学改革资料的收集、整理、分析、总结及保存。一般要求按照改革的课程或改革的主题进行分类，由教务处统一保管，各教研室也应保存与教学改革有关的各种档案。

二、人事管理

护理教育人事管理的核心是对人才的选拔、培养及合理使用，其目的是最大限度地调动各级各类人员的积极性，为学校建立一支包括教师、教学辅助人员、行政人员、后勤人员等在内的队伍，充分发挥每个教职员工的聪明才智及个人潜力，做到人尽其才，才尽其用。护理教育人事管理的原则包括知人善用、职能相称、精简效益、激励指导及合理流动等。

学校管理的最终目的是提高教学质量，在完成这一目的过程中，教师起到了极其重要的作用。因此，教师的管理是护理教育人事管理的核心部分。对教师的管理要求尊师重教，注意教师的选拔、使用、评价与考核。

（一）教师的选拔

为了使教师的选拔工作能适应护理教学的要求，应注意将竞争机制纳入教师的选拔，公开在社会上选拔师资人才，学校之间的办学竞争和用人单位吸引人才的竞争等，可以使一大批优秀人才脱颖而出。在教师选拔过程中，不只注重学历层次，还要注意教师的德才兼备、热衷护理事业和教育事业、具备创造能力等。可以选拔一些非护理院校毕业的人才充实基础课的教学队伍，使师资队伍在思维方式、研究方法、学术思想、观察问题的视角等方面形成合理的交叉和融合，群体结构不断趋于合理、科学。

目前，我国对教学人员的选聘手续逐渐趋于成熟、正规，对教师多选用聘任制。教师聘任制度是根据教学和科研任务的需要，确定设立工作岗位的种类和聘任教师的方式，并规定受聘者应具备的条件及承担的责任和义务的制度。

（二）教师的使用

对于选拔来的教师，首先要对他们进行职务设置。教师职务设置的总体原则是按需定编定岗，具体来说，职务设置应遵循以下原则：

1. 系统化原则　即按照系统的原理进行设置。当考虑一个岗位的设置是否合理时，应把这个岗位放在整个教师队伍的系统之中，权衡利弊，从总体上分析每个成员在系统中的作用。

2. 整体效应原则　护理院校中每一个岗位的设置，包括教师、行政人员和其他工作人员等，都要以教书育人为中心，所有岗位人员彼此间要保证能有效合作，促进团队精神和团体凝聚力，以保证实现工作目标和任务。

3. 最低岗位数原则　即在现有工作任务和条件下，设置最少的岗位和最精简的岗位层次，用最小的投入获得最大效益，岗位的数量应限制在能够有效地完成工作任务所需要的最低数。

4. 动态性原则　教师的使用要注意学校的全体教职员工是动态发展的，岗位的设置要注意结合这一特点。从教师队伍的整体结构，如年龄结构、职称结构、学历结构和知识结构以及学校的长远发展角度予以综合考虑。注意教师队伍的梯队建设，以保证其在发展过程中始终保持一种动态的平衡。

（三）评价及考核

学校应定期对教师进行评价及考核。认真做好教师的评价工作，有利于调动教师的积极性与创造性，充分发挥各级教师的职能，并为职称的评定及晋升提供重要的依据。对教师的考核，应以事实为依据，坚持政治与业务并重、全面考核的原则。对不同职务及岗位的教师，考核的标准不同，考核的内容一般包括以下三个方面：

1. 业务水平 主要考察教学、科研、护理工作水平、能力及创新精神等。如掌握护理专业基础及专业理论的深度与广度，教学能力、科研能力、编写教材的能力，学术论文、学术报告的水平，外语水平等。

2. 工作成绩 主要评价教学、科研及护理等各项工作的实际业绩与贡献。如完成教学工作量及教学效果；进行教学改革及提高教学质量方面的情况；编写教材、专著、论文等方面的成果等。

3. 政治思想 主要评价教师的政治思想表现、道德品质与工作态度等，如思想品质、职业道德、对工作的责任心及团结协作精神等。

三、学生管理

（一）基本原则

1. 加强管理与积极教育相结合的原则 学生的思想教育管理是以培养学生为根本目的的，学生管理制度和学生行为规范的制定与实施，都应着眼于培养目标的实现，促进学生健康成长。对学生的思想教育和行政管理是相辅相成的。学生良好行为的培养和训练，离不开严格的管理。教育管理者要注意把思想教育工作贯穿于管理工作的始终，同时充分发挥行政管理的教育职能。

2. 教育管理和自我教育相结合的原则 学生管理，既要发挥教育管理者的主导作用，又要引导和培养学生自我教育及修养的能力。教育管理者要深入了解学生，做学生的知心朋友，充分调动其主观能动性。

3. 严格要求与尊重学生相结合的原则 学生有自身的特点，要注意尊重他们的人格、身心特点和个性。要注意培养学生的责任心，保护他们的自尊心，注意正确引导，平等对待。学生精力充沛，求知欲强，兴趣广泛，感情丰富强烈，富有理想，易受外界的影响而情绪波动。管理者要注意正确引导，创造条件满足他们的合理要求。学生的个性特征千差万别，教育管理者要注意按照规章制度办事，但不能阻碍其优良个性的发展。

4. 严肃纪律与解决问题相结合的原则 对学生的管理，要注意培养其维护教学秩序和参与集体生活的良好习惯，规定一系列的规章制度，并严格执行。但学生管理的目的不是约束，而是解决他们在学校中所遇到的具体问题，促进他们的健康成长。

（二）实施

1. 制定管理制度及行为规范 主要依据国家教育行政主管部门颁发的《学生守则》，并根据实际情况设立相应的规范及制度，注意引导学生自觉遵守各项制度所规定的内容。

2. 制定管理的实施计划 学校党政各级部门都要像制定教学计划一样认真检查学校、学院或专业的政治思想教育计划，要求以爱国主义教育为中心，从护理院校学生大部分为女性的特点出发，制定内容新颖、形式多样、分层次、分步骤的实施计划。

3. 组织上进行协调 要在学校党委的统一领导下，统筹安排，分工协作，发挥学校各级党政工团、学生会、广大教职员工的作用，进行协调和控制。

4. 开展检查和评比 注意发扬民主，上下组合，建立完善的评比制度，总结交流经验，发现问题及时解决。同时对学生进行学年总结、操行评定、奖学金评定等。

四、财务管理

护理院校的财务管理对于正确地筹集、分配及合理使用资金，不断促进教育事业的发展，促进校园建设，保证教学及科研等各项任务的完成具有重要意义。

（一）原则

1. 效益原则 效益原则即力求以最少的经济消耗，培养出更多更好的护理人才。贯彻效益原则，必须从宏观及微观两个方面加强管理。宏观管理包括校园布局、专业设置、人才结构及社会需求等。微观管理包括教学、科研及资金的消耗、仪器设备的利用率等。

2. 综合平衡原则 要求根据自己院校的情况加强财务计划管理，搞好综合平衡，在资金安排上应"保证重点、兼顾一般、量入为出、留有余地"。

3. 依法办事原则 在财务管理中必须贯彻财务制度及财经法规。要求建立健全的财务制度，不能超越制度及法规自行其是，以防引起财务混乱。

（二）内容及方法

护理院校的资金主要是国家拨给的教育事业费及基本建设费，其次是各院校自筹的资金。为此，各院校财务部门每年必须根据本院校的实际情况，编制综合的财务计划。按照国家的财政方针、政策及财务管理制度，正确筹集、合理分配及使用资金，以提高资金的使用效率，避免浪费，保证教育事业发展的需要。

1. 教育事业费的管理 教育事业费是国家用于教育事业发展的资金，一般称为"预算资金"或"教育经费"。教育事业费用包括劳动工资、助学金及奖学金、设备图书购置费、修理费、科研经费、业务费及其他各项费用。教育事业费的预算及支出，要严格贯彻执行国家各项财政制度及财政纪律，按照国家预算支出的规定及范围，认真组织核算及管理。

2. 预算外资金的管理 预算外资金是国家财政年度内分配的教育事业费以外的，由各院校在国家的方针、政策及财务规章制度允许的范围内，通过各项活动所获得的经费。预算外的资金主要来源于计划外办学、转让技术成果、协作科研、各项赠款及资助款项等。

预算外资金的筹集，必须执行国家的财政方针、政策、法规及财政纪律，不得妨碍教学、科研等各项业务工作的正常进行。预算外资金必须纳入财务部门统一管理、统一核算。使用预算外资金应做到先收后支，合理使用，严格管理。

3. 财务监督及核算 财务监督是财务管理的一项重要内容，其目的是维护国家关于经济工作的方针及政策，更好促进学校的财务管理，提高经济效益。财务监督的方式一般包括对财务预算、经费收入及使用、经费使用效果的监督。通过监督，及时发现问题，采取措施纠正问题，保证各种费用的合理使用。

第三节 护理教育中的教育制度

护理院校教学管理制度规范就是对本专业的教学计划、教学质量管理等做出明确细致的规定，并在研究教学管理方面逐步形成适应护理院校自身特点的体制，建立和健全自我完善、自我监督、自我约束的机制。

一、教学计划管理

教学计划是组织教学过程、安排教学任务、确定教学编制的基本依据，是培养高素质人才、保证教学质量的重要基础。它决定着学校教育、教学内容的方向和总的结构。它是编写各科教学大纲和教材的主要依据。教学计划要符合教学规律，保持一定的稳定性，又要不断根据社会、经济和科学技术的新发展，适时地进行调整和修订。教学计划一经确定，必须认真组织实施。

（一）制订原则

护理院校在编制教学计划时，应根据党的教育方针、专业培养目标和社会的需求，结合学校办学特色和办学条件、教育对象的特征和知识水平进行全面考虑而制订。制订教学计划的原则如下：

1. 与培养目标相一致 根据国家的教育方针，结合护理专业特点和社会需求确定计划。计划应紧紧围绕培养目标，处理好思想与业务、理论与实际、学习与健康等方面的关系，努力促进学生的德、智、体、美全面发展，提高学生的综合素质，保证培养目标的实现。

2. 遵循教育教学基本规律 坚持知识、能力、综合素质提高的原则。要在重视知识传授的基础上，大力加强学生获取知识、提出问题、分析问题和解决问题的能力培养。采取多种形式加强学生素质教育，使学生通过学习能够建立起可适应终身教育及社会发展变化需要的知识能力结构和基本素质。

3. 充分体现整体优化的原则 根据专业培养目标，突出中医学特色，注重理论与实践的结合，构建符合我国国情的融会贯通、紧密配合、有机联系的整体护理课程体系。

4. 要努力体现学校的办学特色 注意因材施教和因地制宜。要"解放思想，实事求是"，根据生源质量、师资水平、办学历史与条件、社会经济发展水平、远景规划和毕业生服务方向等实际情况，努力将办学优势和特色反映到教学计划之中。要增加培养学生创新思维的教学环节，把培养创新能力融合于教学过程之中。

（二）课程设置要求

课程设置是教学计划的核心内容，是实现专业培养目标和培养规格的中心环节。课程设置上应把宏观的教育观念与微观的教学实际紧密联系起来，可由若干个知识模块构成。公共基础课程模块包括马克思主义理论课（含邓小平理论）、思想品行课程、体育课程、外语课程、军事训练课程、生产劳动课程、计算机基础教育课程和文化素质教育课程等。专业基础知识模块包括本专业的基本理论和基本技能内容的课程，也要包括相邻专业的基本知识内容的课程。专业知识模块主要开设专业方向的定位课程，这一课程群既要体现专业培养目标的要求，又要体现专业自身的特点和办学特色。第四模块主要开设反映现代科学知识或最新成果的课程群，使学生掌握最新的专业研究成果和研究方法，培养学生的创新意识。第五模块开设中医药文化及社会科学知识等课程，以提高学生的文化修养和整体素质。

专业基础课设置主要以现代护理理论为基本框架，注重多学科互相渗透，使学生今后较好的适应生理 – 心理 – 社会 – 环境的医学模式。专业课设置要让学生早接触专业、接触临床，加大实践教学的学时比例，理论课与实践课交叉进行，培养学生运用理论知识分析、判断和解决临床实际问题的能力。普通基础课、医学基础课的设置应树立为临床护理课服务的整体教学观念，减少学时，注重实用，进行综合和删减，打破各学科的系统和完整性。医学基础课应与临床课紧密结合。

（三）学时分配

科学地进行学时分配是充分发挥学生学习主动性与创造性、改进教学效果、提高教学质量和效益的重要措施。要合理安排教学全过程的学时分布。除生产实习环节外，学期平均教学周为 16 ~ 18 周，周学时宜控制为 26 ~ 30 学时（含实验课）。

（四）制订教学计划的程序

广泛调查社会、经济和科技发展对人才的要求，论证培养目标和业务范围；学习、理解上级相关文件精神及规定；护理院校提出制订教学计划的实施意见及要求；制订专业教学计划草案，由专家进行论证，学位委员会通过，报主管校长审核签字后下发。教学计划要保持相对稳定，并根据需要，隔若干年进行一次全面修订。

（五）教学计划的实施

教学计划制订好后，要把它变成实际的教学活动，就需要通过一系列管理的工作程序，进行合理组织和调度，以保证教学工作正常运转。

1. 护理院校编制分学年、分学期的教学进程计划，落实每学期课程及其他教学环节的教学任务、教室和场所安排、考核方式等。

2. 由教师和有关职能部门编制单项教学环节组织计划，如实验教学安排教学计划、实习计划等。

3. 审定后的教学计划所列各门课程、环节的名称、学时、开课学期、考核方式（必修、限选、选修）、开课单位和任课教师等均不得随意改动，执行过程中需要调整的，应严格按照审批程序执行。

二、教学质量管理

教学管理的核心是教学质量，质量管理应抓好教师的教学及学生的学习两个方面。用系统的方法进行综合考察、协调与管理，以保证良好的教学质量，不断提高人才培养质量。

（一）概念及特点

1. 概念 教学质量是指根据培养目标，通过教学计划、教学活动，使受教育者的素质得以改善的状况和程度。教学质量管理是指根据教学规律，通过管理手段，把教学活动控制到一定的质量状态，使教学活动达到规定目标的过程。教学质量管理包括对教学质量进行全面评价，对教学过程诸阶段的各个环节进行质量监控等。

2. 特点 教学质量管理必须贯穿在整个教学过程中，进行全面性、全员性和全过程的科学管理。

（1）全面性：要求学生德、智、体全面发展，包括有坚定正确的政治方向，热爱社会主义，有坚定的基础和专业知识，操作技能熟练，有良好的品德修养和健全的体魄。

（2）全员性：强调管理的群体性，教学质量管理涉及全校各个部门和所有人员，包括学生。我们提倡教书育人、管理育人和服务育人，就是希望学校的每一位工作人员，把自己的工作质量与培养人才的总要求直接挂钩。

（3）全过程：要求对影响教学质量的每一个内部或外部因素进行质量控制。医学院校高级护理专门人才的培养，是通过教学活动的全过程逐步实现的。应该重视教学质量的形成性过程评价，把教学质量管理贯穿于学生在校学习的全部教学环节之中。教学管理人员、教师和学校各方面工作人员，都要为保证教学质量的提高而努力，对影响教学质量的每一个内外因素进行质量控制。

（二）主要原则

教学质量管理的主要内容是正确处理教学系统的内外环境的各种要素及其之间的关系，使教学工作控制在期望的质量状态，教学质量管理必须遵循以下原则：

1. 系统整体化原则　教学系统存在着功能、结构、机制三个相互关联的要素，结构是系统的载体，功能是系统的作用，机制则是系统工作与运行的原理，三者形成了一个有机的、完整的统一体。要提高教学质量，在教学管理中必须使各个要素之间密切结合，切忌要素之间的对立、割裂。在管理上要有完整的系统结构，一般应包括决策系统、执行系统、监督系统、反馈系统、协调系统。

2. 规范化原则　教学工作的规范化，是实现教学目标的依据和保障。学校应有切实可行的管理规章制度，教学工作的各个环节均应有严格质量标准，如教学评价制度、出科考试实施细则；护理技术操作规范等。在管理过程中，每项工作都能达到规范化，整个教学工作则可处于最佳状态。

3. 稳定化原则　稳定教学秩序，保证教学工作的正常运转，是教学质量管理的重要原则。任何教学管理的措施，要求明确具体、切实可行、便于检查和执行，具有实际操作性。

（三）管理过程

教学质量是教学成果的质量标识，合格的教育过程主要看受教育者在这个教育过程中所获得的知识存量及能力的提高程度，好的教学质量是通过整个教育过程获得的。

1. 计划过程的质量管理　教学计划是培养人才的总体设计图，是教学过程据以实施的依据，是保证教学质量的重要环节。特别需要强调的是，随着医学的发展，护理学的知识结构已由生物学扩展到心理科学和社会科学，护理对象已由单一病人扩大到全社会的人群。护理方式的转变、护理工作范围的扩大、护理工作任务的增加，无疑要求护理人员具备多元化的知识结构和完善的人格结构，使得护理教学内容与护理实践需要和护理专业的发展密切结合在一起，共同围绕转变护理模式这一中心来改变护理人员的知识结构，使之突出以人为中心的整体护理观念，实施包括生理、心理、社会和人文等全方位的护理并以此改进护理课程设置。作为医学教育管理者，应及时根据各种反馈信息，检查和修订原有的计划、方案和制度，使人才培养计划能主动适应当前社会的需要及未来医药卫生事业对人才的需求。

2. 教学过程的质量管理　教学过程的质量管理，在于搞好教学过程各个环节的质量管理，主要包括科学地组织人力、物力，做好各教学环节的准备工作，明确各个教学环节的要求和进行程序，抓好课程建设；建立和健全教学检查制度和总结评估；对于护理专业的学生要突出加强实践教学环节的质量管理，应制订专门的规章制度，如实行教学查房制度、护理病例讨论制度，以此来制约教学质量。明确教学要求，制订专人负责教学过程的管理，并进行必要的考核。实行严格的考核制度，重视考核结果的分析和考核方法的改革。

3. 辅助过程的质量管理　教学辅助系统也可称为教学支持系统，它是为教学过程服务的各项工作的总称，如制订校历表、学生作息时间表等。搞好教学辅助过程的质量管理，对稳定教学秩序和提高教学质量有十分重要的意义。

4. 毕业生质量反馈管理　加强对教学质量的跟踪调查和分析，是做好教学质量评价的一项重要措施。毕业生质量的调查是对教学质量进行的高层次质量分析，其反馈信息对学校的办学方向、教学改革的研究和实施都具有重要意义。跟踪调查学生从入学到毕业走上工作岗位后的情况，并对积累的各种教学质量数据进行数据分析和统计处理，是科学化教学质量管理的重要依据。

（四）保障体系

教学质量保障体系是全面控制教学质量的组织与程序系统渗透于教学活动的全过程，并在教学活动各个环节为教学质量提供全方位的保障服务。

教学质量保障体系可分为外部保障体系与内部保障体系。外部保障活动由全国性或地区性的专门机构承担，高等教育的控制机构一般直接隶属于政府教育行政部门，代表教育行政部门对学校教育质量的检查、监督或质量审计。内部保障体系是由学校为提高教育质量与配合外部保障活动而建立的组织与程序系统，它与教学质量的外部保障机构相互合作以完成教学质量保障的任务。教学质量保障体系主要包括以下四个方面评价。

1. 教育的输入

（1）组织与政策：包括领导素质、办学理念、管理结构、人员关系、财力支持、人员发展规划等。

（2）人力：包括教学教辅人员、动力、师生比、人员发展机会、个人指标等。

（3）图书和支持性服务：包括图书资料、阅览室开放时间、信息处理技术和媒体资源等。

（4）物质资源：包括教学物品、教室、宿舍、餐厅、运动场等。

（5）学生：包括报考率、入学率、入学标准、学习动机等。

2. 教育过程

（1）课程：包括课程的相关程度、课程计划、监测与总结等。

（2）教学：包括准备、实施、评估、师生关系和对新教师的工作支持等。

（3）科研：包括经费、出版物、索引、科研执行情况等。

（4）学生管理与指导：包括教师的咨询与指导、学生管理的效果等。

3. 教育输出

（1）学生学业成绩：包括考试通过率、就业率、工作岗位上的发展等。

（2）学科监测与评价：包括学期、学年鉴定和总结，学科的进展情况等。

4. 系统效应

（1）系统发展规划：包括教师、学生数量和层次上的规划等。

（2）系统对社会发展的作用：包括人力提供、专业发展和社会服务等。

三、教学管理制度建设

护理院校的教学管理制度建设包括制订并完备的教学基本文件，包括教学计划、教学大纲、学期教学进程表、教学工作计划表、课程表、学期教学总结等。要建立必要的工作制度，包括学籍管理、考试与成绩管理、实验室管理、教学资源管理、教学质量监控与评估等制度；教师和教学管理人员岗位责任制及奖惩制度；学生守则、课堂守则、课外活动规则等学生管理制度。此外，还包括制订系统的临床实习教学管理制度，如实习计划、实习大纲、本科生实习带教有关规定、教学查房制度等。

护理教育管理对保障及提高护理教育质量具有重要的作用，护理院校只有通过强化教学管理制度，对教学状态进行科学规范化管理，才能保证教学高质量稳定运行。

思考题：

1. 简述护理教育管理的基本原则。
2. 简述制订教学计划应遵循的原则。
3. 阐述在护理教育中如何实施教学质量的管理。

第九章   护理教育评价

评价是对客体满足主体需要程度的一种价值判断活动。教育评价是对教育活动满足社会与个体需要的程度做出判断的活动。教育评价包括理论研究和实践应用两个方面。我国教育评价的理论和实践自20世纪80年代以来得到了快速发展，评价目的由重视学业鉴定转向重视改进教与学，评价对象由集中在对学生学习成绩的评定扩展到所有教育领域如教师、课程、学科、学校甚至区域性的教学评价，评价结果由单一的重视数量改变为重视以数量和用语言描述相结合的多元评价。护理教育评价作为其中的一个分支，在理论和技术领域充分运用其成果，并在实践领域形成其独到之处。

第一节   教育评价概述

教育评价的概念来自于对教育评价活动共同特征的概括和提炼，它对实际评价工作具有指导意义。本节主要阐述教育评价的基本概念、发展历史进程、主要类型和主要模式等。

一、概念

（一）教育评价

教育评价（education evaluation）是以教育目标为依据，制定科学的标准，运用有效的技术手段，对教育活动的过程及其结果进行测定、衡量，并给以价值判断。护理教育评价是对包括一切护理教育活动和与护理教育活动有关的一切人员、机构、方案等在内的综合评判过程。

（二）几个相关概念的鉴别

1. 教育测量   教育测量是通过对学生知识的掌握、智能的发展、思想品德的变化、体质状况及教育活动等各方面的测定，为教育评价提供依据，是教育评价信息的主要来源。所以教育测量是事实判断，强调数量化，是教育评价的基础；而教育评价是价值判断，充分重视对问题的分析和评判，是教育测量的深化。

2. 教育评估   教育评价与教育评估从根本上讲是共同的，即都是对教育的社会价值做出判断，弄清教育现象或事实的价值高低、优劣。教育评估更多地注意了判断对象的复杂性，其指标体系涉及学校方方面面的工作，如本科教学评估、护理专业教学评估，是对学校办学水平、办学条件的综合评估。教育评价一般专用于类似计划课程、各组织变量等抽象实体，含有对某事物的重要性或价值做判断的意思。不过也有学者认为评估就是评价，特别是在教育评估和教育评价方面不做区分。

3. 教学评价   教学评价是指教师将所得到的信息数据加以选择、组织，并加以解释，以助于对学生做出决定或价值判断的过程。教学是教师的教和学生的学所组成的一种人类特有的人才培养活动，而教育是一切有目的的影响人身心发展的社会实践活动。教育不仅包括教学内容，还包括人的素质教育，帮助学生树立正确的世界观、人生观、道德观等。教育是目的，教学是手段，教学为教育服务。德国教育家赫尔巴特提出"教育性教学"，即在教学中融道德教育为一体。因此，从这个角度考虑，教学评价和教育评价可以互相通用，目前不少文献资料将两者通用。

二、历史

（一）教育评价的分期

1. 心理测验时期（19 世纪中叶～20 世纪 30 年代） 这一时期教育测量的研究取得了一系列的成果，在考试的定量化、客观化与标准化方面，取得了重要的进展。强调以量化的方法对学生学习状况进行测量。然而，当时的考试与测验只要求学生记诵教材的知识内容，无法真正反映学生的学习过程。

2. 目标中心时期（20 世纪 30～50 年代） 泰勒（Tyler，R）提出了以教育目标为核心的教育评价原理，明确提出了教育评价的概念，从而把教育评价与教育测量区分开来。在西方，一般人们都把泰勒称为"教育评价之父"。

3. 标准研制时期（20 世纪 50～70 年代） 以布卢姆为主的教育家，提出了对教育目标进行评价的问题，由美国教育学家斯克里文（Scriven. M.）、斯塔克（Stake. R. E.）和开洛洛（Kellogg. T. E.）等人对教育评价理论做出巨大的贡献。学者们把 1967 年界定为美国教育评价发展的转折点。

4. 结果认同时期（20 世纪 70 年代以后） 这一时期非常关注评价结果的认同问题。重视评价对个体发展的建构作用，强调评价过程中评价给予个体更多被认可的可能。因此，又称为"个体化评价时期"。

（二）现代教育评价的特点

20 世纪 30 年代以来兴起的现代教育评价主要有这几方面的特点：

1. 评价目的转变 由重视鉴定转向更加重视改进教与学，以最大限度地形成教育目标。

2. 评价对象的扩展 由集中在对学生的学习成绩的评定扩展到所有教育领域，宏观和微观教育活动的一切方面皆可作为评价对象。

3. 评价结果形式的革新 由单一的重视数量为评价结果改变为重视以数量和用语言描述相结合的多元评价形式表示其结果。

4. 强调评价对象的参与 由评价对象被动接受评价到把评价对象看作是评价的主体，引导评价对象参与制定评价方案到取得评价结果的全过程上，强调评价对象对评价结果的认同。

三、功能

教育活动是社会、心理和控制三方面的统一，构成教育系统的目标系统、行为系统和控制系统三个最基本的子系统。教育活动过程包含教学目标的制定、控制实现和教育结果的测量与评价三个阶段。因此，教育评价有以下几个功能：

1. 导向功能 教育评价提供了衡量教育过程或结果好坏的标准，对整个教育教学活动具有一种导向或指导作用。高等护理教育评价标准应充分体现护理专业的特点，保证评价标准和指标体系客观、准确、真实地反映高等护理专业人才培养的目标和社会需求。

2. 诊断功能　评价作为一种矫正系统，能够帮助护理教师发现教育教学过程中所存在的缺陷与问题，帮助教师弄清、查明影响教育效果的各种因素，从而为教师适当处置学生、改进自己的教育教学工作提供依据。因此，良好的教育评价能为学校或教师的决策提供诊断性的咨询服务。

3. 激励功能　通过教学评价，可维持教学过程中教师和学生的适度紧张状态，激发和维持教学过程中教师和学生的内在动力，提高其工作的积极性和创造性。通过护理教学评价肯定护理教师的教学能力和护理学生的达标速度，获得成功的体验，起到激励作用。

4. 调控功能　教育评价具有对评价对象的教育教学或学习等活动进行调节的功效和能力。护理教育评价依据护理教学目标编制评价指标体系，对护理教学活动进行全面检测；评价的结果使护理教师及时知道自己的教学情况、使学生得到学习成功和失败的体验，从而为师生调整教与学的行为提供客观依据。

5. 鉴定功能　通过教育评价来认定、判断评价对象合格与否、优劣程度、水平高低等实际价值情况。护理教育评价是依据一定的标准进行的，对护理教师和护理学生具有鉴定优劣、区分等级、排列名次、评选先进、资格审查等鉴定功能。

四、分类

教育评价根据不同的标准有多种不同的分类。

（一）按评价对象范围分类

1. 宏观教育评价　是以教育的全领域及宏观决策方面的教育现象、措施、对象进行的教育评价，或对一个具有相当规模地区的教育进行的评价。评价内容包括教育目标、制度、内容、方法等。

2. 中观教育评价　以学校为对象，对学校内部的工作进行的评价。评价的内容包括学校的办学条件、办学质量、领导班子、教师队伍、教学工作等。

3. 微观教育评价　是以学生为对象，评定其学业成绩、思想品德、智能发展等。评价内容包括学生的思想品德、知识技能、健康状况等。

（二）按评价功能分类

1. 诊断性评价　诊断性评价也称教学前评价或前置评价，一般是在某项教学活动开始之前，对学生的知识、技能以及情感等状况进行预测，以判断他们是否具备实现当前教学目标所要求的条件。通过诊断性评价，可以了解学习的准备情况，也可以了解学生学习困难的原因，由此决定对学生进行个性化的因材施教。

2. 形成性评价　形成性评价也称过程性评价，是在教学过程中评价教学活动本身的效果，用以调节活动过程，保证教育目标实现而进行的价值判断。通过及时了解护理教学进展情况，发现教学方法、计划和教学进程的问题，及时调整和改进教学工作，获得最优化的教学效果。

3. 终结性评价　终结性评价也称事后评价，是在某项教育活动告一段落时，为了解教学活动的最终效果而进行的鉴定性评价。评价时以预先设定的教学目标为基准，对评价对象达成目标的程度做出评价，以考查学生发展达成目标的程度。总结性评价的次数比较少，一般是一学期或一学年两三次，在学期或学年结束时进行，如期中、期末考查或考试以及毕业会考。

三种类型的评价比较见表9-1。

表9-1　诊断性评价、形成性评价和终结性评价的对比

项目	诊断性评价	形成性评价	终结性评价
实施时间	教学之前	教学过程中	教学之后
评价目的	了解学生情况 合理安排学习	了解学习过程 调整教学方案	检验学习结果 评定学习成绩
评价重点	素质、过程	过程	结果
评价方法	观察、调查、作业分析、测验	阶段测验、作业分析、日常观察	考试或考查
评价作用	查明学习准备情况和不利因素	确定学习效果	评定学业成绩

（三）按评价基准分类

1. 相对评价　相对评价又称常模参照评价，是指在被评价对象的集合中选取一个或若干个对象作为标准，然后将其余评价对象与该标准进行比较；或者是按某个标准把所有评价对象排成先后顺序的评价。其特点是：评价的基准在评价对象团体内部确定，参考标准是对团体进行测量以后确定的，关注团体中各个成员所处的相对位置。相对评价的缺点是基准会随着群体的不同而发生变化，因而有可能使评价标准偏离教学目标，不能充分反映教学上的优缺点从而为改进教学提供依据。

2. 绝对评价　绝对评价又称目标参照评价，是在被评价对象的集合之外确定一个客观标准，将被评价对象与该客观标准进行比较，判断其达到标准程度的评价。评价标准一般是教学大纲以及由此确定的评判细则。其特点是：评价基准是在评价对象团体以外确定的，参照标准在对团体进行测量以前就已确定，关注评价对象是否达标的程度。绝对评价的优点是标准比较客观，如果评价是准确的，那么评价之后每个被评价者都可以明确自己与客观标准的差距，从而可以激励被评价者积极上进。其最主要的缺点是客观标准很难做到客观，容易受评价者的教育价值取向和经验的影响。

3. 自身评价　自身评价又称个体内差异评价，是对被评价对象的过去和现在进行比较，或者是自身的不同侧面进行比较。其优点是尊重个性特点，照顾个别差异，通过对个体内部的各个方面进行纵横比较，判断其现状和趋势。但由于被评价者没有与具有相同条件的其他个体做比较，难以判定其实际水平和差距，激励功能不明显。因此，在实践中常需把自身评价和相对评价结合起来使用。

（四）按评价的主体分类

1. 自我评价　按照一定的评价目的与要求，对自身的工作、学习、品德等方面的表现进行的价值判断。在现代教育评价中，人们越来越重视自我评价的作用，强调自我评价应作为各类教育评价的基础。

2. 他人评价　被评者以外的组织或个人进行的评价。他人评价一般较严格、慎重，也比较客观，可信度较高，具有一定的权威性。自评只有经过他评后才能得到有关方面的认可。

（五）按是否采用数学统计方法分类

1. 定量评价　定量评价是一种数量化的评价，运用一定的数学模型或数学方法，采取统计处理手段进行的评价。为了提示数据的特征和规律性，定量评价的方向、范围必须由定性评价来规定。

2. 定性评价　定性评价又称质性评价，是采用定性描述、解释的方法做出的价值判断，通常表现为书面的鉴定或评语。书面的评语通常比简单的分数或等级更清晰地传达出被评价者的优点与缺点，但这种评价方法不够精确，且主观性较强。

五、过程

（一）确定评价目的

教育评价的根本目的是为教育决策提供信息和依据，为改进教育服务的过程、提高教育质量服务。在进行教育评价前，需要明确本次教育评价要解决的问题、预期效果，并且明确评价的对象和范围。

（二）建立评价指标体系

评价指标就是根据一定的评价目标确定的，能反映评价对象某方面本质特征的具体评价条目。评价指标体系是由不同级别的评价指标按照评价对象本身逻辑结构形成的有机整体，由评价指标、权重和评价标准三个系统构成。指标是评价指标的设计者根据评价的目标分解出来的，能够反映评价对象某些方面本质特征的具体化、行为化的主要要素，它是对评价对象进行价值判断的依据；权重是根据组成事物的要素在整体中的地位和作用不同，而赋予的一定数值；标准是衡量评价对象达到评价指标要求的尺度。评价指标体系是衡量教育评价对象发展水平或状态的量标系统，在教育评价方案中处于核心位置。评价指标只能反映评价对象和评价目标的一个方面或某几个方面，评价指标体系则能反映评价对象和评价目标的全部。教育评价需要有系统化和紧密联系的一群指标来全面反映教学目标。

1. 指标体系的结构　教育指标体系可以按照不同的形式分为多级，如教师课堂教学评价体系可以分为教学态度、教学基本功、教学内容、教学方法、教学过程以及教学效果五个方面。教学态度又可以分为教学责任心和对学生的指导工作。教学基本功又包括教态教姿、语言、板书和教学时间分配等方面。具体见表9-2。

表9-2　教师理论授课教学评价表

项目	评价指标及标准	权重系数	等级				
			5	4	3	2	1
教学态度	教学责任心强，以身作则，为人师表	0.5					
	引导学生端正学习态度，指导学生采用有效的学习方法	0.5					
教学基本功	教姿教态端正	0.5					
	普通话授课，语言准确、生动，板书工整	0.5					
	讲授逻辑清楚、条理清晰，教学时间分配合理	0.5					
教学内容	讲授知识系统、准确，重点突出，说理充分	0.5					
	密切联系实际，内容熟练充实、信息量大，举例恰当	0.5					
	认真布置、批改作业，定期组织答疑	0.5					

续表

项目	评价指标及标准	权重系数	等级				
			5	4	3	2	1
教学方法	合理运用现代化辅助教学手段	1.0					
	采用开放式教学，培养学生创新能力	0.5					
	采用启发式教学，注重对学生思维方法的训练	0.5					
教学过程	遵守学院规章制度，按时上下课	1.0					
	课堂教学组织严密，管理严格	1.0					
教学效果	学生理解和掌握课程内容，并能够灵活运用	1.0					
	学生参与程度高，学习积极性高	0.5					
	促进了学生思维能力和学习能力的提高	0.5					
评价意见		签名：					

2. 指标体系建立的基本方法 评价指标体系的设计有较强的政策性和技术性，需要按照一定的程序、采用科学的方法进行技术处理，才能达到理想效果。

（1）确定评价指标系统：根据评价指标分解评价目标，把某方面教育评价的总目标分解为一级指标，再将一级指标分解成二级目标；由高到低逐层进行，越是下一级指标越是具体、明确、范围小，直至分解到指标可以观察、测量、操作，形成末级指标为止。如《教师课堂教学评价表》将一级指标教学内容分解为所讲授知识内容情况、信息量大小、布置和批改作业情况等二级指标，将教学方法分解为运用现代化辅助教学手段、培养学生创新能力、进行思维方法训练等教学方法。对初拟指标进行比较、鉴别、筛选、归类合并，形成符合要求的评价指标系统，并且使指标达到少而精的要求。

（2）权重系统：评价指标的权重是表示某项指标在评价指标体系中重要程度的数量标志，是指标体系的重要组成部分。各项评价指标在指标体系中的地位和重要程度是不同的。为了体现这些不同点，就要为每项评价指标设定权重，这样才能达到客观、可比的要求。权重可以以小数、百分数、整数形式表示。

确定指标权重的方法有：①专家会议法：由一定数量的长期从事教育管理工作的领导专家、有经验的教师以及有关领域的理论工作者共同讨论确定指标权重。②特尔斐法：该方法又称专家咨询法，通过问卷向专家征求意见，然后由评价方案的设计人员进行汇总、整理；再将这一轮结果作为参考资料发给各位专家，让他们再发表意见，再次回收，并进行数理统计，多次重复这一过程，直至意见趋于一致确定评价指标权重的方法。③层次分析法：简称 AHP 法，是以人们的经验判断为基础，采用定性、定量相结合方法确定多层次、多指标的权重系数。④逆向法：在没有具体权重的情况下，同时进行分项评价和综合评价，然后通过综合运算的逆运算求得权重。

（3）评价标准系统：评价标准是衡量评价对象达到末级指标程度的尺度和准则。评价标准系统由标度和标号构成。标度的作用是区分评价对象达到评价指标的程度；标号是区分程度的符号，通常用字母（如 A、B、C、D、E）或数字（5、4、3、2、1）等表示，标号本身无独立意义，它是评定标准的辅助部分。

NOTE

（三）收集评价信息

根据指标体系，科学、系统地收集评价对象的信息，并加以整理。收集信息的方法大致有以下几种：

1. 测验法　借助各种测量工具对评价对象的知识、技能和能力以及某些心理特征进行测量。优点是可在短时间内了解许多人的一个或多个特点，且能从数量上比较个人之间的差异。缺点是目前所使用的测验量表还不够完善，信度和效度较低。

2. 问卷法　以精心设计的书面调查问卷的形式向被评对象收集信息。优点是能够在短时间内取得广泛的材料，且能对结果进行数量处理。缺点是所得调查结果一般较难进行真实性、一致性等质量分析，因而难以把所得结论直接与被试者的实际行为进行比较。

3. 访谈法　通过与被调查对象进行交谈而获得有关信息的方法。优点是谈话法简单易行，便于迅速获取资料、纠正偏差、捕捉深层问题。缺点是时间和精力花费较大、成本较高，访谈者的特性会影响被访谈者的表现，如果言不符实，会导致偏差，访谈结果的处理和分析也比较复杂。

4. 观察法　评价者通过自身的感官或借助一定的仪器设备，有目的、有计划地对教育评价对象的自然活动状态进行系统、深入地观察，获得评价对象准确客观资料。优点是具有直接感受性，所得材料真实客观。缺点是主观性大，成本大，观察结果较难整理；有的观察结果推理性太强，影响调查信度。

5. 文献法　根据评价目的和内容，搜集、鉴别、整理有关评价对象的书面资料、数据、音像等材料的方法。优点是不受时空的限制，客观、方便、节省，可以克服评价者亲自调查的局限性。缺点是因不是为评价而准备，针对性不强，资料不够完整，有时不能满足评价者的特定需要。另外，原始材料可能带有偏见或虚假成分，需要评价者认真核实和甄别。

（四）分析处理评价信息

1. 定性分析方法　定性分析方法是采用归纳逻辑分析和哲学思辨方法，对评价对象的访谈、观察记录和文献等资料进行质性描述性分析的方法。主要用于对发展过程的原因探讨，对被评价者优缺点的详细描述，对典型个案的深入研究，对被评价者内隐的观念、意识分析，对文献档案信息的汇总和归纳。

2. 定量分析方法　定量分析方法是用数值形式以及数学、统计方法反映被评价者特征的信息分析、处理方法。常用于对群体的状态进行综述、评比与选拔，从样本推断总体，对可测特征的精确而客观描述。

（五）做出判断，反馈指导

对教育评价的信息进行可靠性和有效性检验，形成评价结果。为发挥教育评价的指导作用，有必要将评价结果及时进行反馈：向有关部门的领导汇报，为其进行教育决策提供参考；在同行中公布结果和结论，为其提供借鉴作用；向被评者反馈意见，帮助被评者总结成功经验，恰当的指出存在的问题及今后努力的方向。

六、内容

教育评价是对教育现象及其效果进行的价值判断，因此教育评价的对象涉及教育的全部领域，评价对象不同，其评价内容也就各有差异。

1. 对教师的评价 在正确的教育价值观指导下，根据教育目标及教师的根本任务，按照规定程序，运用科学的技术、方法，对教师工作的状态与绩效进行的价值判断活动。教师评价的内容包括：①教师基本素质，包括思想政治素质、道德素质、文化素质、智能素质、心理素质、身体素质、外在素质等七个方面。②教师工作过程，包括工作数量、工作质量、教师工作绩效等。

教师评价的注意事项：①评价目的应以促进教育教学工作的改进为主；②评价指标体系应重视实证性研究，而不仅仅依主观经验而定；③评价过程中重视教师的主动参与；④评价者必须要专业化；⑤教师教学质量评价指标宜经常更新、完善。

2. 对教学工作的评价 教学评价是依据教学目标和标准，利用可行的评价技术，对教学过程及预期的教学效果予以价值判断，以提供信息改进教学的过程，是教育评价的一个重要方面。教学工作评价的具体内容包括教学目标、教学大纲、教师教学过程、教学成果、学生学习状态等。

3. 对学生的评价 学生评价是以学生为对象的教育评价，是依据一定的价值标准对学生的学业成就、个性发展、品德状况、体质体能等方面进行价值判断的过程。

（1）**学业成就评价**：按照一定的标准，对学生的学习成果进行价值判断的过程。在学业成就评价中，最主要获取信息的途径是进行学业成就或学业成绩测验，由此检查评定学生在知识和技能方面的进步情况。

（2）**品德评价**：品德评价就是在一定的思想指导下，运用科学、合理的方法，对学生的品德进行测定、评定，并对其价值做出判断的过程。品德评价的主要工具是总体印象法、评语鉴定法、评等评分法以及评等评分评语综合测评法等。

（3）**质量综合评价**：是指评价内容、形式、方法及实施程序上的综合性。内容上，对影响学生发展的因素，包括德、智、体、美、劳等各个要素进行评价；形式上，设计出多因素、多层次、多指标的评价指标体系，实施多指标综合评价，力求从多角度、多侧面、客观全面地反映学生的实际；方法上，发挥多种评价方法的优势，进行综合评价；从实施程序上，先按评价标准的要求逐项评定，然后将评价结果从部分回到整体，再逐级综合，最后经过分析、解释，做出价值判断，得出整体的评价结果。学生质量综合评价的目的是促进每一个学生的全面、和谐、健康发展。通过综合评价，可以促进教育价值观及教育质量观的转变，实现各种教育力量的结合，促进教育教学过程不断得到优化，使教育质量不断提高。

另外教学评价还有课程评价、学生思想品德评价、学校体育评价以及对整个学校的评价等。

七、模式

教育评价模式是在一定的理论指导下，对构成评价活动的各要素之间组织形式的规定，是某种教育评价类型的总构思。它包括评价的大体范围、基本程序、主要内容和一般方法。从20世纪三四十年代泰勒的第一个教育评价模式诞生以来，已经出现了几十种的教育评价模式，影响较大的主要有以下几种：

1. 目标达成模式（objectives – oriented evaluation） 该模式又称目标导向评价模式或泰勒模式，是由"教育评价之父"泰勒（R. W. Tyler）创建的，是教育评价理论发展史上第一个较为完整的模式，也是影响最大的模式，与现代学生评价的关系最为密切。目标达成模式的基本步骤是：建立课程计划的目的和目标，根据预定目标规定学生的预期行为，选择和编制评价工具，最后依据行为变化情况分析判断预期目标的达成程度。因此是一个单向封闭系统。

泰勒模式的优点是工作流程相对简单，结构比较紧凑，逻辑性强，层次分明，故为大多数人所接受，运用范围较为广泛。但在实践中发现了不足，如"目标"是否合理？非预期的教育目标是否要评价？如何评价？教育教学是否有统一的目标？等等。另外，目标达成模式过分重视结果评价，忽视了过程评价和教育的价值性问题。

2. CIPP 模式　CIPP 模式也称决策类型模式，由美国的斯塔弗尔比姆（L. D. Stufflebeam）于 1966 年提出。取背景（context）评价、输入（input）评价、过程（process）评价和成果（product）评价的首字母组成 CIPP，每一类评价都与教育决策相联系。

CIPP 模式是在泰勒模式的基础上直接衍生出来的，具有一定的合理性。首先将评价目标本身纳入评价活动之中，有利于目标的选择，使评价更全面、更科学、体系更完整。其次 CIPP 模式对形成性评价比较重视，注重为决策提供信息。最后，CIPP 把评价看成是教育活动的一部分，使评价成为改进工作、提高教育质量的工具。CIPP 模式的缺点是过分注重评价的决策功能，导致缺乏完全意义上的价值判断。同时由于评价步骤繁多，技术复杂，需要大量的人力、物力和财力，要有专家参加，使用中受到了很大的限制。

3. 目标游离模式（Goal Free）　该模式产生于 20 世纪 60 年代，是美国的教育家和心理家斯克里芬（M. Scriven）提出的。该模式的理论基础在于它认为实际的教育活动除了收到预期的效应外，还会产生各种"非预期效应"。这种非预期效应对教育活动的社会价值产生的影响有时是至关重要的。因此，根据预期教育目标进行的教育评价，不应该只重视预定目标所产生的预期效果，应当对非预期效应进行评价，使非预期效应在评价中得到反映。此模式主张不把方案的教育目的、目标告诉评价者，以有利于评价者搜集有关方案的全部成果和信息，使人们对方案做出正确的判断。这种模式把教育目标与评价活动分离开了，故称为目标游离模式。

该评价模式的可取之处是突破了目标的限制，评价的依据、准绳不是方案制定者的预定目标，而是活动参与者的实际成效。不足之处是如果评估组织中的各个评估者具有不同的价值观念和价值标准，就会给评估的操作带来很大的困难。

4. 应答评价模式（Responsive Evaluation）　由美国的斯塔克（R. E. stake）于 1973 年率先提出，后由他人发展形成。这种模式的主要特点是强调以问题，特别是直接从事教育活动的决策者和实施者所提出的问题作为评价的先导，而不是以预定的目标或假设为出发点。应答模式要求评价者与被评价有关的人员之间进行持续不断的对话，了解他们的愿望，对教育的方案做出修改，对大多数人的愿望做出应答。该模式在选择人们所关注的有价值的问题时，强调价值观的多元性和发散性。

应答评价模式的合理之处在于评价目标反映了与被评价者有关的各方面人员的需要，具有一定的民主性；评价方法强调自然条件下的观察、访谈和定性描述等，但也不否定测验，促进了定性与定量结合，能有效地做出价值判断，并能及时得到反馈。不足之处是评价中要耗费大量的人力、物力和财力，使许多评价者望而却步。

除了以上介绍的评价模式，还有 CSE 评价模式、差距评价模式、外观评价模式、反对者模式、自然式探究评价模式等。

NOTE

第二节 学习效果评价

学习效果评价是教学过程的一个重要环节，是教师总结授课经验，反馈教学信息，改进教学方法，提高教学效果的重要途径；是促使学生及时检验学习情况，增强学习动机，引导学生学习，提高学习效果的重要手段。学习效果评价不仅是对学生认知水平的测量，更强调对学生的整体素质进行全方位的评价。

一、学生学业成绩评价的依据

学业成绩评价（Academic achievement appraisal）是根据一定的标准，通过各种考核方式，对学生的学习效果和水平进行价值判断的过程。

学业成绩评价的主要依据包括培养目标和评价目的两方面。

1. 培养目标 是根据一定的教育目的和约束条件，对教育活动的预期结果所做的规定，是教育实践活动过程中的一个核心概念和指南。培养目标是各级各类学校对学生身心发展所提出的具体标准和要求，是对所要培养的人才的层次、类型和基本规格的预期和具体规定，是评价学生学习效果的基本依据。不同学校各层级护理专业都有相应的培养目标体系，从专业培养方案、课程教学大纲到单元教学目标。教师须熟知这些培养目标体系，并将这些目标进行分解，转变为具体的、可测量的评价指标或试题，对学生做出综合判断。

2. 评价目的 评价目的不同，对学生的学业成绩评价方式和内容也会不同。在教学活动开始前或过程中，针对学生的学习准备程度做出鉴定或寻找学生学习障碍，采用诊断性评价；在教学过程中，为完善教学活动，保证教学目标得以实现，采用形成性评价；在学期中或学期末，以预先设定的教学目标为基准，评价和确定学生达成目标的程度，考查学生掌握某门学科的整体水平，采用总结性评价。

二、学生学业成绩评价的主体

1. 教师 教师评价是教育中学生学业成绩评价主要组成部分。教师是执教者，也是评价者，可以把培养目标、课程目标和评价目标有效的统一。除此之外，在教学中，也要了解学生在学习中智能、技能、态度和价值观的表现，客观地评价，从而提高教学质量，并激励学生学习。

护理教师评价时最常用的测验方法又可分为笔试、口试和操作技能考核。笔试主要适用于理论性内容的考核，口试主要适用于对学生的沟通能力以及一些应急预案的考查，操作技能考核适用于对学生护理实践技能掌握情况的评价。

在对护理学生的学科学业成绩进行评价时，要量化评价和质性评价相结合，通过形成性评价、总结性评价、临床能力考评、笔试测验等手段，对学生的基础知识、操作技能、情感和价值观进行综合测评。护理学科学业成绩一般由出勤情况、上课表现、完成作业情况等构成的形成性评价成绩、护理操作技能考核成绩和期中期末试卷构成的笔试测验等三部分成绩组成。用公式表示：学科学业成绩 = 形成性评价成绩 + 操作技能考核成绩 + 笔试测验成绩。有些纯理论的考查课程有时也可表达为：学科学业成绩＝平时成绩＋期末考试成绩，其中平时成绩由小讲课、多种形式构成的形成性评价。

2. 学生

（1）学生的自我评价：学生自我评价可激发学生的积极性和主观能动性，学生通过对自身学习情况的了解和判断，清楚地意识到自己是学习的主体，通过有效的自我评价，提高自我管理能力和学习欲望，以便更好地投入学习当中，从而创造出一种良性循环。学生自我评价的方法有：通过预设的个人学习目标自评，写反思日志，书写学习总结，建立学习记录册等。学习记录册中可以保存学生一段时期内的作业和作品，既可以体现学生在学业中的知识、技能、态度和价值观的不断发展和进步，也可以是一个不断成长的作品集。

（2）学习小组内的相互评价：学习小组是以小组为单位，对组内成员学习情况进行了解和判断。学习小组评价有利于同伴支持和同伴教育，可以促进同伴之间的共同提高，培养同伴之间的协作能力。同时，护理工作需要团队合作，学习小组评价可以使学生了解团队合作的重要性，以及如何营造团队中和谐的气氛，进而更好地促进学生的自主学习。学习小组评价的主要方法有：通过预设的学习目标互相打分，经讨论对每一个组员进行总结并写出评语。

三、学生学业成绩评价的方法

在护理教学过程中，根据评价目标不同而采用不同的评价方法，常用的方法有观察法、考核法和综合评定法。

1. 观察法 观察法是指评价者在一定时间内，对评价对象在自然状态下的特定行为、活动、表现进行观察和分析，以获取评价信息的一种方法。

在护理教学评价中，对操作技能的考核、临床见习及实习的考核等都要以观察法为基础。运用观察法观察学生在临床实践中的表现，判断学生的临床实践能力，包括知识运用能力、操作技能、沟通能力、评判性思维能力、书写能力等，一般由带教老师、护士长以及临床护士负责。除了观察学生的临床实践能力，观察法还可以监督和指导学生的护理实践行为，确保临床实践工作的完成，预防护理差错事故的发生。通过较长时间的观察，获得对学生临床实践较为可靠的评价，也可综合的对学生的专业态度、价值观和职业道德品质做出评价。

2. 考核法 考核法是以某种形式提出问题，由学生用文字（笔试）或语言（口试）予以解答，并以此进行质量判断。由于它能按照评价的目的有计划地进行预定的测量，有针对性，因此普遍应用。考核法可分为考查、考试两种形式。

考试一般指通过书面、口头提问或实际操作等方式，考查参试者所掌握的知识和技能的活动。考试科目一般是公共必修课和本专业开设的主干课程，包括必修课和选修课。考试可采用闭卷考试、开卷考试、口试、操作、课程设计（论文）等多种形式进行。

医学生实践技能考核主要包括床边考核法和模拟考核法。床边考核法主要用于临床出科考试和毕业综合考核，是应用临床实际病例的考核方法。一般要求学生完成一个临床真实病例的分析和相关护理操作，主考老师对学生的临床实践能力、操作技能、沟通能力、评判性思维能力、书写能力、对临床实际情境的处理能力和总体反应能力等做出综合评价。因没有统一的评分标准，结果可能受主考老师的主观意识影响。床边考核法一般为一对一的形式，受临床环境等客观条件的限制，不适用于大批考生进行考核。模拟考核法是指应用标准化病人（Standardized Patients，SP）模拟临床真实情境进行考核的方法，一般对临床情境的设定较为标准化，设计标准化的评分细则，可系统评价学生的临床实践综合能力，应用于课堂教学、实习前的强化训练和客观结构化临床考试（Objective Structured Clinical Examination，OSCE）。然而，考核的组织者需要在考核前专门培训标准化病人，对标准化病人的要求也相应较高，耗费大量的人力、财力训练"演员病人"，评判标准、学生通过阈限较难设置。

考查是对学生所学知识和技能进行经常性考核的方式，主要通过课堂提问、作业、论文、平时测验及学生学习态度等评定学生的学习成绩。对学业成绩的考核，有些课程采用考查，是由于课程的性质。有的课程采用考查，则是为避免考试科目过多，学生负担过重，影响重要课程的复习。

3. 综合评定法　综合评定法是根据护理专业培养目标和对学生临床护理操作技能的要求，拟定评价指标体系和相应的评定表，依据评价体系，评价小组（一般由学校教师、临床护理专家组成）采用定性和定量的方法对学生的临床护理能力做出综合评价。一般应用于毕业考核。这种方法可以对学生进行全面的评价，但组织考核费时费力，评价结果也可能受到主观因素和客观条件的影响。

四、试题类型及编制

在诸多的学生学业成绩评价方法中，最常用的评价方法是笔试测验，常常需要编制试卷，试卷也是评价学生学习效果的有效方法之一。下面我们主要介绍试卷编制。

试卷编制是笔试测验中的关键环节，试题是笔试测验的精髓。试卷的质量直接关系到考试水平的高低，甚至笔试测验的成败。根据评价和测验的目的，试卷可有不同类型的试题组成，试卷中的试题可分为主观试题和客观试题，每一种类型的试题都有自己的特点。

（一）客观性试题的编制

客观题（Objective item）又称固定应答型试题，适用于测量识记、理解、应用、分析层次的认知目标，不适于测量综合、评价高层次认知目标。对客观性试题进行评分时，不受评分人的主观意识影响，完全取决于考生的知识水平。在有限的测验时间内，可包含适当数量的客观题，保证教学大纲中要求的考试内容的覆盖率，从而，试卷内容的真实性也会较高。客观题在编制时要给出固定答案，评分客观、准确，可采用计算机阅卷，既节省阅卷时间又节省人力，且可将试题储存在题库中，供反复使用。另外，客观性试题的题目不易太长，否则易使考生产生疲倦感。为避免考生答题有猜对答案的概率，客观题编制需与其他题型配合使用。编制高质量的客观性试题，往往需要花费较多的时间和精力。常用的客观性试题有以下几种：

1. 选择题　选择题的类型有多种，常用的有单项选择题（A 型题、B 型题）和多项选择题（X 型题）。

（1）A 型题：在备选答案中只有一个是正确的或最佳答案。

例 1：昏迷患者需用张口器时，应从（　　）放入。

　　A. 门齿　　　　B. 舌底　　　　C. 尖牙处　　　　D. 臼齿处　　　　E. 以上都不是

（2）B 型题：选项中由一组 4 个以上备选答案列于若干个题干前面，要求从备选答案中选出一个最佳答案。

例2：

A. 4 小时　　　B. 12 小时　　　C. 24 小时　　　D. 48 小时　　　E. 7 天

①已打开未使用完的无菌包，其包内物品有效期为（　）。

②已铺好的无菌盘，其有效期为（　）。

（3）多项选择题（X 型题）：从选项中可以选出一个以上的正确答案，或者选出不正确的答案，后者又称为反选择题。

例3：下列属于主观资料的是（　）。

A. 头晕 2 天　B. 感到恶心　C. 体温 39℃　　D. 腹部压痛　　E. 睡眠不好，多梦

选择题的形式已被学生广为熟知，选择题不仅可以测量学生识记和理解层次的能力，也能测出应用和分析等较高层级的能力。在编制选择题时需注意：①题干应陈述清楚，措辞准确，只给出必需的内容即可；②选项在 4 个或以上，减少猜中答案的可能；③选项中文字表达尽量一致，应是同性质的内容，且简短精练，避免重复；④不能对正确答案有提示；⑤适当安排干扰项，不仅与题干相关，且与正确选项或其他选项相似，起到干扰作用，避免使用明显不正确或与题干不相干的表述；⑥选项应按逻辑顺序，或数字顺序排列。

2. 填空题　需要考生将题目中缺少的内容填入相应的空格内，使陈述的内容完整、正确。

例4：隔离种类有严密隔离、呼吸道隔离、消化道隔离、＿＿＿＿＿、＿＿＿＿＿、＿＿＿＿＿、保护性隔离和其他隔离种类。

填空题常用于测验知识的记忆和理解的程度，一般不适宜测试较高层级的能力。编制时需注意：①考生填写的应是重要的词和关键的内容；②题目中需要在空白处填写的内容不能太多太长，否则考生无法理解题目的含义；③空白处填写长度一致，避免暗示作用；④避免出现适合于填空的答案不止一个的现象。

（二）主观性试题的编制

主观题（Subjective item）又称自由应答型题。这类试题用于测量较高层次的认知目标，如应用、分析、综合等，主观题让考生根据自己的思考结果答题，以表达对试题内容的理解和看法，对学生的思维逻辑性与条理性、文字表达能力、分析问题与解决问题的能力有较高的要求和较好的检查效果。主观题易于编制，但一次考试题量有限，知识覆盖面不大，评分易受到主观因素的影响。在护理教育中，最常使用的形式是简答题和论述题。

1. 简答题　简答题要求考生对试卷中提出的问题用比较少的文字来回答。简答题的命题比较容易，适用于考查基本概念和原理，不能用来考查比较高层级的认知领域，评分时容易受评分者主观因素影响。编制简答题时教师应选择课程中的重点内容和重要知识点。

例6：简述压疮的预防措施。

2. 论述题　论述题的最大的特点是考生可根据问题进行思考，用自己的语言自由作答。论述题可检测学生理解和表达概念能力、概括总结能力、分析和解决问题能力等。若对学生作答不加限制，可测量考生的综合和评价能力；若对考生作答予以一定的限制，可测量考生的理解、应用和分析能力。试卷中选用论述题可以促使学生去注意知识之间的内在关系，学着把知识点串成知识链或知识面。论述题有利于促使学生重视对教学内容进行综合与评价能力的学习，也有利于增进学生的写作和表达能力。

例7：患者，女，49 岁，高热 3 天伴咽痛寒战，咳嗽，咳黄痰，体温 39℃，入院确诊为急

性白血病。请写出该患者存在的体温过高护理诊断的预期目标、护理措施及评价。

在编制试卷设计论述题时，需注意：①题意需清楚明确，避免出现模棱两可的问题，并确保所提问题的真实性，使考生能切实理解提问内容；②设计可以测验出考生较高层次能力的问题，如具体应用或解决实际问题的题目，以便区别难易度；③每题给出明确的注意事项、作答时间、字数和所占总分数的比例，便于考生合理安排；④尽可能不设选答题，保证考生成绩具有可比性，如考生学习经历和层次不同的情况，可考虑设计选答题。

（三）试卷评定的质量分析

试卷编制应确保具有较高的可靠性（信度）和真实性（效度），为了进一步完善试卷，必须对试卷质量进行分析，以提高试卷质量和可靠性。进行试卷质量评价分析的作用，包括：检查试卷命题与课程大纲要求是否相符；检查考试结果是否实现考试目的；从考试结果中发现教学中存在的问题与不足；对试卷命题质量进行客观评价，促进教师命题质量的提高。试卷质量评价分析包括定量分析和定性分析两个方面的内容。定量分析是指对考试的成绩进行数量统计，包括平均分、及格率、优秀率、各成绩段的分布、各题得分情况。定性分析，包括分析考试所要达到教学目标的程度，分析考查中发现的倾向性问题，分析考查结果，评估教学效果。试卷分析主要通过试卷的难度、区分度、信度及效度等重要量化指标进行评价。难度和区分度属于试题量的分析指标，属于项目分析；信度和效度分析属于试卷量的分析，属于整体分析。

1. 试卷的难度　难度（Difficulty）是指试卷的难易程度。通常用难度指数 P 表述。常用的难度计算方法主要是根据试题答对的百分比来估计，其公式为：

（1）客观试题：

$$P = \frac{R}{N}$$

其中 R 代表答对的人数，N 代表全体被测试人数。

（2）主观试题：

$$P = \frac{某题的总平均分}{该题的满分值}$$

P 越大，说明答对的人数越多，题目也就越容易；P 越小，说明答对的人数越少，题目越难。题目太难或太容易，试题就无法区分被测试对象之间的差别，同时测试的信度也很低；而难度适中的题目测试的信度较高。试卷难度的选择主要根据测验的目的、对象和性质。一般而言，难度 P 值为 0.35 ~ 0.65 较为适宜，一份试卷所有试题难度指数的平均数最好在 0.5 左右，这样既可以反映考生得分的最大个体差异，又不至于使试题偏易或偏难。如果测验的目的是尖子生的选拔，难度应适当提高，按一般的标准，应 0.2 ~ 0.4 为宜。

2. 试卷的效度　效度（Validity）即有效性，指一次考核确能测量到的知识和能力的程度，是衡量考试结果对考试目标实现程度的指标。常用内容效度和效标相关效度来表示。

（1）内容效度：内容效度（Content validity）指一次测验是否测量到了具有代表性的教学内容。对内容效度进行评价时，先要看试卷是否达到了考试的目标，再看试题的覆盖率是否达到了试卷设计要求，还要看试题是否有太难或太易和偏题的情况。内容效度是逻辑效度，不能用数量化的指标来反映考试内容的有效程度，而只能通过对考核内容和目标进行逻辑分析。

（2）效标相关效度：效标相关效度（Criterion related validity）是指某一考核分数与其效标

之间的相关性，是以一次认为最有效的测验成绩作为效标，可以用有经验教师们集体命题的试卷进行测验的结果作为效标，计算出本次测验成绩与效标之间的相关系数。如果相关系数高，说明本次测验与效标的测量效果一致，测验的效度就高，试卷有效地实现了考试的目标。常用的相关系数计算公式为：

$$\gamma_{sy} = \frac{\sum xy}{n \times \sigma x \times \sigma y}$$

$\sum xy$ 是每个学生在 x 测验中的离均差与在 y 测验中的离均差的乘积相加之和；n 为参与的学生数目；σx、σy 分别是 x 测验和 y 测验的标准差。如果相关系数高，说明本次测验与效标的测量效果一致，测验的效度就高。

3. 试卷的区分度　区分度（Discrimination）是指试题区分被测的特征差异或鉴别其优劣、高低程度的能力。常采用极端分组法计算区分度，此法简便，易于理解，但所得结果不十分精确，通常只在教师自编试卷进行的小规模测试中应用。

（1）客观试题：

$$D = \frac{2 \times (P_H - P_L)}{N}$$

D 代表区分度，P_H 代表高分组中答对该题的人数，P_L 代表低分组中答对该题的人数，N 为高低分组的总人数。高分组为总分前 27% 的被测者，低分组为总分后 27% 的被测者。

（2）主观试题：

$$D = \frac{2 \times (高分组该题的总分 - 低分组该题的总分)}{高分组该题的总分 + 低分组该题的总分}$$

根据区分度的计算方法，区分度的范围是从 $-1.00 \sim 1.00$。区分度为 0，表示没有区别；区分度为负数，说明学得不好的学生的正确率比学得好的学生还要高，这需要教师特别注意，仔细分析这种情况发生的原因是什么。例如，是题目含糊不清还是标准答案有错误，以便及时修订或更正。区分度是对试题进行筛选的主要依据，一般认为：$D > 0.4$ 的试题区分度为很好；$0.3 \leq D \leq 0.4$ 的试题区分度为良好，修改后更佳；$0.2 \leq D < 0.3$ 的试题区分度为尚可，仍然需要修改；$D < 0.2$ 的试题区分度为差，必须淘汰。

4. 试卷的信度　信度（Reliability）是指试卷的一致性和可靠性的程度，信度主要包括内部一致性信度和稳定性信度。前者是本测验内部各部分之间相关的程度，得出其等同相关系数。后者是指同一测验先后两次在同一被测总体中实施，两次测验结果的相关程度。一般要求，试卷的信度系数在 0.90 甚至 0.95 以上。常用信度计算方法有：

（1）折半信度：折半信度（Split - half reliability）是将全部试题分为相等的两半，如奇数题和偶数题，将编号是奇数的题目作为一个测验，而将编号为偶数的题目作为另一个测验，分别计算每个考生两半试题的得分，再计算出两个分测验的相关系数。折半信度是测量内部一致性的方法。有的测量不可能再重测一次，不能计算重测信度；或者没有复本，不能计算复本信度，可以进行折半信度计算。计算折半信度时，需注意试题的分半方法。

（2）重测信度：重测信度（Test - retest reliability）是同一套试卷在不同时间内对同一组考生先后实施两次考试，这两次考核分数的相关系数即重测信度系数。它主要表示学生掌握知识的稳定程度，但易受时间间隔的长短、学生身心发育及学习经验的积累等干扰因素的影响，使用价值不大。

（3）复本信度：复本信度（Equivalent forms reliability）是用两份题数、题型、内容、难度及区别度均一致，但题目不同的试卷来考核同一组考生，然后求出两次得分的相关系数。它可以说明试题的取样是否有充分的代表性，可以避免重测信度的一些记忆效果和练习效果等问题，但无法表示考生掌握考核内容的稳定性。

5. 试卷质量的综合分析 虽然可以从测验的信度、效度、区分度和难度四个不同的角度分析试卷质量。但是对试卷全面的分析，应该适当考虑这四个因素对试卷的整体影响，也就是一份高质量的试卷的评价应该考虑信度、效度、区分度和难度之间的相互关系。

（1）区分度与难度：难度和区分度是评估试题和试卷质量的两个主要指标，两者之间存在着密切的关系。区分度与难度有一定的交叉关系，区分度的提高主要是通过控制试题难度实现的，只有适宜的难度才会有很好的区分度。在一定的范围内，难度值（P）越小，则区分度（D）越高，但是如果难度值过小，区分度反而下降；如果难度过大，区分度自然也难以保证。

①P>0.5，D>0.2：可以认为试题难度适中，区分度良好；②P<0.5，D>0.2：试题偏难，但仍然有较好的区分度；③P>0.5，D<0.2：区分度较差，如果内容是学生必须掌握的，试题尚可使用；④P<0.5，D<0.2：无区分度，又过分难，应该放弃不用。

（2）难度、区分度与信度：各个试题的区分度越大，试卷的信度越大，也就是难度中等的题目组成的试卷的信度较大。

（3）区分度与效度：试卷的区分度是以测验的实际得分与测验总分的相关性来表示的，从而，不难看出区分度越大，测验的效度也就越高。

（4）效度和信度：效度和信度是密切相关的，信度是效度的必要条件，那么，试卷信度高是效度高的必要条件，要具有较高的效度，必须具有较高的信度，但较高的信度不能保证必定具有较高的效度。试卷测试前后两次结果相似，可以说明稳定性较高，试卷测试具有较高的信度，这并不能说明试卷与教学大纲有较高的符合率，即试卷内容的有效性高。

五、学生临床护理能力的评价

护理学是一门应用性及实践性很强的学科，学生在临床见习和毕业实习中，都要将所学的基本知识、基本理论、基本技能应用于临床护理工作。对学生临床护理能力进行恰当的评价，不仅是学生学习效果评价的必要内容，而且是教育机构检验自身教育成果的重要途径。

（一）评价范围及内容

临床护理能力是应用所学的知识解决临床护理问题的能力，是对于知识的理解和应用，其范围包括临床技能、态度和科研能力。临床技能又分为基础能力和专科能力两种。基础能力包括评判性思维、信息利用能力、沟通能力、分析和解决问题的能力、决策能力、自主学习的能力等。另外，由于护理职业的岗位不同，要求护理人员具备不同岗位的专科能力，而基础能力具备可迁移性，适用于护理工作的各个岗位。因此，对学生临床护理能力的评价，要进行专科技能考核和基础能力的综合考核。

学生临床护理能力的评价贯穿于护理教育过程的始终，学校往往将其分为几个关键的阶段进行评价，根据不同阶段的特点，确定相应的评价内容。

1. 课堂教学中护理操作技能的达标考核 这是对学生的护理操作技能进行形成性评价的阶段，在最初的课堂教学中，对每一项技能进行达标考核，使学生规范操作，为进一步提高操作技能打好基础。

2. 实习前强化训练及技能考核 学生进入临床实习前进行强化训练和技能考核，可以使其重温由于时间的推移而变的生疏的操作技能，减少畏惧行为，增强学生进入临床工作的信心。此外，经过考核，可以及时发现学生在护理操作中存在的问题，进行针对性的指导，减少实习中的差错事故，较快地适应临床护理工作。

3. 实习过程中的出科考核 临床实习是课堂教学的延续和补充，是为学生提升综合能力，更好地适应护理工作服务。出科考核一般安排在各科室实习的最后一周进行，对学生的评判性思维、基础知识、基本技能、沟通能力、评估能力等进行综合评价的过程。

4. 毕业综合考核 学生毕业前，对学生进行全面的护理技能考核，以整体护理的方式进行考核，包括基础知识、临床护理能力以及专业态度融为一体的综合考核，旨在对学生的专业理论水平、沟通能力、分析判断能力、解决问题能力、操作能力、书写能力等方面做综合评价。

（二）评价方法

临床护理能力评价的方法主要有观察法、考核法和综合评定法。

1. 观察法 观察法是通过对学生的临床护理行为的表现做出评价，包括学生的临床护理能力、人际关系、工作态度等。一般由教学管理部门设计好观察项目及评分标准，由学生所在科室护士长、带教老师以及科室中其他护士负责实施。观察法具有其独特的作用，如对学生的政治思想、职业道德品质和职业态度的评价，需要经过较长时间的观察才可做出较为准确的判断。另外，观察法能客观地、经常地观察学生的护理行为，随时检查学生临床技能的掌握情况，及时纠正不足，促进其改进，而且获得的结果更可靠。

2. 考核法 考核法分为床边考核法和模拟考核法。

（1）床边考核法：床边考核法是临床护理技能考核常用的方法，一般由考核组指定临床病例，学生按要求完成护理项目，由主考人按照考试大纲的要求提问，然后根据考生的操作和回答情况打分。床边考核法的优点：主考人可以当场观察学生的临床护理操作技能，可以灵活地运用患者的实际问题检验学生的临床思维能力。其缺点是病例选择有一定难度，缺乏标准的考试环境，考核项目受病例、时间、地点的限制，评分宜受主考人主观因素的影响，学生之间没有绝对的可比性，且由于病例选择和教师安排问题，不适用于对大批学生进行考核。

（2）模拟考核法：模拟考核法是应用模拟患者在模拟环境中进行考核的方法。模拟考核法在课堂教学、实习前强化训练以及毕业综合考核中得到广泛的应用，其如同现实临床环境一样，学生可以对患者实施整体护理。模拟考核法的优点：临床环境标准化；对每个问题的选择都有事先商定的评分标准，评分相对客观；考核不受病种、时间、地点的限制，学生可以考核同样的问题，考核结果在学生间具有相对公平的比较性。其缺点主要是模拟者需要受过专门的训练。目前，模拟考核法已经应用于许多国家的医学院校用来测量学生的临床护理能力。

3. 综合评定法 综合评定法是根据培养目标和护理学专业学生临床护理技能的总体要求，拟定评价指标体系，一般在组织学生毕业考核时应用。一般由学校教师和临床护理专家组成评价小组，依据评价指标体系，采用定量与定性方法对学生临床护理能力做出综合评价，判断学生是否达到培养目标要求。综合评定法优点是对学生的考核比较全面，缺点是组织比较费时费力，评价结果受到主观因素的影响。

临床护理能力评价应采用多方法，从多角度，分多阶段进行，实现评价主体多方参与，注重学生自我评价、自我改进能力的培养，以及注意评价结果及时反馈，充分发挥评价的导向、调控和激励功能。

（三）影响临床护理评价的要素及控制方法

临床护理评价不同于认知领域的评价，其评价内容、评价方法、评价标准均比理论考核复杂，评价结果的稳定性和准确性容易受到多种因素的影响，主要包括评价主体、学生和考核方法的选择。

1. 评价主体 正确掌握标准对于学生临床护理能力的评价至关重要，而评价者正是评价标准的掌握者。因此，评价者自身因素是影响评价效果的重要因素。主要包括三个方面：一是评价者自身业务水平。如果评价者自身业务水平不强，护理操作不规范，则很难对学生做出正确的评价。二是评价者的工作态度是认真负责，还是应付了事。三是评价者对不同学生是否坚持公平、公正、客观的评价原则。

控制方法首先是慎重选择评价者。要选择业务水平高，有丰富的临床工作经验和教学经验，护理操作正规，客观公正，认真负责的教师担任评价者。对评价者进行一定的训练，统一操作步骤和评分标准，熟悉评分量表等。

2. 学生 影响临床护理能力评价的另一个因素是评价客体——学生。学生对考核内容的准备情况以及护理技术操作时的焦虑程度，直接影响评价结果。

控制方法是让学生在考核前对考核内容有充分准备，考核前和考核中让学生稳定情绪，适当鼓励，使学生增强信心，更好的发挥。

3. 考核方法的选择 不同考核方法考核结果的客观性、有效性和可靠性是不同的。如床边考核法，即使是精心挑选的病例，患者病情轻重也不会完全相同，阳性体征不可能完全一样，考核内容的难度不能完全一致，这在一定程度上影响了考核结果的公平性。

控制方法主要是在考核中，根据各种考核的优缺点，扬长避短，合理选择。

第三节 教学效果评价

教学效果评价是教学评价的一个重要组成部分。通过评价，教师能及时发现自己教学中的优点和不足，及时改进教学方式方法，提高教学质量。学校管理者通过评价结果能够了解教师队伍的教学情况，并做出相应的管理对策。所以，对教师教学效果进行科学评价对于保证高校教学管理工作规范化、提高教育教学质量是非常重要的。

一、概念

教学效果评价又称教学质量评价或教学水平评价，就是根据教学目的和教学原则，利用所有可行的评价方法及技术对教学过程及预期的一切效果进行价值判断，以提供信息改进教学和对被评价对象做出某种资格证明。高等院校护理教师的教学效果评价是遵照高等护理院校教学特点和教学规律，科学设置护理教学评价指标和项目，对护理教学相关的活动进行系统的价值评定和判断的过程。

二、评价特征

1. 教学目标为依据　教学目标是在教学活动中所期待的学生学习结果，它规定了学习者应达到的终点能力水平，因此，明确教学目标是教学评价的前提。教学目标有三个维度：知识和能力、过程和方法、情感态度和价值观，三个方面相互渗透，融为一体，注重综合素养的整体提高。教学效果评价就是具体分析这些教学目标，并追求实现这些目标的过程。

2. 学生需求为导向　根据教学评价理论，教师教学效果评价可以由学生、领导、专家、教师自己及同行等参与。学生是课堂教学的全程体验者、教学效果的利益相关者，是最有评价权的评价主体。教学评价应尽可能提高学生在形式上和内容上的参与度，一方面通过学生评教来参与教学评价，更重要的是通过设置重视学生需求的教师教学评价指标，来获得真实有效以学生需求为导向的教学评价结论。

3. 评价内容系统性　教师教学评价是一个系统评价，这个系统包括课前准备、课堂教学、课后指导和教学研究等评价子系统。这些子系统相辅相成、缺一不可，其中课堂教学为中枢子系统，其余起着服务、保障和支撑的作用。从大学教学的特点来看，许多重要的工作都需要教师在课下做，没有课前的精心筹划与准备以及课后的及时讨论和辅导，不可能获得良好的教学效果。另外，教学活动是在理论指导下的实践过程，教学研究子系统对高校教学评价系统起到一个重要的支撑作用。

4. 评价对象学术性　大学教学评价对象的重要特征在于学术性，这体现在高校教师在传授知识时，不能满足于照本宣科式学科知识的单向流动，而是通过师生之间的良好互动，让学生在学到课本知识的同时，能够了解到相关领域的最新发展前沿，提升学生发现问题、解决问题的能力以及具备创新思维和批判思维的能力。

5. 评价目标发展性　高等院校教师教学效果评价发展性特征有两个方面的含义。其一，教师教学评价目的不仅要帮助教师找到教学活动存在的问题，还要协助教师制定计划、实施计划、评价后向教师反馈信息，最终达到教师教学水平不断螺旋式发展；其二，教师教学评价是一个动态的评价过程。高等院校课程教学之间具有较强的相互关联性，课程完结后进行的总结性教师教学效果评价具有一定的片面性，科学全面的教师教学评价应当是结合多次的动态评价结果而进行的综合分析。

三、评价范围

教学效果评价的范围也就是教学活动的范围，一般分为以下三个方面。

1. 教学的结果　对教学结果的评价，是教学评价最传统也是最主要的工作范围。教学结果的评价是总结性评价，它重点测定学生的知识和技能的掌握及提高程度，教师对学生学习效果的评价，以及学生毕业后的就业状况、就业单位对学生的评价等。教学结果的评价可以帮助人们从整体上了解教学的质量，判断教学任务的完成程度和教育目标的达成程度。

2. 教师的教学行为　对教师教学行为的评价是在动态的教学过程中进行的诊断性评价结果。教学过程包括备课、上课、作业批改、课程结束时的考查与讲评等一系列具体行为；也可以将教师的教学行为分为教学设计、组织实施、课堂管理、人际交往等行为。对教师教学行为的评价对于提高教学效果评价的全面性和准确性具有重要意义。

3. 学生的学习行为 教学效果评价除了要重视学生的学习结果，还要关注他们在课堂中的学习行为。学生的学习行为既受教师行为的影响，同时又反过来影响教师的教学行为。通过对学生课堂学习中参与学习的状态、学习的方式、学习的效果等动态行为的观察，来获得大量的有助于了解、判定教学现状及其效率的真实资料，以及改进学生学习、提高教学质量的信息。从这个角度看，必须将学生的学习行为纳入教学评价的范围并认真加以对待。

四、评价内容

教学效果评价贯穿于整个教学过程中。教学过程是多个有目的、有顺序的教学环节的集合体，各环节之间有机配合、相互影响，共同对教学目标的最终实现发挥合力作用。因此，要想全面、客观地评价教师的教学质量，必须对教学中的每一个环节进行认真的了解和检查。

（一）教学活动前的准备

教师在教学之前的周密设计和充分准备是取得教学成功的根本保证，也是教师良好教学态度的真实体现。护理教师的准备工作包括编写课程指南、选择学生参考书目、收集与研究教学案例、确定课堂讨论题目、挑选与复印学生阅读材料、安置和调试教学仪器、设计课后作业、开发测验和考试工具等。评价方法主要是通过查看教师提供的能反映教学准备情况的纪实性材料。另外，大多数学校还让学生根据自己在学期中的观察情况，对教师的教学准备进行如实的评价。

（二）教学活动的实施

护理专业教学活动基本上分为三种形式，即课堂教学、学术活动和社会实践。由于教学活动是以教师为主导、学生为主体的双边活动，因此，教学活动评价的对象既有教师又有学生。

1. 课堂教学 课堂教学是教学活动的最主要环节，教学效果评价最主要的内容是对教师课堂教学行为及效果进行的价值判断和绩效评定。加强对课堂教学过程的全面动态检查和监控、保证和提高课堂教学质量，是推进学校教学改革、提高教学质量的关键。

（1）课堂教学质量的评价：可从教学态度、教学基本功、教学内容、教学方法、教学实施过程与教学活动的组织以及教学效果等五个方面进行。教学态度重点评价是否能以身作则、为人师表；是否引导学生端正学习态度、指导学生采用有效的学习方法等。教学基本功包括教姿教态、语言表达、授课思路、教学时间分配等。教学内容包括教学过程中信息量是否饱满，重点是否突出，是否能够做到理论教学与实际结合，能否对学生有所启发等。教学方法评价的重点是能否运用现代化辅助教学手段，对学生进行启发性、多样性和创造性思维方法的训练，以及安排充足的辅导答疑等。教学活动的组织评价包括按时上下课、课堂教学组织周密、根据该课程设计课内和课外的教学活动等。教学效果的评价重点是学生对知识与技能的掌握与运用情况，以及学生通过本门课程学习后在智力和非智力因素方面的发展等。评价方法主要是采用评价量表进行收集信息和分析资料。

护理专业课程理论实验教学并重，应该根据课程性质和上课特点分别编制教师理论授课教学评价表（见本章第一节表 9 - 2）、教师实验教学评价表（表 9 - 3）。

表 9 – 3   教师实验教学评价表

项目	评价指标及标准	权重系数	等级				
			5	4	3	2	1
教学内容	教学进度、内容与教学计划相符	0.5					
	实验目的明确，实验原理、操作方法交代清楚	1.0					
	实验讲解内容充实，简明扼要，能结合教学需要补充本学科实验研究的新方法、新进展、新成果	1.0					
	熟练掌握实验教学全过程，示范操作准确、规范	1.0					
教学方法	实验教学组织有序，学生分组恰当	0.5					
	实验教学方法有改进、创新，实验设计有助于启迪学生的创新思维，培养学生的创新精神	1.0					
	注重能力训练，培养学生独立操作和观察分析实验结果的能力，绝大多数学生实验结果正确，当堂完成实验报告	1.0					
	教学作风严谨，有前次实验报告讲评和当堂实验教学小结	1.0					
教学态度	实验准备充分，实验器材完好，安放整齐	0.5					
	学生实验情绪饱满，精力集中，实验秩序良好	1.0					
	实验中往返巡回视察学生操作，发现问题，耐心指导，及时纠正	1.0					
	实验结束工作安排有序，实验器材损坏率低	0.5					
评价意见		签名：					

2. 学术活动　学术活动的形式包括多学科的大型系列讲座或专题学术讲座，本课程任课教师结合课程内容的选题讲座，学生专题学术研究活动和专场学生学术报告会，学生主办的学术研究社团、学术讨论班会等的活动。对学术活动的评价重点是：学术活动计划的制定是否兼顾对学生知识的开拓与加深的作用；学术活动方案的设计是否有利于学生的参与；学术活动的质量与效果是否达到预定的目标；学生在报告会上的提问、发言等主动参与的情况以及学术活动对课堂教学的反馈等。

3. 社会实践　这一教学活动形式已越来越受到广大师生的重视，特别是在大力培养应用型人才的现阶段，这种教学活动形式显得更为重要。社会实践的评价重点是：教学管理方面是实践基地的建设，具体包括实践基地的稳定性、实践教育的计划性、实践活动与教学目标的一致性等；学生方面是实践效果，包括思想品德方面所受到的教育与提高，知识面的拓展与深化，实践能力的提高，集体观念与合作精神的增长，社会责任感的增强等方面；教师方面是其指导作用和对自己课堂教学的反馈。

（三）课余时间的辅导

除了全面评价教师在课堂上的教学行为以外，还要注意考查教师在课后的教学表现，对教师的课余辅导进行追踪检查。评价的问题涉及：教师是否为学生安排了方便、足够的来访和答疑时间；是否及时批改和反馈学生的作业、论文或报告；是否及时回应来自学生的各种形式的课业询问，如电子邮件、电话、信函等；是否提供课外的实验技能辅导；是否认真指导学生小组研究等。通过对这些方面的评价，学校便可以清楚了解教师在课下是否向学生提供了全方位的帮助。

五、评价途径

1. 学生评价　是由教师授课的学生们按照一定的指标体系对教师的教学效果进行的评价。学生作为教师教学活动的直接参与者，在教学过程中可以直接感受到教师的授业思想、态度、水平、方法和效果等，所以学生对教师教学水平最有发言权。学生评价主要有问卷调查与座谈会两种形式。通过考察对授课教师教学的意见，来评定其教学和治学态度、职业行为、教学技巧、表达能力、教学组织能力以及沟通与协调能力等，还可以了解学生的学习负担、在课程中的收获等。另外，通过先后几届的学生对同一个教师和同一门课程的评价，可以发现该教师的进步或该课程的教学改革成果等。由此可见，通过学生评价教学，可以改进教学，为判断教学效果提供依据；帮助学生选择课程和教师，促使学生对他们的教育活动进行思考；为领导者进行人员决策提供依据等。

学生评价存在一定的缺点，如由于学生知识结构还不够完整，观察分析问题和判断问题的能力有限，对教学规律、教学大纲、教学内容等熟悉度不够，加上容易受情绪影响和从众心理等因素，使其在评价过程中容易受表面现象和个人感情的好恶影响，从而对评价内容缺乏正确判断能力。另外，学生评价还受到班组大小、课程学科类型、教师教龄等因素的影响而产生偏差。因此，学生评定应与其他评定相结合。

2. 同行评价　由于同为教师，他们具有丰富的教学经验和管理经验，对本学科的教学目标、意图、内容、方法等以及师生的具体情况比较熟悉，能够从高校教学规律的共性、学生的个性角度及该课程现阶段教学工作的实际情况进行综合评价，更好地评出教学质量的实质性内容，从而提高评价的客观性和权威性。此外，同行评价还能促进教师之间的教学和学术交流，在创建课程群和营造浓厚的专业发展氛围方面有很大的潜在价值。

同行评价的不足之处在于一定程度上受同事人际关系的影响，存在同行认同性降低和互相包庇两种倾向，不能客观实际地对教师教学进行评价。只有同行教师具有良好的职业道德和高度负责的精神、提高对评价目的意义的认识，才能充分发挥他们的评价作用。

3. 教师自评　是教师根据自己课上的教学表现、文化素质、情感态度等方面进行的自我反思性评价。通过自评，可以促进教师自我发展的内部动力，改善评价者与被评价者之间的关系，有助于教师自我反省、自我监控和自我完善，使之成长为反思型、研究型教师。实施教师的自我评价，不但有利于教师发现教学过程中的优缺点并及时调整教学工作，也有利于促进一线教师深入开展教研教改，更有利于教师能动地把客观评价标准转化为努力的方向，持续不断地提高专业化水平。但由于长期受传统评价方式的影响，不少教师缺乏自我评价的意识和评价的有效方式。

4. 督导专家评价　督导专家教学质量评价小组由各教学单位的退休老专家、教授组成。他们的教学经验丰富，责任感强，与被评价对象没有直接和根本的利害冲突。因此，督导专家评价一般比较客观和专业，更具权威性、准确性和可靠性，能更准确地对教师的教学做出判断。在此基础上，对教师的教学进行诊断性评价，从而帮助教师发现问题，提高教学质量。督导专家评价的不足之处在于：由于时间有限、听课次数较少，导致对宏观的信息掌握较多，细节信息掌握不够，评价中可能会出现凭感觉、凭印象打分的现象。

5. 领导评价　这是一种自上而下的评价，它一般指由校长或学校上级领导实施的评价，具有较大的权威性。领导评价除了可以合理评价教师教学质量，还可以通过一定的政策手段强化教师的教学质量意识，调动教师教学工作的积极性，协助教师诊断与改进教学工作，从而促进教师的职业发展，提高教师的教学水平与教学能力，改进教学管理，提高教学管理水平。

领导评价与督导专家评价一样存在听课次数少、主要掌握的是宏观信息、细节信息掌握不够等问题。在领导评定过程中，要遵循一个原则，即评价要实事求是、公正、公平，不能凭主观印象，否则将会打击教师教学的积极性，影响教学质量的提高。

6. 其他　如用人单位的反馈，就开设的课程及毕业生质量制定相关调查表，不定期向用人单位征询反馈意见，其结果作为专业建设和课程改革的依据。

六、评价方法

（一）课程教学的评价方法

1. 系统的学生等级评定　其评价工具包括学生等级评定问卷和检查表。等级评定量表作为一种教学效果评价的基本工具，优点是容易列表和进行统计分析，容易标准化和保存，能快速有效地收集大量信息；可预先设计，有大量的技术性文献可作为设计和使用量表的参考。缺点是由于题目数量的限制，评价信息难以全面和翔实；等级评定不能鼓励评价者认真思考，会出现比较随意的现象；数字化结果对于指导教学缺乏具体性；仅靠分数来比较不同教师的教学水平不具有足够的说服力。

2. 书面评价　通过提出一系列开放性的问题让学生回答，或给一个总题目让学生自由回答，从而获得较为深刻的评价信息的方法。书面评价包括单独进行的书面评价；或作为学生等级评定检查表的一部分，与等级评定混合的形式。使用书面评价的主要目的是为了给学生提供发表对教学中突出问题较为深刻的观点的机会。书面评价主要用于教学改进，要求教师具有勇于接受各种不同看法的涵养和心态。

3. 座谈　分为个别座谈和小组座谈两种。组织座谈的人通常是教师同行和负责教学发展的专门人员。通过座谈收集的资料，可以作为人事决策的依据，更重要的是为了教学改进。

4. 学生的成绩测验　从某种意义上说，学生成绩是教学效果较为可靠的测量标准。由于学生的成绩受到学生自身因素以及成绩测定方法等多种因素的影响，学生成绩只能把它看作评价教师教学能力的重要信息之一，而不可当作唯一的指标。

（二）课堂教学的评价方法

1. 现场观察评价　评价者进入课堂，实时实地听教师讲课并及时进行评价，这种评价方法在实际运用过程中往往表现为随堂听课、评课。这种评价资料的收集方法具有很强的时效性，而且能够对各种临时发生的情况进行评价，对教师的教学激情和学生的参与积极性有较深的体会。缺点在于会受到评价者注意力分配和记录速度等限制，而且由于评价者的出现往往会让被评教师和学生在心理和行为上产生一定的影响。

2. 监视监听评价　利用单向玻璃或摄像设备等进行的实时课堂评价。评价者不直接进入课堂，这样可以在很大程度上避免给师生带来压力，使获取的信息更加真实。缺点在于可能会受到观察角度等影响，无法全面了解整个课堂的情况。

3. 录像评价　利用录像将教师的教学过程和学生的活动记录下来，进行课后的评价和分析。其优点在于可以多人反复观看和讨论，在评价的过程中也可以让被评教师参与讨论，从而使得整个评价资料更为全面、客观、准确，而且还可以将不同教师的教学录像进行对比，或者将同一个教师的不同时期的教学录像进行对比，分析教师教学的进步情况。在录像评价中，录像往往只是一种评价资料的收集手段，对录像进行数据的编码、分析和评价会派生出不同的录像评价分析技术。

4. 量表评价 又称问卷评价法，是采用事先编制好的评价量表，由教师和学生根据他们对教学过程和效果的主观感受进行回答。这是目前进行课堂教学评价最主要的方式，也是实践中应用最广泛的一种方式。这种评价方法的关键是编制信效度较高的评价量表。

（三）临床护理教学的评价方法

目前最常用的评价方法是采用观察法、整体护理理论考核法和操作考试法相结合的形式进行的综合评价。另外还有多元化的评价方法，是包括学生护理教学查房质量评价、临床教师理论课授课质量评价、科室整体护理教学质量评价、临床实践师生双向评价以及学生出科考核等构成的一套临床护理教学评价体系。

七、基本原则

为了做好各种教学评价工作，必须根据教学的规律和特点，确立一些基本的要求，作为评价的指导思想和实施准则。具体来说，护理教学效果评价应贯彻以下几条原则：

1. 客观性原则 是指在进行教学评价时，从测量的标准和方法到评价者所持有的态度，特别是最终的评价结果，都应该符合客观实际，不能主观臆断或参入个人情感。因为教学评价的目的在于给学生的学和教师的教以客观的价值判断。如果缺乏客观性就失去了评价的意义，从而导致教学决策的错误。

2. 主体性原则 进行教学评价时，承认评价对象在评价中的主体地位，充分发挥他们的主观能动性，使他们自觉积极地参与评价活动。在教学评价过程中，评价对象既是评价的客体，又是评价的主体，他们既要被他人评价，同时又要对自己的工作进行价值判断。

3. 科学性原则 是指在进行教学评价时，要从教与学相统一的角度出发，以教学目标体系为依据，确定合理的统一的评价标准，认真编制、预试、修订评价工具。在此基础上，使用先进的测量手段和统计方法，依据科学的评价程序和方法，对获得的各种数据进行严格地处理，而不是依靠经验和直觉进行主观判断。

4. 真实性原则 指的是课堂教学评价和学生学习结果的评价，强调在真实生活情景下对学生的发展进行评价。在真实性评价中应该包括有真实性任务，即某一具体领域中可能遇到的那些真实的生活活动、表现或挑战。

5. 整体性原则 指在进行教学评价时，要对组成教学活动的各方面做多角度、全方位的评价。由于教学系统的复杂性和教学任务的多样化，使得教学质量往往从不同的侧面反映出来，表现为一个由多因素组成的综合体。

6. 指导性原则 指导性原则是指在进行教学评价时，不能就事论事，而是要把评价和指导结合起来，要对评价的结果进行认真分析，从不同的角度找出因果关系，确认产生的原因，并通过及时的、具体的启发性的信息反馈，使被评价者明确今后的努力方向。

7. 发展性原则 指的是教学评价应该是动态的，把教学工作评价作为教学工作的一个组成部分来运用。这样的教学评价不仅仅是检查、选拔和甄别的作用，而是将立足点放在学校、教师和学生的未来发展方向，其主要目标是促进学生、教师和学校的发展，在于反馈调节、展示激励、反思总结、积极导向等基本功能。

思考题：

1. 请阐述试卷编制所应遵循的原则。
2. 请列举事例，分析教育评价的具体功能有哪些？
3. 请分述诊断性评价、形成性评价和终结性评价的不同点。
4. 请列举事例，说明教学效果评价的特征。
5. 请分析对护理专业老师的教学效果评价应包括哪些方面？

第十章　护理专业学生素质教育

护理学是一门综合自然、社会和人文科学的应用科学，加强护理专业学生的素质教育，是适应现代医学模式转变的时代要求，因此护理院校应该本着全面育人的原则，高度重视护理专业人才综合素质的培养，使护理专业学生的思想道德素质、专业素质、创新实践能力、文化素质和身心素质和谐发展，以适应护理模式转变的要求。

第一节　素质教育概述

素质教育是指适用时代发展需求而产生的一种新的教育观念、教育思想、教育方法及人才培养模式。真正的素质教育，目的在于让学生能发挥个人潜能，各展所长，并培养良好的品质，并不局限于学术上的才能。素质教育是符合教育规律的更高层次、更高水平、更高质量的教育，它集中体现了中国新时期教育改革与发展的方向和需要。本节将着重介绍素质教育的本质、分类与特征、目的与任务，并把中西方素质教育进行比较。

一、本质

素质教育的本质，可以从不同角度、不同方式加以界定。素质，是指在先天生理的基础上，受后天环境教育的影响，经过个体自身的认识和社会实践，特别是通过外在事物的内化、促成而形成的一种内在的、综合的、稳定的个性特征。素质教育，是一种旨在提高人的自身素质的教育活动。目前有关素质教育概念的含义说法不一，自提出素质教育一词以来，教育理论界对其进行了众多的探讨。就中国近几十年的实践来看，从开始较重视科学技术素质，发展到全面关心人的整体素质，再提高到注重品德的培养、健全人格的养成和崇高精神的追求；从较重视人才的培养，发展到普遍关心人的培养，提高到更加关心个性的发展、主体性的提高，使学校教育真正转入能适应和促进人的发展。

以往的素质教育大致有两种基本类型：一种是把教育作为工具，对学生进行专才教育；另一种则是以人的发展为基础，是一种通识或通才教育，注意教育的本体价值。

素质教育是以树人、育人、提高人的整体素质，形成健全人格，提高主体意识，发展良好个性为目的的教育。它以适应社会发展需要，促成人的社会化、现代化为宗旨，以正在成长中的学生为主体，以全面提高素质和发展健康个性为核心，以社会文化的传播和创造为手段，使学生素质得到最大限度的开发与培养的现代教育。

素质教育强调全面贯彻党的教育方针,使学生在德、智、体诸方面得到全面发展,提高学生的政治思想素质、科学文化素质、心理素质等。通过实施素质教育,在德育方面,使学生具备正确的人生观、世界观和价值观,有良好的道德品质修养和行为规范;在智育方面,使学生掌握必备的基础知识及技能,开拓创新能力,同时,注重训练学生科学的辩证思维方式;在体育方面,要培养学生较强的顽强、竞争、乐观、向上的心理素质和较强的身体素质等;在美育方面,培养学生感受美、鉴赏美和创造美的能力,树立审美理想,形成审美观念,构建审美心理结构。

二、分类与特征

(一)素质教育的分类

素质教育可划分为三类八种素质:

1. 自然素质　自然素质亦称为生理素质或身体素质。是指人们与生俱来的感知器官、运动器官、神经系统,特别是大脑在结构(解剖)与机能(生理)上的一系列稳定特点的综合。自然素质还应当包含人的一些本能,如吃喝本能、防御本能和性本能等。以上都是遗传所得,因而,自然素质是一种先天因素。

2. 心理素质　它是人们以自然素质为基础,在教育和环境的影响下,通过学习等实践活动而习得的一系列稳定的心理品质,主要包括认识、智力因素品质与意向、非智力因素品质。由于人们的心理品质是以自然素质为基础,在后天的生活和活动中习得的,因此,心理素质是先天因素和后天因素的结晶。

3. 社会素质　它是人们在选择、适应和改革社会环境的过程中逐渐形成的一系列稳定的社会性品质的综合,主要包括政治品质、思想品质、道德品质、业务品质、审美品质、劳技品质等,以上品质都可在实践中获得,因而,社会素质是一种纯后天因素。

把以上三类基本素质作为基础,又可将素质划分为如下八种:

(1)政治素质:即政治品质,指人的政治认识、政治观点、政治信念与政治理想,它涉及立场、观点与信仰。

(2)思想素质:即思想品德,指人的思想认识、思想情感与思想方法。

(3)道德素质:即道德品质,包括道德认识、道德情感、道德意志和道德行为。

(4)业务素质:即业务品质,包括科学知识、科学技术、技能技巧与一般文化修养。

(5)审美素质:即审美品质,主要由审美观、审美意识、美感、审美情趣和审美能力等组成。

(6)劳技素质:即劳动品质,由劳动观、劳动情感、劳动知识与技能等组成。

(7)身体素质:指智力品质与非智力品质。

(8)心理素质:即心理品质,指保持心理健康和具备建立良好人际关系的知识和技能。

(二)素质教育的特征

1. 全体性　素质教育是面向全体国民的教育,对各级和各类学校而言,则是面向全体学生的教育。它与应试教育的"选择性"和"淘汰性"相对立,旨在促使每个学生的发展,开发他们的特长和潜能。教育对象的全体性是素质教育的最基本特征。

在面向全体的进程中要注意差异性，其实全体性和差异性是一个辩证的统一体，素质教育既是面向全体学生使其全面发展的教育，又承认学生之间的个体差异。这种差异决定了高等教育工作不能要求个体都要达到统一的教育目标，而应使每个受教育者能在自己原有的基础上得到发展，即重视其个性的发展。重视每个人素质的提高，是素质教育的重要特点。

2. 主体性　素质教育是一种主体性教育，这是素质教育的核心。素质教育要尊重学生的主体地位，培养学生的主体意识，充分发挥学生的主观能动性，使学习活动成为学生主动获取、主动发展的过程，并激励学生的探索和创新精神，促进学生个性化发展。

3. 整体性　整体性亦称为全面性。即要求以促进学生在德、智、体、美等各方面全面发展为教育宗旨，形成包含思想政治素质、科技素质、身体素质、心理素质、审美素质、创新素质及个性化素质等方面要求的合理的素质结构，促进学生全面协调发展。

4. 基础性　指在教育内容和要求上，要从最基本的、必需的、对今后发展有一定影响的方面出发，去培养人、发展人，为他们继续学习和为人处事乃至民族素质的提高打好基础，为未来人才的成长奠定基础。如果将人的素质分为专业素质和一般基本素质，那么素质教育培养的重点应该放在一般基本素质方面。

5. 实践性　素质教育的思想来源于教育实践，反过来又指导教育实践，这就是素质教育理论实践性特征的内涵。素质教育以培养学生的实践能力为重点，强调教育与生产劳动、社会实践相结合，培养学生热爱劳动的习惯和艰苦奋斗的精神，并启发学生在实践中找问题，带问题学习理论和相关知识，做到学以致用，促进知识的转化。

6. 创新性　民族创新精神的复兴，关键在于教育。素质教育就是要完成培养民族创新精神和培养创造型人才的特殊使命。高等院校要重视培养大学生的创新能力，普遍提高大学生的人文素养和科学素质。要在培养大批各类专业人才的同时，努力为优秀人才的脱颖而出创造条件，要爱护和培养学生的好奇心、求知欲，帮助学生自主学习、独立思考，保护学生的探索精神、创新思维，营造崇尚真知、追求真理的氛围，为学生的禀赋和潜能的充分开发创造一个宽松的环境。尤其是要下工夫造就一批真正能站在世界科技前沿的学术带头人和尖子人才，以带动和促进民族科技水平与创新能力的提高。可以说，高等院校实施素质教育的重点就是培养创新人才和为经济社会发展服务。

7. 时代性　不同时代对素质教育的目标、内容和要求不同，社会没有永恒不变的素质水准，素质教育是时代文明的教育，它要求教育活动与时代发展的脉搏紧密相连，满足时代对人才素质的要求。我们要按社会发展要求和当代青年身心发展的需要，从实际出发来确定高等院校素质教育的目标体系。

三、目的与任务

（一）素质教育的目的

素质教育着眼于受教育者群体和社会长远发展的要求，以面向全体学生的基本素质为根本目标，以面向全体学生的基本素质为根本目的。素质教育就是要全面提高人们的素质，培养学生具有正确的世界观、人生观、价值观，具有创新精神和实践能力。素质教育目的的确立或定位并非随意的，它必须考虑人的素质的结构、特点与规律，又顾及社会发展对人的素质的需求。前者即通常所说的个人本位，后者即所谓社会本位。我们思考素质教育目的的问题时，必须把个人本位与社会本位结合起来，既不要因强调前者而忽视后者，也不要因强调后者而忽视前者。古今中外的教育思想与实践，都是就个人发展与社会需求做双向考虑的，但也不排斥不同的社会在这两方面有所侧重。就主要倾向说，古代社会特别是封建社会教育目的的确立，多侧重于社会本位；而现代社会则多侧重于从个人本位来考虑教育的目的。我国是社会主义大国，自然应当基于个人本位与社会本位的统一来规范素质教育的目的。素质教育的目的分为两个层次，一是培养学生做人，二是培养学生成才。

1. 培养学生做人　古今中外的教育不论有多大的分歧，但在培养学生做人这一点上却是共同的。北宋张载就曾明确指出："学者当须立人之性：仁者人也，当辩其人之所谓人。学者学所以为人。"（《张载集语录》）我国现代教育家、"活教育"理论的首创者陈鹤琴结合当时的社会现实，提出了"三做人"的教育目的，"活教育的目的就是在做人，做中国人，做现代中国人"。抗日战争后，他又改为"做人，做中国人，做世界人"，要人们"爱国家，爱人类，爱真理"。"活教育"的目的是使受教育者具备健全的身体，要有建设的能力、创造的能力，要有合作的态度、服务的精神。德国近代哲学家费希特认为，教育首先是培养人，不是首先着眼于实用性去传授知识与技术，而是要去唤醒学生的力量，培养他们自我学习的主动性、归纳力、理解力，以便他们在无法预料的未来局势中做出有意义的自我选择。

2. 培养学生成才　素质教育的实施，还必须在教学生学会做人的基础上，把他们培养成才。蔡元培先生曾指出："教育是帮助被教育的人，给他能发展自己的能力，完成他的人格，于人类文化上尽一分子的责任；不是把被教育的人，造成一种特别器具，给抱有他种目的的人去应用的。"培养出来的人应是具有较高科学素质和人文素养的人。此外，在培养学生成才要着眼于未来，在教育国际化趋势日趋明显的今天，社会对人才提出了高素质的要求。"成才"包括符合社会发展的需求、满足个体发展的心理需要以及符合个体素质发展的特点。素质教育应不断丰富教育内容，创新教育方法，创建素质教育实践平台，因材施教，将学生的个性发展视为学生成才的基础。将"以人为本"在素质教育中贯彻到底，人人成才，为所有学生提供平等的成长机会。

成才与做人是紧密联系、相辅相成的。做人是成才的基础，不会做人的人是成不了才的；做人是成才的一项重要内容或要求，会做人应当成为人才的一种基本素质，因而也应当把是否会做人作为评价和考核人才的一项重要指标；成才是学会做人者应有的追求或提升，每个人都不要以学会做人为满足，在学会做人后止步不前，而应当"百尺竿头，更进一步"；做人与成才在相互制约、彼此渗透之中获得发展，学会做人有助于培养成才，培养成才有助于学会做人。可以说，做人的过程就是成才的过程，成才的过程也就是做人的过程。做人无止境，成才也无止境，做人，成才，再做人，再成才，循环往复，直至终生。

（二）素质教育的任务

1. 培养与提高学生的思想政治素质　思想政治素质包括政治素质和道德素质两个方面。政治素质是指社会的政治思想、政治理念、政治态度及政治立场在人的心理中形成的并通过言行表现出来的内在品质；道德素质指个人在先天的基础上，通过后天环境的影响和道德教育、道德修养而形成的稳定的、长期发挥作用的内在道德品质。所谓培养和提高学生的思想政治素质就是通过德育的方法培养学生内在政治、思想、道德等各方面的品质，促进他们逐步趋于完善。

2. 培养与提高学生的科技素质　科技素质是指一个人具有用科学观点认识和描述客观世界的能力，具有在科学精神、科学理论、科学方法启示指导下养成的科学思维习惯，具有处理与科技问题有关事务的能力。科技素质包含四个方面的内容，即科技知识、科技方法、科学精神和科技能力，它们统一和贯穿在人们的实践活动之中。所谓培养和提高学生的科技素质，就是向学生传授科技知识、科技方法，培育科技精神，并提高科技实践能力，培养具有科技素质的人才，促进我国经济建设与和谐社会发展。

3. 培养与提高学生的身体素质　身体素质主要指力量、速度、耐力、灵敏及柔韧性等人体功能的表现，是评定人的身体总体状况的一项综合指标，它主要包括潜能和特点两个方面，并体现在身体结构与技能上，取决于身体结构与机能的状况。所谓培养与提高身体素质，就是要增强学生提高身体素质的锻炼意识，保持和增进身体健康，发挥生理潜能，促进和完善身体的结构与机能，为以后的工作打下坚实的基础。

4. 培养与提高学生的心理素质　心理素质主要是指人的心理发展和心理特征，是以先天的天赋为基础，在环境和教育的影响下形成并发展起来的稳定的心理品质。它主要包括认知、需要、情感、意志、兴趣、动机及性格素质。所谓培养与提高心理素质，就是要保持与增进心理健康，开展心理素质教育，不断提高学生自我完善心理素质的自觉性，发挥心理潜能，培养与提高各种心理特点与心理品质，促进和完善认识、智力因素与意向、非智力因素。

5. 培养与提高学生的审美素质　审美素质是指人们在长期生活、工作、学习中随着知识、思想、道德的积累、升华，而表现出来的一种对美的鉴赏能力。它包括正确的审美观念、健康的审美情趣、各种美（包括自然美、社会美和艺术美）的欣赏、评价和创造能力、人格精神等诸方面。所谓培养与提高心理素质，就是要促进学生德、智、体各方面的全面发展，促进学生人格魅力的完善和综合素质的提高，保持良好的精神风貌。

6. 培养与提高学生的创新素质　创新素质是指人们在认识的基础上，对新理论、新事物进行创造的意识和能力。它主要包括创新思维、创新意识、创新知识、创新能力及创新人格五个方面。所谓培养与提高心理素质，就是要使身体、心理、社会等素质得到良好发展，发挥创新潜能，促进它们逐步趋于完善。

7. 培养与提高学生的个性化素质　个性化教育是指教育者在教育的不同阶段，面对独特的个体，通过运用适合每个个体的手段，发掘个体生命的潜能和优势，引导、促进个体自由发展。马克思主义强调"人才是社会进步的根本力量，同时人是具有个性潜能的动物"。人的个性潜能是无限的，若不被唤醒，就会萎缩乃至泯灭。而所谓培养与提高个性化素质，就是要培养学生的创新精神和实践能力，激发、唤醒、发现、发掘学生的个性潜能，以寻找一条最能鲜明地发挥个人的创造性和个性才能的道路，来实现真正的自我，使每个学生发现和找到他自身潜在的内能，形成精英型、创新型、应用型人才。

四、中西素质教育比较

素质教育已经成为许多国家国民教育的基本国策，尤其是在西方发达国家，素质教育不但有多年甚至上百年的历史和实践经验，而且越做越精，越做越好。全面推进素质教育，是时代发展的需要，素质教育的推进要充分利用原有的教育资源，借鉴和吸取世界各国教育特别是西方发达国家教育的有益经验，加以融会贯通，才能创造出有中国特色的素质教育体系。

教育有自己的独立性，但它又必然要受到政治、经济的强烈制约，是一定社会的经济、政治结构的反应。由于经济、政治结构及历史、地理等条件的不同，中国与西方国家形成了各自的教育传统，表现出明显的差异。中西教育传统的差异表现在如下几方面。

1. 教育理想　教育是塑造人的事业，中西教育思想的不同，决定其有着不同的标准。西方教育提倡个人本位，注重个性的培养，追求人格的自由独立性。从苏格拉底启发人们"认识你自己"，到柏拉图和亚里士多德提出以"自由人"为对象、以培养人的身心和谐发展为旨趣的自由教育理论，均体现了西方人对个人体位和个性独立的价格追求。中国传统教育则主张社会本位，强调群体人格的塑造，追求人格的社会价值。作为传统文化教育的核心，在中国古代影响最大的儒家，则是自觉地站在统治阶级的立场上，去构建其群体人格教育体系。儒家从社会、国家利益的角度来进行价值判断，认为为了维护和发展相应的群体利益，个人应该牺牲自己的利益，甚至不惜"舍生取义"。先秦儒家教育理论的出发点和归宿点都是社会，主张个人利益必须服从社会利益，强调"修身为本"，突出了教育的伦理政治价值和社会责任意识，适合自给自足的中国封建宗法社会的需要，具有丰富群体意识和合作精神。这是与西方教育家所崇尚个体独立自由根本的不同。

2. 教育内容　西方教育的重点在于哲学、科学和艺术，可称为主智型教育，认为人性是人区别于物和一般动物的根本点，认识是理智的，因此教育应注重人的理智本性的发展。古希腊和古罗马人对知识的态度是"为知识而知识"，是"不计利害的"，且是永无"止境"的追求，决定了古希腊和罗马人的那种"爱智""爱天"的特性，认为教育就是培养和发展人的人性或理性，有助于科学的发展，有助于求真、求美的科学精神的形成。

古代中国教育首要突出的就是为政治服务，培养"忠君"的从政人才，重德轻知，重视礼教孝道，维护社会稳定，保存社会风尚、民族传统以及各种习俗。这就不可避免地把学问、求知引向一种道德目标，知识不再是对自然万物的无限认识，而是养德即可。教育的重点在人文道德，可称为重德型教育。人们对"修身""教化""政事"等方面的认识成果构成了传统教育的核心内容。著名科学家竺可桢在其《为什么中国古代没有产生自然科学》一文中亦认为："中西文化的一个根本差异，是中国人对实际活动的兴趣，远在其对于纯粹活动兴趣之上……中国人讲好德如好色，而绝不说爱智爱天，西方人说爱智爱天。"中国人"在学校所习科目，只问其出路之好，待遇之丰……把利害之价值，放在是非价值之上，而社会上一般提倡科学的人们，亦只求科学之应用"。

3. 教学方法、手段及目标　在教学方法上，西方教育以启发为主，教育注重培养学生的实用能力和创新能力。教育方式各种各样，教育手段灵活、多样、实用，从而使个人人格得到最为多样化的发展。老师就如一根火柴，一个打火机，主要职能不是燃烧自己，而是点燃学生的希望之火、智慧之火，激发学生的激情，引导学生进入积极的思维状态。

中国教育以课堂灌输为主，传统教育热衷千篇一律，统一的培养目标、统一的大纲、统一的时间进度、统一的答案、统一的评定标准。这种单一化、模式化的教育，刻板呆滞，缺乏生机与活力。教学内容上政治色彩和道德说教过浓，学生的自主意识和独立意识得不到培养，成为所谓"知识"的活仓库，致使素质教育目标的最终偏离。

4. 教育观　东西方文化观念上的差异，所带来的教育价值观也有所不同。在西方，人们和社会更多关注的是学生的自立、个性的张扬和创造与探险的精神。从个人成长的需要出发，培养学生具备独立意识，养成自立能力，鼓励求新求异，彰显的是一种以学生兴趣需要和发展需要为主的教育思想，归根到底是一种个性发展教育。西方的教育观念使得西方人在教育问题上更注重培养孩子的独立意识和自立能力，更注重培养孩子的批判意识和实践能力，在教育方式上也更宽松、更开放。

而在中国的传统文化意识中，教师、家长和社会评价好学生的基本标准是遵守纪律、合乎社会规范加上优秀的学习成绩，人们关注的是教育如何培养学生实现个人与社会的心理同构；中国的传统教育追求的是学生如何能够适应社会的现存制度，如何维护社会的现存秩序，培养学生的守成能力和趋同心理，归根到底是一种鼓励共性发展的教育。这样培养出来的学生，基础知识扎实、自我约束、自我控制的意识较强，思维严密、严谨，比较适合重视纪律和自制的社会，但是学习的主动性、创造性较差，心理承受力较差。

第二节　护理专业本科生综合素质要求

人的素质是人在质的方面的物质要素和精神要素的总和。现代科技飞速发展和社会进步对人才的素质要求越来越高，只有知识和能力，没有良好的素质，难以适应未来社会的需要。实施素质教育，反映了 21 世纪我国社会主义现代化建设人才的素质要求。医学生素质教育在本质上是全面发展教育的具体化，高度注重医学生的素质教育是社会和时代的要求。

一、护理院校开展综合素质教育的意义

（一）顺应时代的潮流，是生命科技的召唤

中国科学院原院长路甬祥指出，"21 世纪将是生命科技的世纪"。在 21 世纪人们对生命活动规律的认识将会有更大的提高和突破，而其中创新意识将起着决定性的作用。人们的创新意识和创新能力不是生来就具有的，它是在实践中，在大量的知识、能力和素质达到一定水平后，随着社会的发展而萌生、而暴发出来的。离开了全面的素质教育，就不可能造就出能遨游

于世界生命科技领域的高质量医学人才。

（二）满足医学特殊的研究与服务对象的客观要求

医学生毕业后所从事的事业绝大多数是医疗卫生事业。医疗卫生事业是人类非常崇高的一个事业，因为它的最终研究对象、服务对象是人。人的生命具有不可逆性，对人的研究和服务责任重大，来不得半点的虚假和差错。这就要求高等医学院校的学生必须具备全面而较高的医学科技素质和医学人文素质，不仅要对技术精益求精，而且要对人民极端负责任。素质的任何欠缺，都将引起不堪设想的后果。只有具有全面素质的人，才能承担起维护人类身心健康的重大职责。

（三）全面素质教育有益于临床护理诊疗水平的提高

临床诊断和治疗是一个非常复杂的过程。在临床中，一个人可能同时患多种疾病，同一种疾病在不同的患者身上又会出现个体差异，任何疾病又都处在发展变化之中。要提高临床护理诊疗水平，就必然要求医学生具有宽广的知识面，较高的分析、判断、综合问题的能力以及崇高的思想道德素质。只有具备了全面的、较高的医学人文素质和医学科技素质，才能不断地提高临床诊断的正确率和临床治疗效果，真正达到为人类的身心健康服务。

二、护理专业学生的综合素质教育特点

（一）面向全体护理专业学生，具有普遍性

素质教育是面向全体的教育。素质教育坚持面向全体护理学生，努力开发每个学生的特长和潜能。素质教育是一种使每个人都得到发展的教育，每个人都在他原有的基础上有所发展，都在他天赋允许的范围内充分发展。素质教育也是差异性教育，面向每个护理学生，就是面向每个有差异的学生。换句话说，素质教育要求平等，要求尊重每个学生，但素质教育不赞成教育上的平均主义和"一刀切"。成功的教育实践体现了素质教育的全体性要求。

（二）促进护理专业学生全面发展

应试教育在"一切为了分数，一切围绕分数"的思想指导下，必然具有片面性。素质教育则要求全面发展和整体发展，要求德、智、体、美等各方面并重，要求全面发展学生的思想政治素质、文化科学素质、劳动技能素质、身体心理素质和审美素质等，要倡导为护理学生的全面发展创造良好宽松的条件，克服那种只重视智育、轻视德育，在智育中又只重视知识传授、忽视能力培养的倾向。学校教育不仅要抓好智育，更要重视德育，还要加强体育、美育、劳动技术教育和社会实践。使诸方面教育相互渗透、协调发展，促进护理专业学生的全面发展和健康成长。

全面发展的实质是最优发展、面向全体，全面发展不是平均发展，不是齐步走。应该说，分层教学、能力分组是一种既能适应个别差异又有较高效率效益的教学组织形式，这和传统意义上的快慢班有本质不同。

（三）注重学生创新精神和实践能力的培养

高等院校包括医学院校要重视培养大学生的创新能力，普遍提高大学生的人文素养和科学素质。要在培养大批各类专业人才的同时，努力为优秀人才的脱颖而出创造条件，尤其是要下

工夫造就一批真正能站在世界科学技术前沿的学术带头人和尖子人才，以带动和促进民族科技水平与创新能力的提高。可以说，高等院校实施素质教育的重点是培养创新人才和为经济社会发展服务。

素质教育要以培养学生的创新精神和实践能力为重点。在重视培养学生创新精神的同时，改变那种只重视书本知识、忽视实践能力培养的现象。要调整和改革基础教育课程体系、结构和内容，切忌过分强调学科体系、脱离时代和社会发展以及学生实际的状况，加强课程的综合性和实践性，重视实验课教学，培养学生的动手操作能力。要增强农村特别是贫困地区义务教育课程、教材与当地经济社会发展的适应性。

教育与生产劳动相结合是培养全面发展人才的重要途径。各级各类学校在加强学科教学中实践环节的同时，要从实际出发。加强和改进对学生的生产劳动和实践教育，使其接触自然、了解社会，培养实践能力，培养热爱劳动的习惯和艰苦奋斗的精神。建立医学生参与社区服务和社区建设的制度。要鼓励学生积极参加形式多样的课外实践活动，培养动手能力；职业院校要实行医教结合，鼓励学生在实践中掌握职业技能；高等学校要加强社会实践，组织学生参加科学研究、推广活动以及社会服务活动，利用假期组织志愿者到城乡支工、支农、支医和支教。社会各方面要为学校开展生产劳动、科技活动和其他社会实践活动提供必要的条件，同时要加强学生校外劳动和社会实践基地的建设。

（四）发展学生主动精神，注重学生个性健康发展

素质教育强调学生创新精神的培养，创造性的培养是以学生主动精神和个性的健康发展为基础的。素质教育是弘扬人的个性和主体的教育。素质教育强调教育要尊重和发展学生的主体意识和主动精神，培养和形成学生的健全个性和精神力量，使学生生动活泼健康地成长。这也是马克思全面发展学说中的应有内涵——人的发展既是全面的，又是主动的，"每个人的自由发展是一切人的自由发展的条件。"

正如《学会生存》一书中所说："未来的学校，包括医学院校在内，必须把教育的对象变成自己教育自己的主体。受教育的人必须成为教育他自己的人；别人的教育必须成为这个人自己的教育。这种个人同他自己关系的根本转变，是今后几十年内科学与技术革命中教育所面临的最困难的一个问题。"这里表达了世界范围内对主体主动教育的关注。从促进学生主动精神和个性健康发展的角度出发，素质教育不是把学生看作知识的被动接收器，而是看作知识的主人；不仅仅把学生作为认知体，更重要的更本质的是它把学生作为包含认知方面和非认知方面的完整的生命体。它要指导学生怎样做人，要为学生指导完整人生，要形成学生的人格力量和精神风貌。

从促进学生主动精神和个性健康发展的角度出发，素质教育必然要求遵循教育的个性化原则。各级各类教育都要坚持因材施教，高等教育更要为优秀人才的脱颖而出创造条件。

在培养人才的问题上，要鼓励和支持冒尖，鼓励和支持当领头羊，鼓励和支持一马当先。但这不是提倡搞个人突出、个人英雄主义，而是合乎人类成长规律的必然要求。必须坚决克服遏制用"一个模子"来铸造人才的倾向。

需要指出的是，素质教育注重学生主动精神培养，注重个性发展，并不是只重视人的发展

NOTE

需要，不重视社会发展需要。成熟的教育科学认识中要防止矫枉过正，不能从一个极端走向另一个极端。

（五）着眼于护理专业学生的终身可持续发展

由新技术革命带来的社会生产和社会生活的新变革，促进了人类生产能力的飞速发展和生活质量的提高；而由新技术革命带来的产业结构的不断调整和职业的广泛流动性，医疗设备和技术的不断快速发展，对护理专业也提出了越来越高的要求，因此，直接形成了一个学习化社会和终身教育时代。"终身教育"这个概念起初应用于成人教育，后来逐步应用于职业教育，现在则包括整个教育过程和人的发展的各个阶段。在人生终身的教育过程中，学习期与劳动期的交替将更经常。终身教育是现代教育的重要标志，也是打开21世纪大门的一把钥匙。为了主动适应科学技术的飞速发展、全球化知识经济社会的变化和医疗技术的快速发展，为了缩小知识差距和培养"知识型劳动者"，为了适应人口老龄化趋势而建设一个充满活力的社会，为了满足人们的精神生活需求，必须建立终身教育体系，这是当今社会和医疗服务行业发展的必然趋势。

在21世纪的学习化社会中，唯有具备终身学习能力和自主发展能力的人，才能适应社会并创造未来。素质教育要着眼于学生的终身可持续发展，教是为了不教，素质教育不仅注重学生现在的一般发展，不仅重视学生现在一般发展对于未来的发展价值和迁移价值，而且重视直接培养学生自我发展能力。正规学校已经不再是一个学生为一生准备一切的地方，知识和技术需时时追加和更新，学习伴随人的一生。因此不仅要让学生"学会"，而且要让学生"会学"；不仅要给学生知识，而且要给学生打开知识宝库的"钥匙"，要使学生学会学习，学会发展。

三、护理本科学生综合素质要求

（一）思想道德素质

医学生毕业后从业岗位的特殊性和岗位责任的重要性，都要求要有坚定的政治方向、崇高的道德素质和良好的职业道德，具有科学的人生观、世界观和价值观，要有全心全意为人民服务的思想；要遵纪守法，为人正直、诚恳、坦率，能正确处理个人和集体、医生和患者、医生和护士以及其他同事之间的关系。

（二）科学文化素质

医学包括护理学，是一门深奥的学科，有许多未知领域需要探索，人类对生命的认识有待于进一步提高，所以，只有具备独立思维和创新能力，才能突破前人的认识，打开科学的盲区，探索医学的奥秘，攻克各种疑难杂症。而很多医学生在校期间的学习只满足于学会课堂上老师讲的知识，而不去积极主动地学习实践，这样是无法适应职业发展要求的。在当今知识爆炸时代，必须掌握科学高效的学习方法，具有很强的自学能力，不断用新知识充实自己。

（三）心理素质

健康的心理也是护理学生素质的重要组成部分，正确对待个人的荣誉感和诚信感，对待困难和挫折，做到胜不骄、败不馁。比如，在地震等重大事故面前，不仅要敢于冲锋陷阵，还要给予面临死亡的病人以抚慰，在学习考试中、工作中、为人处事中都要以诚相待，做一个人格、心理和谐健康的人。

（四）交际能力

如何与病人沟通是医务工作者每天面对的问题。现代医学模式要求医务工作者不仅要给病人治病，而且应对病人的各种心理问题，诸如恐惧、焦虑等不良情绪进行心理安慰，特别对重症病人，医务工作者的一言一行都会影响病人的心理反应，甚至影响到治疗效果。作为一名现代护理人员，经常要做卫生宣教工作，向人民群众宣传卫生健康知识，要承担医学教学任务，这些都要求我们有很好的语言表达能力、组织能力、交往能力、协调能力。然而，部分护理学生与人交流、沟通的能力较弱，有的缺乏基本的社会常识、行为规范和人际交往经验，毕业后难以适应社会需要，处理不好人际关系，因此也难以做好护理工作。

（五）创新能力

创新是一个民族进步的灵魂，是国家兴旺发达的不竭动力。医学领域里有无数的未知领域需要探索，许多疾病如肿瘤、艾滋病等还没有根治的方法。医学生只有具备独立思维能力和创新精神，才能突破前人的认识，打开科学的盲区，攻克各种疑难杂症。

（六）健康的身体

健康的身体是护理学生必备的素质。护理工作既是艰苦的脑力工作，又是繁重的体力劳动。外科手术、抢救病人、社区医疗保健、灾区卫生服务等，都要求我们要有强健的体魄。

第三节　护理学专业学生的创新素质教育

创造是人类永恒的主题，是思想智慧的最高升华、认识发展的客观标志、社会前进的推动力量。人类社会发展的历史，就是一部不断创造的历史。社会的进步、人类的发展、科技的飞跃归根结底在于人才的创造性劳动，没有创造，就没有人类社会的进步和发展。创新素质是人的素质中最精华的部分，是现代人才成就事业的关键。

创新教育是推动素质教育的核心。它是有目的地培养学生的创新意识和创新能力的教育。随着医学模式的转变和实际健康需求的变化，对护理人员综合素质提出了更高的要求，对护理教育改革提出了挑战。护理教育要面向未来，就必须适应社会需要，全面提高学生的创新素质，特别是要注重对学生创新意识和创新能力的培养。

一、概念

作为科学概念的创新最早源于经济学，1912 年由美籍奥地利经济学家约瑟夫·阿洛伊斯·熊彼特在《经济发展理论》中首次提出。他认为，创新就是把生产要素和生产条件的新组合引入生产体系，简言之，就是指运用已有的知识想出新办法、建立新工艺、创造新产品。此后，随着人们对创新问题研究的逐步深入，创新的内涵也有了新的发展。在《辞海》中对创新的解释为："'创'是首创、创始的意思；'新'是第一次出现，更新和改造的意思；'创新'就是创建新的。"从本质意义上理解，创新可以概括为：个体为达到一定目的，创造某种符合社会或个人价值需要的具有独创性产品的行为。

创新素质（innovation quality）是指人们在认识的基础上，对新理论、新事物进行创造的意识和能力。它是成功地完成某种创造性活动所必需的心理品质，与一般能力的区别在于它的新颖性和独创性。创新素质包括五个方面，即创新思维、创新意识、创新知识、创新能力及创新人格。创新素质是学生全面发展的重要标志。

创新素质的核心是创新思维。创新思维分为准备、酝酿、顿悟、验证四个阶段。准备阶段，个体从学习中获得基础知识，重点在收集、整理及积累资料；酝酿阶段，个体把基本资料转换成一种速记或模式的形式，多以潜意识的形象操作资料；顿悟阶段，个体表现出顿悟或因发现而体验到豁然贯通的感觉，并明了解决问题的关键；验证阶段，就是将发明的概念加以证实，赋予实用的形式。

二、培养学生创新素质的意义

1. 时代的需求   当今时代是知识经济时代，是以高科技为先导，以知识、传播及应用为特征，其核心在于创新。创新能力将成为直接影响一个国家综合国力和竞争力的重要因素。因此，只有具备较高的创新素质，才可能使学生适应未来充满"挑战性""多样性""新奇性"的社会需求。

中国提出走中国特色自主创新的道路，到 2020 年建立创新型国家，使科技发展成为经济社会发展的有力支撑。因此，培养学生的创新能力是高等教育乃至整个教育界的一项重要任务。大力开展学生创新素质教育是高等院校适应时代要求的全新人才培养模式的重要手段和主要内容，也是高校科技创新体系的重要组成部分。

2. 使学生的内在潜能得到充分的发挥，更好地实现人生价值   创新是学生自我发展、自我实现的必备条件。创造力的开发、创造素质的培养对于个体来说是将自身蕴藏的巨大潜能充分发挥出来以解决实际问题。使学生从传统的"填鸭式"教育中解脱出来，注重学生的个体发展和个体因素，更好地发展自己的兴趣爱好，发挥自己的特长，实现综合素质的全面提升，成为推动自身健康成长的内在力量。学生在自身潜能释放的同时，也实现了个体的人生价值。

3. 学生更好地贡献社会的根本   大学生不仅是学习者，更是创新和奉献的主体，是社会宝贵的人力资源。现代科技突飞猛进，创新推动着时代的进步，大学生作为社会的高层次人才只有具备坚定的创新意识、积极的创新思维、广博的创新知识、较强的创新能力和顽强的创新品质，才能立足社会并为社会做出更大的贡献。对于教育者来说，培养学生的创新素质，不仅是学生个人为社会做出贡献的根本，也是高等院校为社会做出巨大贡献的根本。

三、创新素质的特征

创新素质是人类特有的一种综合性本领。它具有以下特征：

1. 多种心理功能的综合系统 创新素质是以创造性思维为核心，以正常的思维为基础，以一定的个性品质为支撑，在一定的环境下进行创造活动的系统的心理特征。在创造的过程中，许多心理因素参与并组成了一个系统的整体，这个整体只有高度的团结协作，才能有创新的成功。

2. 以客观现实为基础 创新素质从本质上讲是一种复杂的心理现象，而心理现象的内容又来源于客观现实。因此，创新素质是依赖客观现实并以客观现实为基础的。

3. 积极的能动性 创新素质虽然是客观现实在大脑中的反映活动，但这种反映绝不是简单、直接、被动的反映，而是自主、能动的反映。创造性思维进行的过程中，思维因子积极地、主动地、自主地向着目标构建新的联结方式，情感意志也达到了高潮的状态，积极地涌动各种心理功能促成问题的解决、新事物或新思路的产生。

4. 可培养性 人人都具有创造潜力，而且这种创造的潜力是取之不尽、用之不竭的。创造性思维是可以被激发和培养的，构成创新素质的其他因素，诸如智力等也是可以被激活和提高的，知识和知识结构可以通过学习获取和优化，个性品质可以改变，因此创造力是完全可以被培养的。

5. 创造性的结果具有社会或个人价值 创新素质产品是以某种形式存在的思维成果，它既可能是一种新观念、新设想、新理论，也可以是一项新技术、新工艺、新产品。它具有新颖性和独特性，具备社会或个人价值。

四、创新素质的内容

创新素质是以创新思维为核心的智能综合系统，包括创新思维、创新意识、创新知识、创新能力及创新人格。

（一）创新思维

创新思维是指在已有经验的基础上，用新思路、新方法对事物间的关系进行新的思考，从中进一步找出新的关系、寻求新的答案，从而创造出前所未有的新观念和新事物的思维方法。创新思维是整个创新活动智力结构的关键，是创新素质的灵魂，也是人的思维的最高形式。它决定着一个人能否创新及创新能力的大小。它具有独立性、联动性、多向性、跨越性、综合性及无畏性六个基本特征。

（二）创新意识

创新意识，即创造的欲望，是与创新有关的一切思维和活动的起点，是人类创新本能的体现，是创新思维和创新能力的前提条件，是创新活动的动力系统。只有在强烈的创新意识的引导下，才能产生强烈的创新动机、激发创新潜能、确立创新方向，去开展创新活动。创新意识主要体现在六个方面，即创新精神、自信心、兴趣和好奇心、独立性与批判性、高尚的动机及较强的团队素质。

（三）创新知识

创新知识是人们在社会实践中积累起来的创新理论和创新经验，是创新素质的重要组成部分，对创新素质的形成有直接关系。知识为创新提供原料，创新是知识的转化和整合。需要指出的是，思维和知识是辩证的关系，它们之间相互影响、相互作用、相互依赖。在创造力的范畴，思维是站在知识的基础之上的，是驾驭知识的主人。

（四）创新能力

创新能力是指个人提出新理论、新概念或发明新技术、新产品的能力。它是创新意识与创新思维在实践中的外化和具体体现，是创新活动的实际操作指标，它反映主体的动手和实践能力。对学生而言，创新能力表现为具有敏锐的观察力、较强的学习能力、精确的记忆力、迅速发现问题和解决问题的能力以及实践能力等。

（五）创新人格

创新人格是在创新活动中所表现出来的、有利于开展创新活动的各种优秀心理品质，是创新型人才的核心要素，没有创新人格，人的创新潜能很难充分发挥。其表现为强烈的好奇心、求知欲，具有良好的心理素质和自我控制能力、人际交往能力等，敢于怀疑、敢于批判、敢于冒险的人格特征。创新不仅是一种能力的开发，也是一种特质的培养，即要提高一个人的创新能力，基础在于培养一个人与创新有关的个性特质。

五、培养学生创新素质的途径和方法

学校创新素质的培养，可通过各种不同的途径和方法。

（一）创新性教学

在创造性的教学过程中，应从教学气氛、教学方法和环境等方面培养学生的创新思维。

1. 营造民主的教学气氛　民主、自由、和谐的环境有利于减轻学生学习上的精神负担，使学生在教师的关爱、尊重及期待中产生强烈的求知欲望，从而充分发挥个人的创造力和主体地位、积极主动地参与教学。这就要求：①教师的教学态度要和蔼可亲，保持幽默，提供一种轻松、愉悦的气氛；②不排斥学生的错误或失败，给学生改进的机会，引导他们从错误中学习，从失败中获取经验；③鼓励学生发表各种不同的观点和意见，并设法加以系统化；④应鼓励每个学生都参与教学活动。

2. 运用创造性的教学方法　传统的护理教学方法，如"填鸭式""灌注式"的教学，课堂上教师灌输，学生疲于记笔记，缺少独立思考和消化的机会，限制了学生的创造性思维，压抑了学生的创新潜能。创造性的教学方法应是生动活泼、有声有色、趣味横生、不断赋予教材新意和活力的方法，它可以打破学生的思维障碍，充分发挥其想象力，学会集思广益，激发学生的创新意识。这种教学的特点包括：①要克服思维定式；②培养学生的创造性思维，如运用立体思维、多路思维、侧向思维及逆向思维等；③训练学生承受挫折的忍受力和感觉敏锐性等；④重视提问，延迟判断；⑤注重整体结构；⑥尽可能创造多种条件让学生接触不同的概念。

3. 建立创造性的教学环境　建立创新的管理制度和评价机制，为学生创新素质的培养和提高创造良好的环境。同时，营造良好的校园环境，提供足够的空间使学生自由地、不受干扰地进行创造活动，并给学生提供一些必要的支持，激发学生的创造力。

（二）作业及评价

可以通过改进作业及评价的方法，来增强学生的创造能力。教师在指定作业及命题方面，不要完全以书本为唯一的取材范围和评判标准，作业及命题应力求变化，计分应具弹性，充分运用发散性思维的题目，鼓励学生提出多种恰当的答案，以增强其创造性思维的能力。

（三）实践与发明

学生除了可以借助于前人的实践经验和理论总结外，更重要的是要积极参加校园文化活动、科技创新活动、科研训练及社会实践调查等，依靠自己在大量实践活动中不断观察、体会及发现，并结合专业实践，发挥爱好特长，积极参加发明创造活动。因此，要鼓励学生进行正课以外的学习活动，使他们有机会尝试新的体验，对于有兴趣的事物做进一步的探究。在实践中学习，在实践中探索，在实践中创造。

（四）自我训练

学生不能仅仅依靠外部力量来获得创造力的培养，而且还需要有意识地从各个方面把握创造力和创造性思维的特点，培养自己独立获取知识的能力，主动自觉地通过训练来提高自己的创造力，从而树立创新意识。应鼓励学生独立、主动、广泛地学习，充分发挥学生的积极性和能动性。

（五）鼓励与奖励

鼓励学生积极参加丰富多彩的课余活动，采取一系列的鼓励措施，如设立大学生科研奖金、科研基金，开设"自助实验室"等，鼓励大学生进行科研立项，参加开放实验室、教师课题组、科研小组、"挑战杯"全国大学生课外科技作品竞赛，让学生在实际工作中加强创新素质的培养。应注重开展学生的社会实践活动，充分利用寒暑假或课余时间带领学生走出校门，走进医院、学校、社区，为社会服务，学以致用，在实际工作中培养学生的创新素质。

（六）开展"互联网＋"活动

伴随互联网技术的日新月异和移动客户端的快速增长，各行各业都在尝试用"互联网＋"来重构本行业的形态，护理领域也不例外。护理专业学生应独立思考、勇于创新，深刻理解"互联网＋护理"的时代要求，将临床护理、重症监护、护患关系、护理教学、护理科研、出院随访、康复指导、养老照护等传统护理工作与移动互联网、云计算、大数据、物联网交叉融合，转变新思维、新方法，实现"互联网＋护理""互联网＋医学"等突破性发展。

护理学专业是直接维系人的生命和健康的专业，护理职业的性质决定了护理专业学生除了要掌握专业知识和技能外，还要培养其创新精神和创新能力，培养科学素质与人文素质。教学不仅仅是传道、授业、解惑的过程，更重要的是帮助学生创造完美人生的过程。因此在护理教育过程中，必须转变妨碍学生创新精神和创新能力发展的教育观念、教育模式，促进护理专业学生创新素质教育的发展，推动护理事业的前进。

思考题:

1. 谈谈你对素质教育本质的理解。

2. 简述素质教育的特征。

3. 简述素质教育的目的。

4. 护理专业学生素质教育的特点是什么?

5. 护理专业大学生的综合素质要求有哪些?

主要参考书目

［1］王益锵．中国护理发展史［M］．北京：中国医药科技出版社，2000.

［2］王坦．合作学习——原理与策略［M］．北京：学苑出版社，2001.

［3］李小妹．护理教育学［M］．北京：人民卫生出版社，2002.

［4］刘义兰，王桂兰，赵光红．现代护理教育［M］．北京：中国协和医科大学出版社，2002.

［5］郑修霞．护理教育学概论［M］．北京：北京大学医学出版社，2002.

［6］姜安丽，李树贞．护理教育学［M］．北京：高等教育出版社，2002.

［7］谢利民，郑百伟．现代教学基础理论［M］．上海：上海教育出版社，2003.

［8］廖哲勋，田慧生．课程新论［M］．北京：教育科学出版社，2003.

［9］张改叶，董晓建．护理教育学［M］．北京：人民军医出版社，2004.

［10］孙宏玉，简福爱．护理教育学［M］．北京：中国中医药出版社，2005.

［11］［美］雪伦·梅里安．成人学习理论的新进展［M］．北京：中国人民大学出版社，2006.

［12］钟启泉．现代课程论［M］．上海：上海教育出版社，2006.

［13］涂艳国．教育评价［M］．北京：高等教育出版社，2007.

［14］张传燧．课程与教学论［M］．北京：人民教育出版社，2008.

［15］王道俊，郭文安．教育学［M］．北京：人民教育出版社，2009.

［16］范秀珍．护理教育学［M］．北京：人民卫生出版社，2009.

［17］李小融，唐安奎．多元化学校教育评价［M］．杭州：浙江教育出版社，2009.

［18］李丽萍．护理教育学［M］．杭州：浙江大学出版社，2010.

［19］范秀珍．教育心理学与护理教育［M］．北京：人民卫生出版社，2011.

［20］夏海鸥，孙宏玉．护理教育理论与实践［M］．北京：人民卫生出版社，2012.

［21］黄济，王策三．护理教育理论与实践［M］．第3版．北京：人民教育出版社，2012.

［22］姜安丽．护理教育学［M］．第3版．北京：人民卫生出版社，2012.

［23］李小寒．护理教育学［M］．第2版．北京：人民卫生出版社，2013.

［24］胡中锋．教育评价学［M］．第2版．北京：中国人民大学出版社，2013.

［25］顾建民．高等教育学［M］．杭州：浙江大学出版社，2014.

［26］全国十二所重点师范大学．教育学基础［M］．第3版．北京：教育科学出版社，2015.

［27］郭瑜洁，李惠萍．护理教育学［M］．第2版．北京：人民卫生出版社，2015.

［28］孙宏玉．护理教育学［M］．北京：北京大学医学出版社，2015.

［29］谷晓红．医学生人文素质教育初探［M］．北京：中国中医药出版社，2015.

［30］姜德君，孔锴，贾春明．教育学原理［M］．北京：清华大学出版社，2016.

［31］朱雪梅，潘杰．护理教育学［M］．武汉：华中科技大学出版社，2016.

NOTE